Vidas Entrelaçadas

Muitas vidas. Uma história.

Cleide Filla | Ilton Lazarini | José Otávio Brison
Maicon Goettert | Mônica Picasky Deip

Pelo espírito João

Editora Verso

Editora InVerso

® 2018. Editora Inverso

R. Clóvis Bevilaqua, 352 Cabral
CEP 80035-080 Curitiba-PR
(41) 3254-1616 e (41) 3538-8001
editorainverso@editorainverso.com.br
www.editorainverso.com.br
Facebook.com/editorainverso
Instagram @editorainverso

COORDENAÇÃO EDITORIAL
Cristina Jones
Editora InVerso

REVISÃO
Franco Rovedo

IMAGEM DA CAPA
Pexels.com

CAPA, PROJETO GRÁFICO e ARTE-FINAL
Adriane Baldini

DADOS INTERNACIONAIS DE CATALOGAÇÃO NA PUBLICAÇÃO (CIP)
Mona Youssef Hammoud – CRB/ 9ª -1393

G)597v

GOETTERT, Maicon ; DEIP, Monica Picasky.
Vidas entrelaçadas: muitas vidas, uma história
Curitiba: Editora InVerso, 2018
318p. 15x 21cm

ISBN: 978-85-5540-146-6

1. Literatura brasileira. 2. Romance
3. Vidas passadas. 4. Reencarnação I.Título

CDD.133.93

Vidas passadas:129.4 Reencarnação: 817.5 Romance espírita:133.93

Toda renda obtida com a venda deste livro será revertida para a manutenção das atividades da Associação NAE de Estudos e Assistência Espírita, em Curitiba-PR.

Pela maneira amorosa e paciente como aguardaram o lançamento desta obra, nós a dedicamos à equipe espiritual do NAE, desde Vovó Mafalda até aqueles que sem dizerem seus nomes nos auxiliam nos trabalhos e nos trazem mensagens de apoio e incentivo. Sem esses amados companheiros nada teria se concretizado, inclusive a nossa casa NAE.

Esperamos que esteja do jeito que eles sonharam. Talvez pela profundidade das palavras ditadas não tenhamos conseguido passar ao papel toda a emoção que nos transmitiram, mas o fizemos com a maior sensibilidade possível dada nossa condição imperfeita de espíritos em aprendizado.

Nosso muito obrigado, irmãos!

LUZ DIVINA LUZ, PAZ DIVINA PAZ, AMOR DIVINO AMOR.

Nesse longo tempo de trabalho e de espera muitas almas amigas passaram por nossas vidas e por nossa casa NAE.

Muitos amigos e trabalhadores dispostos a emprestar suas mãos e ouvidos para que esta bela história pudesse ser compartilhada por meio deste livro. Seria injusto citar nomes, mas cada um sabe do nosso carinho e gratidão. Uma obra desta dimensão não se faz sem muita colaboração. Diríamos até que nossa parte ao transcrevê-la foi a mais fácil pela presença dos nossos mentores.

Assim, nosso agradecimento será dedicado à Família NAE, gente amada e unida, em qualquer tempo disposta ao trabalho, presentes ou ausentes, são irmãos queridos desta obra!

Gratidão imensa.

DESPERTANDO NA COLÔNIA IRMÃO LUIZ

Aqueles do vosso povo a quem a morte foi dada viverão de novo; aqueles que estavam mortos em meio a mim ressuscitarão. Despertai do vosso sono e entoai louvores a Deus, vós que habitais no pó; porque o orvalho que cai sobre vós é um orvalho de luz e porque arruinareis a Terra e o reino dos gigantes. (ISAÍAS, 26:19.)

Ainda aturdido pela possibilidade de ser levantado pelos braços fortes de caboclos de luz que sem falar nada, me abrigaram no seu peito; dessa luz restou-me acompanhá-los aonde quer que assim o fossem. Tudo me era melhor daquilo que eu vivera. Quantas vezes nas rápidas lembranças que me ocorrem agora busquei morrer plenamente, mas sempre me avisavam zombando de que eu já estava morto, mas ainda me resta um corpo imperfeito pela putrefação explícita das minhas chagas abertas. A dor que vivenciara se renovava a cada manhã, era determinante para o meu "eu" refutar todas as coisas de que não conhecia e nem dominava, e assim vivi me escondendo por muitos anos de todos aqueles que enviavam suas luzes socorristas a amainar a minha dor.

Certa vez presenciei uma jovem senhora, hoje sei o nome e sobrenome, que de longe me acompanhava na minha aflição; eu fugia por desconhecer o amor que hoje me aquece. Dessa forma, essas lembranças ainda hoje tocam fundo minha alma, como se fora a punição que viceja ainda comigo.

Mas agora, amparado pelos braços fortes e trazido pela bondade Divina a este reformatório, espero as orientações dos caboclos que foram tomar conhecimento sobre minha aura. Havia uma nova perspectiva, pois já não convivia com toda a imundície que disputava espaço com meu corpo semi-inválido, mas como também não possuía o entendimento e a compreensão dos dois irmãos socorristas, obedecia passivo.

Ao chegar à Estação Irmão Luiz, deparei-me com uma nova realidade. A princípio, carregado por dois desconhecidos (se bem que na minha memória eu guardava essa única lembrança de amor) em câmaras de um frio intenso fui repousado e aguardava impaciente a volta de ambos. Neste silêncio, descobri-me para verificar, sob o manto no qual repousava, as chagas abertas que tanto me feriam, mas constatando, diferentemente das lembranças profundas, havia um corpo semiperfeito, pois a dor com menor intensidade assomava cada pedaço dos tecidos que compunham esta matéria. Ouvi, por um instante, conversas paralelas ao meu aposento; nesse momento, recobri-me para não permitir que assim estranhos vissem a carcaça corrompida pelas chagas.

Ainda não conseguia lembrar-me de quanto tempo demora-me a chegar nesse espaço, a princípio sem resistir devido a qualquer luz que brilha se era a redenção ante a ruína que me consumia e verificando com um pouco mais de atenção, pude perceber que me encontrava em um hospital de reforma espiritual. Fato estranho foi a ausência de lembranças de como chegara a este local, não fora detectada pela minha percepção, sequer soube quanto tempo ali estava; mas era certo que mesmo sem compreensão no diálogo e sem poder executar o menor movimento, ouvia os meus benfeitores se aproximando, o diálogo entre eles era audito, também pude perceber que, além deles, acompanhava-os uma voz feminina. Ainda vivia sob o impacto das sensações de cativeiros dos últimos sessenta e seis anários (anos). Era óbvio que mesmo sem enxergar as minhas chagas, havia um entendimento na minha cabeça, das chagas provocadas por toda espécie de animais bizarros que não pouparam meus olhos, chegando a perfurar e devorar um, numa fome voraz; esses pressentimentos ainda era um convívio diário. Também sentia muito frio, pois estávamos numa câmara de restauração da matéria, que nos meus pensamentos a cultivava ainda mutilada.

Diante deste cenário horrendo, as vozes se faziam mais precisas e eu já os aguardava para saber quem eram eles, seus nomes, por que me socorreram, quando os tornei em vida escravos.

Ao passo que se aproximavam, incomodado pelo corpo enfermo,

renascia em meu coração este misto de vergonha e curiosidade. Era óbvio que em mim abrigava o latente e penoso orgulho de sempre, pois não gostaria de deixar-me ver por uma mulher com esse corpo tomado pelas putrefações. Quando me percebi, abriu-se a porta, desfazendo o cheiro cadavérico em que me fazia; aos poucos, como num passe de mágica, um odor de fragrâncias desconhecidas me tomou por inteiro e o local, que antes se encontrava frio e fétido, recebeu de uma vez só, mudanças em todo o espaço e em todo meu ser.

Tempos depois viria a descobrir o motivo daquele cheiro tão agradável e aquela paz tão intensa. Assustado, fui tocado nas minhas vestes com a mão que, certamente, era de mulher. Embevecido pelo orgulho e ferido por não ter forças para minha defesa, esbravejei para que se retirassem. Neste momento, as palavras desconhecidas dos dois caboclos tornaram-se acessíveis ao entendimento. Ainda que, com um forte sotaque e linguagem indigenistas, foi pela primeira vez durante todo o meu martírio me dado o direito de ouvir o meu nome completo. Agora passavam pensamentos fugazes que me impeliam às lembranças desta voz diferente e tão acolhedora:

– Te amo, te amo! Trouxemos você até aqui porque lembrou de nós, seus servidores. Agora procura receber das irmãs o consolo e o convite que fez para si mesmo. Nós temos que voltar, mas pense em nós que estaremos ao seu lado. Que Deus guarde todos os seus instantes ao lado destas irmãs, que darão todo carinho e o tratamento que necessita, existem muitos espaços a serem conquistados. Você está na base. Lute para atingir todas as estações de reforma e cura.

Neste instante brotou o som da minha boca e eu pude ouvir com a mesma curiosidade de saber o porquê e quem eram os meus benfeitores. Como num toque de pensamento, antes que eu terminasse, o outro benfeitor redarguiu:
– Ainda não podemos oferecer mais que os nossos ombros, para ensejar tudo aquilo que Deus espera de você, mas no momento oportuno estaremos juntos de novo. Fique com a Irmã Laura, ela providenciará tudo que lhe for possível.

E me senti só com a Irmã Laura, sem ver e escutar mais a voz; deixaram-nos com as doces fragrâncias, que já neste momento, me revestiam de um ardor, me inebriavam e me faziam mais forte.

"A VIDA NÃO É UMA BRINCADEIRA. É UMA CONCESSÃO DIVINA. COM O DIVINO NÃO SE DEVE BRINCAR. COM O DIVINO DEVE-SE BUSCAR A PERFEIÇÃO" (Irmão José)

REGENERAÇÃO NAS CÂMARAS GÉLIDAS

Bem-aventurados os que choram, pois que serão consolados.
– Bem-aventurados os famintos e os sequiosos de justiça, pois que serão saciados.
– Bem-aventurados os que sofrem perseguição pela justiça,
pois que é deles o reino dos céus. (S. MATEUS, 5:4, 6 e 10.)

Já contava três semanas e o encontro era inevitável. No início havia indícios que seria melhor porque já estava recebendo o auxílio daqueles bondosos caboclos.

Com a chegada da Irmã Laura, minha vigília era constante e pragmática, pois como sempre fui, com estranhos, desconfiado, não demorei a exercer o mesmo destino.

Comecei lentamente analisando o espaço ainda muito frio. Como não havia aquecedores reclamei com estardalhaços e gritos ecoantes nesses corredores. Como sempre ocorrera, chegou a Irmã Laura em meu auxílio. Inquieto, revoltado e sem ainda movimentar o meu corpo jazido de erupções e chagas ainda abertas, gritei desafiando Deus:
– Se existe, se é Pai, onde se escondeu? Onde está a sua bondade? Por que me castiga?
A Irmã Laura, sempre meiga e serena, tentava calar-me com seu carinho e doçura. A princípio consolando-me com suas doces palavras:
– Tenha calma, irmão, mais um pouco e estará bem. É tempo de recuperar-se. É preciso entender que se faz necessário, irmão, o repouso para que suas chagas sejam curadas.
Sem muito entender, revidei-a estupidamente:
– Fora, não preciso de ordens de mulher, não recebo ordens de mulher! Fora!

Da mesma maneira como sempre agiu, impôs as mãos sobre meu estômago e adormeci mais uma vez.

Havia se passado quatro horas, pois no hall da porta tinha um relógio que apontava as infinitas horas do meu repouso forçado e antes eu observara que eram 6h30 da manhã quando inconformado, dilacerei meu coração em gritos. Às 10h30 retornei calmo e mais sonolento que das outras vezes.

Foi quando percebi um bochicho atrás do meu leito, embora na ala de climatização gelada em que me jazia.

A conversa era intrigante e falava acerca da minha recuperação. Como não pudera mover-me para ver quem estava palestrando, fingi dormir.
Foi quando Irmã Laura mais uma vez me indagou:
– Se encontra melhor, irmão?
Dessa vez respondi:
– Vocês estão me matando!
Ela redarguiu:
– Como "vocês" estão me matando se apenas estou só aqui?
Respondi de forma deselegante:
– Pensa que não ouvi falarem de mim? Se eu estou melhor, por que não me permite andar e sair dessa câmara fria?
Com o mesmo afeto de sempre me disse em tom carinhoso:
– Lembra-se de quando eles o trouxeram?
Respondi:
– Quem vive do passado é cobrador. Saia fora!
Com a mesma simplicidade perguntou-me se estava com sede.
Mais uma vez, com minha indolente característica de senhor, tripudiei.
Antes que continuasse ela interrompeu, colocando um copo d'agua sobre meus lábios pois, embora o espaço em que me encontrava fosse de um frio invernal, a sede era imensa.
Dessedentado pela amorosa Irmã Laura, calei-me por um instante.
Disse-me:
– Logo mais trarei seu desjejum, pois as vibrações que teve foram muito concentradas. E se foi.

Comecei a analisar a câmara onde me encontrava. O cenário era gélido, havia uma janela e, embora tivesse uma cortina, não dava como aprochegar-se, pois o meu corpo não respondia ao meu espírito.

Também havia, logo do lado direito de quem entra, um sofá que relembrava muito o sofá que eu possuía na fazenda com uma mesa oval e duas banquetas verticalmente ao lado maior da mesa que estavam fixadas a oitenta centímetros do chão. O teto era como se tivesse ornamentos de gesso, mas de um dourado que não correspondia a tudo que já conheci.

Para quem entra do lado esquerdo havia uma divisória branca com uma pequena prateleira onde repousavam alguns medicamentos que pude observar quando erguera minha cabeça para dessedentar-me a Irmã Laura.

Continuando próximo do meu jazigo, havia uma banqueta que não parecia possuir pés, a qual sempre via, pois ficava à minha direita, o que me intrigava muito.

Puxando a minha memória, lembrei-me o dia em que os dois benfeitores que me trouxeram para cá tiveram deferência para sentar-se nesta banqueta. Atrás da minha cabeça sei que havia algo que abria e fechava, mas não sabia, até o presente momento, o que era, pois meu corpo estava deitado sobre uma maca com alguns tubos ligados à minha traqueia e alguns fios ligados aos meus pés.

O tempo passava lentamente e pude puxar para a minha memória vazia e ociosa de atribuições inúmeras lembranças que decorreram do meu processo após o meu desencarne. Subitamente, lembrei-me que havia perdido um olho no catre, onde estive por longos anos, mas que agora já o possuía novamente.

Lembrara-me das vezes em que, impossibilitado por movimentar-me, uma ferida profunda atingiu-me os pés, impossibilitando minhas caminhadas.

Dessa me lembro com tristeza pelas dores e pelas putrefações seguidas de odores terríveis que assolavam os meus dias. Também não havia mais, haviam cicatrizado.

Aquele cheiro que outrora era fétido e mortal aqui estava restaurado. O aroma lembrava-me dos dias que passeava entre os eucaliptos juntamente com meus avós. Eu era muito pequeno ainda, mas sempre me lembrei disso.

De repente, ouço passos já conhecidos. Para não perder a esportiva de que estávamos fazendo os primeiros entendimentos cerrei os olhos e fingi dormir. A porta abriu-se e a Irmã Laura irradiando um "vamos almoçar?". Fingi não ouvir.
Compassivamente ela adentrou-se ao espaço, passou para os fundos da minha câmara, pegou vasilhas e deixou-as do lado e disse:
– Quando estiver com vontade de conversar estarei do seu lado.
E sentou-se na banqueta sem pés. Como num estado entre o sono e o acordado, de relance, por curiosidade, mais uma vez percebi que não havia de fato pés e perguntei:
– Como pode sentar-se em algo que não tem pontos de apoio?
A amada Irmã concedeu-me uma resposta que mudaria para sempre a nossa relação:
– Essa banqueta se encontra de propósito nesse espaço por que aqui não há necessidade, as mesmas necessidades que havia onde estavam. É uma banqueta fluídica, materializada pelos seus benfeitores.

A minha curiosidade era maior que a fome. Voltara os meus olhos ao teto e numa primeira vez em toda minha vida pedi desculpas por ter ofendido, por ter sido grosseiro e tão discriminador.

Nesse momento senti meu corpo aquecido e instalou-se sob meu leito um odor de fragrância sem igual.

Subitamente vieram-me aos olhos lágrimas que haviam sido reprimidas por muitos anos.

Passado o momento de emoção, tomei posicionamento nesta maca e pela primeira vez alimentei-me com o sabor de todos os ingredientes dos alimentos. A comida não era igual à que eu tinha, não havia carnes, não havia nenhuma bebida que acompanhava, os meus bons vinhos, mas havia um paladar inigualável.

Acabada a refeição, a abnegada Irmã colocou-se de joelhos e fez oração tão linda que acho que tocou o coração de Deus.

Mais uma vez as lágrimas brotaram abundantemente dos meus olhos e senti a mão dessa Irmã envolver-me todo o ser.

Na verdade, eu queria que ela permanecesse por todo o dia, agora. Mas ela tinha atribuições muito mais importantes que cuidar desse velho inválido.

Com um sorriso angelical despediu-se, prometendo retornar em breve, não sem antes abrir a cortina ao meu lado para que eu pudesse sentir o calor do sol.

Passados alguns instantes, voltei-me novamente às lembranças do mundo umbralino.
Era como se uma força superior às minhas vontades invadisse o meu cérebro, pulsando lembranças agonizantes. Quando isso ocorria, era como se imediatamente a câmara voltasse a esfriar rapidamente.

Mas só que, dessa vez, fora de um frio intermitente, revezando com algumas lembranças da breve passagem dessa Irmã. Quando vencido pela força que me tomava pelas lembranças quase sempre adormecia.

Dessa vez, os espaços diminuíram e alargaram-se as esperanças no meu coração. O frio que outrora era intenso e sistêmico, agora oscilava como se houvera uma proteção lutando por mim. Numa dessas ausências do frio me permiti buscar pela memória a figura de Jesus Cristo. Mas havia uma força que deformava os seus traços. Mais adiante viria saber que eu estava ainda sob a ação poderosa das trevas.

Mas o esforço pareceu-me natural, já que antes essa figura era apenas um enfeite da minha tela. Era algo muito humilhante ter que pedir algo a quem eu não conhecia. A luta entre a lembrança desse rosto e a força destrutiva que eclipsava esta face se prolongava noite adentro. Foi quando despertei com a Irmã Laura tocando-me com suas mãos o meu estômago e a minha cabeça.Inebriado como se houvera me embebedado de álcool, adormeci.

No dia seguinte, acordei-me disposto e com menos chagas; os meus pés já se moviam, os meus dedos já se moviam, minha cabeça já podia virar-se para todos os lados. Sem demora, a curiosidade invadiu-me novamente e quis saber o que havia atrás de mim. Tanto esforço, pouca surpresa: era um armário comum. Pude observar que havia -2ºC no ambiente.

Irradiado e feliz por melhorar a olhos vistos, não deixava de contar os instantes para falar com a Irmã Laura. Quando de repente ouvi os passos conhecidos que percorriam o corredor, que imaginava ser imenso, se aproximando! A porta se abriu e o mesmo sorriso cativante alertou-me:
– Hoje já pode sentar-se!
Tomei o desjejum e a Irmã Laura, como se estivesse preenchendo um questionário, fez inúmeras perguntas, as quais todas respondi. Sorrindo disse-me:
– Irmão, em breve estará caminhando por todo esse departamento e poderá conhecer outros irmãos que iguais a você já estão prontos para movimentar-se nos corredores e nos centros de observação.

Os minutos com Irmã Laura pareciam serem suprimidos pelo tempo e se esvaíram quase sempre num piscar de olhos. Mas, a rotina eu já havia compreendido e isso já não me ocasionava mais revolta.

Os dias passaram e eu já me debatia em todos os pontos dessa câmara socorrista.

E como prometera Irmã Laura, ansioso esperava para dar os primeiros passos nos corredores afora.

NOS CORREDORES DO HOSPITAL DE RESTAURAÇÃO

Ditosos os que sofrem e choram! Alegres estejam suas almas, porque Deus as cumulará de bem-aventuranças. (O Evangelho Segundo o Espiritismo, Capítulo V, item 19)

Havia agora passado três semanas e nossos encontros foram muito mais de renovação amistosa e amiga, circunscrita aos meus desequilíbrios. Amizades e conhecimentos prosperavam, de sorte que Irmã Laura mesmo, de longe, já conhecia seus passos, seu perfume evidenciado por doce incomum, fazia-me retornar aos meus nove anos de idade, quando ainda desconhecendo o mundo superficial de senhores do engenho, a recebia efusiva, sempre a abraçando por concorrer com meus outros irmãos na possível surpresa de brinquedos trazidos da cidade.
Ela chegou como de costume, cumprimentou-me alegremente e, sem parar, descreveu o nosso dia.

Estava já preparado entre curiosidade e necessidade de espairecer minha cabeça, pois havia me internado a cento e vinte e quatro dias para lograr somente agora os primeiros ensaios além desta câmara.

Irmã Laura socorrera-me na angústia que agitava o meu ser, do por que ficar em câmaras frias, depois de agonizar tanto tempo em regiões umbralinas.

Com a ternura de sempre, solícita ofereceu-me consolo e revelação.
– Irmão João, me sinto feliz em poder participar-lhe de algumas revelações que hoje o faz merecedor, pelo seu comportamento vitorioso.
– Mas então Irmã, qual o motivo dos meus tecidos, os poucos que me sobraram, permanecerem neste feio incomum e por que me restauraram

todos os meus ferimentos e o meu olho? (João não podia, evidentemente, receber as informações por que foram devoradas partes do seu corpo físico e tampouco restaurados.)

Ocorre que, com o passamento, há que se ministrarem contrastes para que o reequilíbrio fluídico, através do perispírito, possa animar as sensações da gravidade do plano superior.

Neste ínterim, a Irmã Laura começou sua explanação:
– Irmão, há tempo que é desejo de todo o nosso departamento revelar sua situação neste recinto de câmara de refazimento.
– Mas o porquê ser tão frio?
– Existem tanto no corpo físico, quanto no corpo fluídico, as possíveis infecções bacteriológicas endêmicas de natureza abundante, ainda mesmo neste departamento.
– Mas por que, Irmã, tive que conviver isoladamente neste pequeno espaço?
– Querido Irmão João, bem sabes que é da minha vontade apresentar-lhe toda a minha equipe, mas na situação em que se encontra, nosso médico responsável recomendou-nos tratamento isolado.
– Então a minha situação era pior que os demais? E onde estão os demais?
– Querido João, hoje você vai poder dar os primeiros passos nas fileiras de nossas câmaras de restauração, muitas delas abrigam centenas de irmãos necessitados menores que os seus. Lembra-se dos nossos primeiros contatos.
– Queria Irmã que pudesse apagar esta parte de nossa amizade para que minha vergonha não se alargue mais e que eu receba antes de tudo o seu perdão por infringir as leis deste departamento, por transgredir a minha condição de enfermo e provocá-la ajuizando os meus valores depreciáveis sobre você.
– Irmão João, você sabe que, onde me encontro hoje, não está muito longe do que o mais recrudescente dos orgulhosos. Não me fite como páreo seguro, pois minha dívida não foi pequena e se hoje estamos podendo comunicar amistosamente foi pela bondade divina e desses irmãos responsáveis por este departamento. Mas vamos nos adiantar

para que você conheça alguns dos nossos serviços neste departamento.

João que, se encontrava ainda deitado, mais que depressa se refez do estado de sono e se arrumou ligeiramente para, depois de quase quatro meses meio, praticamente, colocar seus pés fora desta câmara. Recomendações foram sugeridas para que não houvesse nenhum tipo de auxílio e nenhuma tentativa de encantamento emocional, pois estávamos numa câmara de recém-chegados das regiões inferiores do mundo umbralino.

Abriu-se a porta e foi inevitável a exclamação de espanto:
- Irmã Laura, esses corredores não terminam mais?
- Irmão João, estamos na base deste departamento; há outros sete andares acima desse embora nosso departamento não seja nem o maior nem o menor, é o primeiro na escala evolutiva deste espaço revitalizador. Temos, para chegarmos ao círculo das palestras e orações, nove etapas. Como vês, somos a base da pirâmide, a parte mais densa, mais dolorosa e de difícil evolução.
- Por que a Irmã diz assim?
- Diante desta sala que avista, vamos aleatoriamente adentrar neste compartimento igual ao seu. João pode então pela primeira vez sentir-se em companhia de irmãos tão mais frágeis que ele próprio. Havia neste compartimento gélido, que era apenas um neste corredor infinito, aspectos grosseiros no atendimento, mantendo suas paredes e mobílias de cor branca alva. Imediatamente deparamo-nos com uma multidão de trezentos irmãos apenas neste compartimento frio e ousei perguntar:
- Quem eram eles?
- Querido Irmão, temos neste compartimento quase todos os irmãos que obraram em terra quase vinte anos após o seu desencarne, nas condições de patrões escravocratas. Quase todos trazem os últimos resquícios desta enfermidade que é espiritual, mas decorre do material para saciar os anseios desmedidos da cobiça e da ganância. Mesmo havendo a abolição da escravatura há mais de oitenta anos eles impunham com a força do poder político e opressor condições desumanas aos seus servos. Veja, querido irmão, que estamos falando de um tempo bem adiante do teu e que já eram conhecidos os valores essenciais humanitários.

– Mas Irmã Laura, tudo isso que tem me contado eu pratiquei durante toda a minha existência e muito mais atrocidades cometi com meus servos.
– Que bom, Irmão João, que reconhece em suas palavras os atos praticados por desconhecer a lei de Deus e que hoje se arrepende. Esses irmãos que estão adiante como você, se encontram de forma ainda incompleta neste aspecto de reflexão. Eles ainda cobram de seus servos escravizados obediência e respeito, mas desconhecem as leis do amor em sua totalidade.
– E quanto tempo eles permanecem aqui?
– Veja, Irmão, por acaso entramos neste compartimento que é um dos mais avançados em nosso pavilhão. Temos somente neste compartimento frio cem mil irmãos se beneficiando da bondade divina.

Com tristeza avançamos alguns passos em direção ao interminável corredor e adentramos noutra sala em que havia poucas irmãs, interpelei:
– Por que salas com tantas irmãs e irmãos e outras somente de irmãs bem pequenas?
– Querido Irmão, é preciso voltar ao departamento de migração para responder a sua pergunta, pois é lá que são direcionados os irmãos necessitados que nos são entregues pelos irmãos socorristas.
Em breve poderemos visitar também este departamento, mas, por ora, vamos avançar nesses corredores.
– Nesse departamento de câmaras frias não havia muitas diferenças entre as manifestações dos seus internos, pois a vibração fluídica e a condição de temperatura eram ajustadas conforme as demandas dos necessitados. Isto ocorre por que muitos chegam agressivos, incompreendidos pelos anos de aflição e dores das regiões inferiores. Após passarem pelos rígidos observadores do departamento de migração, são condicionados com doses maciças de radiações fluídicas para repousarem e se recuperarem dos traumas sofridos.
– Irmã Laura, por que estas irmãs estão todas amarradas em círculo e se encontram com olhos fechados girando o corpo sobre este assento?
– Esta é uma longa história, Irmão, que certamente teremos oportunidade de revelar, mas para que sua curiosidade não seja aumentada digamos que foram de uma mesma família que tiveram por várias encarnações

oportunidade de se unirem, mas fracassaram, e no sofrimento maior todas se arrependeram e foram também trazidas para essas câmaras para o resfriamento das pressões temporais. E o fato de estarem unidas é para que aos poucos sejam convertidas com os passes magnéticos, irradiando fluidos amistosos que as recompõem e voltam a uni-las.

Com definições imprecisas, mas confortável por receber desta Irmã palavras de conforto e esclarecimento, pela segunda vez meu coração se condoeu pelas irmãs necessitadas. Saímos dessa câmara e fomos em direção ao corredor infinito.

Foi possível agora ver outras irmãs como Irmã Laura e sofri uma necessidade de perguntar se todas que nos cuidavam eram irmãs e não irmãos. Com o sorriso mais que escancarado, ela riu com gargalhadas e brincou:
– Até aqui somos mais fortes!
Mas logo recobrou seus ensinamentos sempre precisos e concluiu:
– Como nesse departamento todo monitoramento se dá no sétimo andar, não há necessidade de interpelar vigorosamente os irmãos que já se encontram prostrados, mas, eventualmente, são trazidos para este departamento também outros irmãos.

Como nossa palestra estava fluindo amistosamente, tive uma súbita vontade de perguntar à Irmã por que tanto carinho comigo. Como ela sempre lia meus pensamentos, resignei-me a conter tal indagação.

Com alguns passos silenciados pela vontade e medo, ela devolveu-me como sempre e admitiu ter estado comigo em outras passagens no orbe terrestre como uma fiel companheira.

Espantado e perplexo me pus a chorar.

Ela disse-me que não era para ficar assim, pois se hoje me socorria, ontem foram acrescidos processos cármicos que nesta oportunidade não cabe revelar, mas que me levo por intuição a cometer inúmeros atos comprometedores.

Percebendo que a conversa se voltava a tempos imemoriais, ela disse-me alegremente:
– Quero apresentar-lhe a minha equipe.
E pusemo-nos a retornar pelo mesmo corredor que dava acesso a outros tantos corredores igualmente infinitos.

E numa das transversais, adentramos numa sala comum, em seu interior tinha uma mobília de aspecto futurístico. Várias irmãs nos saudaram com gestos fraternos. Todos me conheciam pelo nome e todos compartilhavam da mesma alegria que eu experimentara.

Como o tempo, era tomado pela condição em que me encontrava sob forte controle, Irmã Laura me convidara para retornar para o descanso. Concordei, pois de fato eu me encontrava, mesmo com as delícias de ver outras criaturas e câmaras gélidas muito diferente de aonde meus pensamentos frequentemente me levavam, muito cansado.

Irmã Lúcia, chefe desta equipe, inclusive de Irmã Laura, disse-me que os progressos que eu havia conquistado eram motivos de muita alegria para ela e para todos que me assistiam.

Despedi-me carinhosamente e mais uma vez o conforto e a paz transmitida pelas Irmãs davam-me a certeza de que eu conhecera o início da escalada do amor. E retornamos, a passos lentos, para minha câmara de refazimento espiritual.

O PODER DO PENSAMENTO – O BEM E O MAL

Seja o que for que peçais na prece, crede que o obtereis e concedido vos será o que pedirdes. (S. MARCOS, 11:24.)

Amanheceu e como todas as manhãs acordara com os passos firmes e conhecidos de Irmã Laura.

Nesta manhã, enfim, havia um outro passo até então desconhecido. Nesse estado em que me encontrava ainda não era plena a minha capacidade de visão, porém, a audição impunha valor maior de quando encarnado. E, mesmo ao longe, já reconhecia os passos de Irmã Laura. O outro me era desconhecido, mas nem precisou preocupação adicional: a porta abriu-se e a Irmã Laura gritou envidando: "Que dia lindo!"

Logo após, rompeu-se um extremado som melodioso de uma voz com tonalidades desconhecidas: era Irmã Norma, Presidente do Departamento das Câmaras Frias, e havia uma terceira Irmã acompanhando, chefe direta dos recém-ingressados do mundo umbralino, a Irmã Lúcia.

Aquela voz foi ensejando melhoras na paz, no espírito e no dia, sem me conhecer, pois assim ainda eu pensava dessas irmãs. Como não podia esconder meus pensamentos da doce Irmã Laura, ela interpretou dizendo:
– Querido Irmão, trouxemos para seu conhecimento a nossa presidente, que o estava acompanhando em todo o processo de refazimento espiritual, a qual compraz lhe desejar melhoras contínuas.

Aquela voz me parecia vagamente com uma das empregadas de minha avó materna, que fora minha mãe de leite. Mas essa ligação com tal lembrança dá-se sempre pelas aparências que me ligavam a ela, inclusive quando pequeno me disseram que eu iria ficar preto por amamentar nesta senhora escrava de meu avô. Tal ligação nunca me ferira, embora em estado bruto irrompessem de meu ser atitudes inconvenientes beirando animalescas pela prepotência e pelos desequilíbrios levados pelo mundo aos meus súditos.

A Irmã Lúcia, que eu já havia conhecido juntamente com outras irmãs, prontificou-se a me fazer novos convites de vistorias nas câmaras gélidas. Disse que iríamos acompanhar nossa presidente, porque a Irmã Laura havia resgatado todos os bônus-hora da semana e estava em recesso a partir de agora. Sentindo-me feliz pelo convite, apressei-me em vestir-me. As Irmãs falavam em nomes desconhecidos, mas para mim tudo era oportunidade.

A Irmã Lúcia iniciou dizendo o nosso trajeto. Disse-me que iríamos para a ala de irmãos e irmãs que estavam em condições de migrar para um novo estágio desta colônia. Vale dizer que ainda desconhecia todo o movimento que era enfrentado por esses irmãos, como eu, nessas câmaras.

Imediatamente, me direcionei para a porta de saída, quase tocando as irmãs.

Quando dos primeiros passos ao lado das doces irmãs sentia o perfume que envolvia todo o meu ser. Caminhando nos longos corredores, avistei de relance um espelho e inquiri a presidente:
– Aqui também tem espelho?
– Por que não haveria de ter?
Eu havia trazido em minha consciência que espírito era invisível.
Já me retaliando meus pensamentos, Irmã Lúcia foi me explicando:
– Filho, tudo o que tem na esfera densa da matéria, também o tem aqui, salvo nos próximos departamentos em que não há mais necessidade de refrear sintomas tóxicos da esfera umbralina.
– Então, é por isso que as câmaras frias nos refazem os órgãos e dilatam-nos a compreensão?

Como boa ouvidora, a Irmã Norma já elucidou a grande dúvida, pois tinha comigo a ausência de um olho, várias perfurações no meu abdômen e um pé todo devorado pelos vermes umbralinos. Meu rosto desfigurado causara-me intranquilidades e no espelho em que me vejo neste momento conservo-me quando antes do meu acidente cardiovascular.

Irmã Lúcia respondeu:

– Filho, a sabedoria divina propõe reformas na linha do tempo a todo instante; enquanto encarnado houve momentos em que fora possível detectar caminhos outros que certamente eram de menor valor humano e maior valor espiritual.

Com esta compreensão, hoje é possível averiguar quanto desperdício em prol de sua evolução. Aqui também é assim: os espíritos não cessam de aprender e de experimentar a boa nova. As câmaras as quais são submetidos todos os nossos irmãos, inclusive você, repõem no próprio perispírito as correntes fluídicas que revitalizam e restauram o corpo e o próprio espírito. E agora condicionado por essas câmaras, tem a certeza de que o tempo é uma linha em que cada centímetro mal aproveitado é preciso refazer. Sendo assim, pelas suas atitudes já é possível compreender a missão que o espera.

E prosseguimos. Como ontem, visitamos outros salões imensos e outros nem tanto, e pude perceber que, ao adentramos em alguns desses salões, as Irmãs não eram percebidas por esses necessitados. Mas não me incomodava; eu aprendera com Irmã Laura a preparar-me antes de encontros com terceiros.

Vendo um irmão em situação lastimável, chorei pela segunda vez, pois a tristeza revelada pelos seus olhos, juntamente com as suas deformidades, me trouxe as lembranças dos dias em que fui acometido pela vileza do desânimo, de querer morrer, mas já estava morto.

Interpelado pela Irmã Lúcia, indaguei o que eu poderia fazer para tirá-lo de tal aflição, como fora tirado este corpo pelos caboclos no sepulcro mórbido do meu umbral. Ela disse:

– Filho querido, aqui ele já se encontra sob os cuidados dos nossos irmãos e irmãs que ainda seus olhos não veem. Mas tranquilize-se, tudo o que estiver ao alcance das nossas faculdades nós faremos para minorar suas dores e acomodar seu espírito dorido.

– Quer dizer, então, que ao meu redor existem mais irmãos?

A presidente, Irmã Norma, respondeu:

– Filho querido, tudo o que vê é uma conquista e ao avistar os longos corredores vê-se que todos eles estão abarrotados de irmãos e irmãs socorristas, como Irmã Laura. Mas neste espaço não é permitido a esses irmãos como você verem mais do que devem. O momento é de repouso, de recolhimento e de refazimento.

– Teve muitos irmãos e irmãs que me viram naquele estado?

– Mais do que você imagina – retrucou Imã Lúcia. Vamos conhecer outras salas para se acomodarem os seus olhos?

Como curioso, perguntei por que minha visão era fraca.

Irmã Norma tomou a palavra e docemente respondeu:

– Filho João, não valorize apenas um sentido de que é comum no mundo onde figurou como encarnado. Em relação a esses Irmãos tem grande força de vislumbrar pelas suas retinas os espaços alvos desse departamento, mas nós lhe avisamos: tudo aqui é conquista e imaginar que o sentido de ver sobrepõe os demais, é porque nos encontramos na base do nosso departamento. Ao findar o ciclo dessas câmaras, todo o fluxo perispiritual se desprenderá de seu duplo etéreo galgando degraus inimagináveis para você e na medida em que for se desprendendo do aparelho grosseiro que o reveste, o acolhimento das percepções, das intuições e das projeções mentais que forram o espaço desconhecido aumentará. E o que era matéria na erraticidade transcende em espírito.

Como houvera vivido uma vida dissoluta, as lembranças levaram-me para as relações sexuais neste espaço. Como liam minhas mensagens e pensamentos, Irmã Lúcia complementou minha indagação e respondendo, disse-me:

– Filho, quando estava encarnado, era possível exercer atividade sexual feliz nos leitos dos hospitais?

– Não, respondi.

– Pois bem, o espírito, ainda nessa fase, experimenta as mesmas sensações que encarnado, pois é tênue a diferença entre ambos.

– Qual é o modo de diversão para você que trabalha nessas câmaras?

– Como no plano material, as atividades de trabalho são idênticas, apenas viemos para esse espaço para cumprir nossa jornada e a cada hora de trabalho corresponde um bônus-hora que levamos no nosso espírito para todo o sempre.
– Onde a Irmã repousa?
– João, a pergunta já está demais!
– Mas, e os Irmãos que não vejo e que estão cuidando dos demais, onde eles trabalham, para quem eles trabalham, de quem eles recebem?
A Irmã respondeu:
– Querido filho, todos têm atividades segundo a sua evolução e recebem como tal. Para a Irmã que nos acompanha, nossa presidente, Irmã Norma, a cada tarefa que vencemos, a bom gosto dos nossos departamentos superiores, ela leva também o bônus-hora para seu espírito. O pagador de todas as atividades é a recompensa divina através da luz que se amplia na evolução maior. Todos têm endereços que logo, quando conseguir ver com seus olhos, querido João, poderemos levar para sua apreciação.

Sentindo-me amparado, a autoestima me levou à pergunta imprópria:
– Por que tanta deferência para mim quando eles ainda jazem nesses catres?
– Querido João, sabemos da sua dificuldade em compreensão espiritual, mas veja, Irmão, não há deferência, pois não percebe que nem a nossa equipe que nos acompanha veio? Não consegue ver a multidão nos corredores em que seus olhos contemplam o vazio? A deferência é da misericórdia divina que o poupa de andar mais depressa que o merecido. Se estamos com você agora, junto com os outros nossos companheiros e companheiras, eles estão em muitos, nos veem e você ainda tateia a parede em desequilíbrio.
– Quer dizer que estou atrasado, então?
– Irmão, não medimos evolução com retóricas e paralelos com os demais, pois todos trazem o resultado de suas obras. Cada um suprindo suas dificuldades pelo merecimento.

Vendo que eu já não era mais o que pensava, com sentimento ainda preso à matéria, esbravejei, quando de repente, do nada, senti atados os membros superiores e inferiores; já não via nada, não ouvia e nem falava. Permanecendo assim por alguns instantes, senti um frio permeando a minha coluna cervical, que me fazia sem forças até para pensamentos, pois o frio que sentia tomava-me apenas os espaços da coluna até o centro da minha cabeça, de forma periférica e localizada.

O que me intrigava era que, mesmo com essa algema espiritual, absorvia a dor pungente do frio, o isolamento de movimentos dos braços e das pernas, mas sentia-me de certa forma envolvido por uma força desconhecida, porém, salutar. Não conseguia saber com precisão quanto tempo fiquei ali. Quando percebi, estava sobre o meu leito, no meu isolamento térmico; fui abrindo os olhos vagamente e pude perceber que não havia passado muitas horas, pois ao lado do leito em que me encontrava, havia um copo d'água deixado para o passeio matinal, e ele se encontrava no mesmo local.

O silêncio tomou-me de surpresa a fazer-me uma exigência reflexiva sobre minhas atitudes e pensamentos. Lembrei-me do avanço obtido, do afeto dispensado por todos, especialmente por Irmã Laura, e desta senti uma ausência como uma saudade brutal para permanecer comigo ali. Todos os meus atos implantados pelo meu desequilíbrio vieram à tona e consegui nitidamente lembrar-me dos Irmãos que me trouxeram a esta colônia. Já conseguia também dispersar essas ondas que invariavelmente me chocavam e me sufocavam em dor.

Fixei-me naquele pequeno raio de luz por alguns instantes e novamente, de súbito, na minha frente os dois caboclos! Agora, sem nenhuma pergunta a mais? Minha cabeça em direção a ambos e desejei agradecimentos por tudo que me fizeram.

À direita de onde eu olhava havia uma janela que clareava com a luz de um sol que ainda não conhecia neste espaço e pude ver o semblante dos rostos; e eles eram os mesmos socorristas. Sem nenhuma palavra, ajoelharam-se aos meus pés e numa linguagem incompreendida oraram por alguns instantes e foram-se mais uma vez.

Adormeci por alguns instantes e, quando retornei à luz, minhas amigas companheiras estavam festivas ao meu lado. Envergonhado, porque a lembrança agora era total, lembrei-me do porquê estava aqui. Pedi desculpas em voz alta e recebi o carinho que esperava de todas.

Sem perguntar dessa vez, uma Irmã que havia visto no meu primeiro passeio na enfermaria da Irmã Lúcia, explanou-me o ocorrido.

– Irmão João, não se culpe pelo que aconteceu. Esse espaço onde estamos construindo a sua missão é frequentemente invadido por missões inferiores na busca de irmãos que, como você, se encontram prontos para um novo aprendizado. São muitos os que se apresentam disfarçadamente de obreiros da construção divina, mas que, ao primeiro pensamento, vê-se que não se enquadram nessa esfera. Eles tomam de prontidão e recolhem prisioneiros para cumprir suas necessidades de operadores das trevas.
– Então não posso falar nem pensar palavrões?
– Não. Ainda está debilitado e muito próximo das regiões inferiores. Foi hoje testemunha de que o mal floresce onde há pensamentos que destoam das vibrações maiores. Imediatamente nossos protetores agem rapidamente imunizando o corpo e o espírito como forma de socorro. Pode testemunhar que o mal persiste onde for chamado. Se, por ora, teve a condição de ser socorrido, mais uma vez agradeça aos caboclos que de prontidão o envolveram com amor e devoção.

Sentei-me no leito, pedi desculpas novamente e, antes mesmo de elas me desculparem, fui convidado a novos passeios, os quais prontamente aceitei. Não vendo a presidente Norma inquiri onde estava.

Irmã Lúcia, que costumeiramente me amparava nas respostas, disse-me que ela era responsável por três alas como essa e fora chamada para as responsabilidades diárias.

Adivinhando os meus pensamentos uma Irmã convidou-me para um novo passeio no dia seguinte, e que já era possível me mostrar um pouco mais dos longos corredores gelados de refazimento.

A SEMEADURA E A COLHEITA

Aquele que semeia saiu a semear; – e, semeando, uma parte da semente caiu ao longo do caminho e os pássaros do céu vieram e a comeram. – Outra parte caiu em lugares pedregosos onde não havia muita terra; as sementes logo brotaram, porque carecia de profundidade a terra onde haviam caído. – Mas, levantando-se, o Sol as queimou e, como não tinham raízes, secaram. – Outra parte caiu entre espinheiros e estes, crescendo, as abafaram. – Outra, finalmente, caiu em terra boa e produziu frutos, dando algumas sementes cem por um, outras sessenta e outras trinta. – Ouça quem tem ouvidos de ouvir.
(S. MATEUS, 13:1 a 9.)

Já me havia acostumado a levantar com o sorriso da Irmã Laura, desta vez não fora diferente e eu me sentia mais seguro com ela, mesmo não sabendo o porquê. Já havíamos conversado amplamente sobre estas câmaras, nas quais me sinto compensado no avanço do meu corpo.

Ela, entrando com o sorriso aberto, convidou-me para a primeira atividade, agora, não de passeio, mas de observação, e me entregou uns formulários para que eu absorvesse tudo o que eu via com a minha visão um pouco mais ampliada pelos tratamentos recebidos. Impressionante foi notar que eu já via outras cores além do branco infinito. Já respondendo até meias palavras, pois ela lia meus pensamentos, relembrou-me:
– Ontem, quando esteve com as queridas irmãs, foi mencionado a você, João, que aos poucos seu corpo fluídico iria retomando novas formas, fixando material perdido e repondo toda a matéria decomposta. Este é um mecanismo adotado pelas esferas superiores para amparar e recompor substâncias perdidas nas regiões inferiores. As baixas temperaturas, com manipulações psicossomáticas diretamente no perispírito, ampliam e regeneram todos os substratos orgânicos e liberam resíduos do fluido vital.
– Que vem a ser, Irmã, fluído vital?

– João, em sua breve passagem pelo plano material foi abandonando esse presente divino de forma invisível ao olho humano e apenas raramente registrado por alguns médiuns dotados de grande sensibilidade, que podem compreender e até sentir esta composição de ligamento entre matéria e espírito. Não estou ainda autorizada a avançar neste conteúdo que envolve minimizações da matéria, mas em breve estaremos ouvindo palestras específicas desse fluido vital; por hora é como se fosse a energia que seus olhos não veem e que liga dois pontos: matéria e espírito. João, hoje pela manhã nossa atividade extrapola os passeios: fomos agraciados com a oportunidade de estagiarmos ainda nessas câmaras para fornecermos nossas observações aos nossos superiores.
– Irmã Laura, por que devemos permanecer nestas câmaras?
– Querido João, se eu própria permaneci longos anos de forma a recuperar todo o veículo perispiritual que havia desorganizado pela minha invigilância e essas bondosas irmãs, sempre zelosas, socorriam-me mais do que eu merecia! Como vê, seus avanços são enormes diante desses irmãos que seus olhos contemplaram ontem, e eu, João, fui menos que esses.
– Nossa, Irmã Laura, o que fiz para merecer tanto sofrimento?
– Querido João, nenhuma criatura merece sofrimento, apenas apanha os frutos plantados pela sua colheita. Nunca ouviu dizer que a semeadura é livre, mas a colheita é obrigatória? Não somos nem piores nem melhores que ninguém e não fosse pela bondade divina nossa cegueira se perpetuava. Mas Jesus, nosso governador maior, delega missões com ferramentas especiais a cada povo com seus costumes, entendimentos e evolução para suprimir tal desdita. E a hierarquia começa com o interior da alma que busca Deus como pai soberano. Porém, antes de sairmos para o nosso estágio vamos orar para nossos irmãos convalescentes nestas câmaras.
– Irmã Laura, é triste para mim aceitar o fato de que nunca me interessei por orações formadas depois que decidi ser eu próprio. Antes, era obrigado a frequentar missas intermináveis com uma linguagem não compreendida, portanto nunca gostei de participar destas reuniões. Hoje, preciso da sua ajuda para entender a mensagem que não foi compreendida na ocasião.
– Calma, Irmão, não são as palavras em excesso que modificam a

frequência e produzem entendimentos notáveis. Às vezes, não é a quantidade de fios que faz acender uma lâmpada, mas breve toque num interruptor ilumina toda uma região. A oração também é assim, Deus não observa as formalidades e sim a intenção. Quando seus olhos derramaram uma lágrima pelo sofrimento dos irmãos vizinhos nessas câmaras, não precisou palavras, mas acendeu-se uma luz no silêncio e a compaixão tocou as vestes do Divino Senhor. Então, filho querido, não é a quantidade de palavras, nem a quantidade de ações em que não prevaleçam o amor. Está pronto para o primeiro estágio?

– Sim, Irmã.

ESTÁGIO NO PLANO ESPIRITUAL

Ninguém pode servir a dois senhores, porque ou odiará a um e amará a outro, ou se prenderá a um e desprezará o outro. Não podeis servir simultaneamente a Deus e a Mamon. (S. LUCAS, 16:13.)

Diferentemente de outros dias, levantei-me disposto e intrigado. Já pela manhã, estava em pé, de antemão, com a prancheta, pronto a escrever as primeiras linhas, pois na observação anterior minha invigília solicitou, por parte dos meus benfeitores, resguardo e proteção.

Esta situação levou-me a vários questionamentos de foro íntimo e, não obstante, estava de prontidão muitas horas antes da Irmã Laura adentrar com seu sorriso espontâneo e pronto para revelar-me novos conhecimentos deste majestoso campo gélido.

Nesses instantes que precederam sua chegada, várias inquietações de dúvida chegaram ao armazém do meu espírito. Após alguns instantes, depois do costumeiro horário, adentra em meu aposento, agora todo arrumado pela noite suprimida pela insônia e, antes que eu cumprimentasse apenas Irmã Laura, que, como sempre descortinava o jejum matinal, adentrou juntamente com ela Irmã Norma, a presidente. Já descontraído e ambientado aos novos espaços percorridos anteriormente, fui logo perguntando:
– Para aonde iremos estagiar?

Essa era uma vontade que brotava do íntimo, pois me sentia útil acerca dos meus precários afazeres como atribuição pós-morte. Lembrando que me fora designado fazer anotações do que eu via, e este meu ver limitou-se a uns poucos aposentos frios que não me deixaram tecer um formato de paisagens e situações que revelavam algo de novo, vale dizer que o ambiente proposto ainda era frequentemente invadido por fluidos menores, que se conectavam como polos de ligação entre o mundo inferior.

Não é demais abrir um parêntese para discorrer que o ambiente inferior conta com vários operários de irmãos altamente complexos na sua inteligência e perversidade, soldados aparentemente ligados à linha do amor, mas que na primeira inserção nos mundos inferiores via pensamento e ações a conexão se faz presente. Daí minha história ainda se limitar a esse inexpressivo progresso.

Quando as irmãs entraram costumeiramente a Irmã Laura que dormiu vigiando os meus pensamentos tinha todas as respostas que evidentemente estavam ao alcance de minhas necessidades e respondeu com carinho:

– Olha, Irmão João, como sou boazinha! Como soube que não dormiu muito essa noite e não é pela organização desta câmara, mas pela sua prontidão, trouxe para dirimir todas as dúvidas e nos instruir nossas atividades no dia de hoje a Irmã Norma.

Esta, menos falante, porém mais eloquente sintetizou tudo que eu queria saber e sentando-se ao meu lado já foi respondendo por intuição. O que na verdade hoje sei é que eu estava sendo monitorado, pensamento e organização espiritual, exatamente por elas.

– Querido, Irmão João, falo hoje o que poderia ter sido feito há muito tempo quando da vinda pelos irmãos caboclos, obreiros de resgate, que o trouxeram até os portões do departamento de migração. Neste departamento você permaneceu muito mais tempo do que nós esperávamos.

– Mas Irmã Norma, eu vi os irmãos caboclos trazendo-me até essas câmaras frias.

É verdade, João, eles o trouxeram em toda a sua caminhada desde o seu nascimento carnal e antes mesmo dele, e para confirmar a missão de sua evolução, todo o seu crescimento em nosso plano, Colônia Irmão Luiz será encaminhado por eles.

Antes que eu perguntasse Irmã Laura respondeu:

– O que eles têm a ver com você? Muito, João, pena que o seu livre-arbítrio encolheu-se para crescer na fortuna humana, obrigando-os a acompanhar sob vigília a distância.
– E quem são eles?
– No momento apenas irmãos de resgate.
E por que não há homens nesse espaço, não era essa sua pergunta? Boa pergunta, João.
Todo portal em nossa Colônia Irmão Luiz tem destinos variados, do ministério maior ao menor e vice-versa. Respondemos hierarquicamente pela nossa evolução e se seu destino na grande estrada da vida o trouxe para este departamento de câmaras frias adiante esclareceremos suas dúvidas. Mas por hora temos atividades tantas que nos prendem a atenção e cuidado para exercermos a contento.
– Para quem trabalhamos, Irmã?
– Ora, Irmão João, na grande seara do amor fraterno que liga desencarnados e encarnados tendo Jesus como nosso Mestre trabalhamos para nós mesmos superarmos nossas misérias recebendo do supremo Deus oportunidades para que nos tornemos puros de alma e espírito.
– Interessante, pensei que espírito não tivesse alma.
– Está certo, João, espírito possui espírito, mas convém-lhe receber estas instruções no departamento de comunicação.
E como estava bastante eufórico para dar os primeiros pareceres acerca de minhas observações convidei as irmãs para irmos à luta. A conversa transcorria normalmente até sairmos no corredor principal que nos levava a infinitos compartimentos como o meu, todos de câmaras frias. Assustado por ver que nos departamentos onde estivéramos nos dias anteriores havia umas cores, não muito vivas, é verdade, mas era possível perceber que já não eram mais brancas como as demais seguintes. A Irmã Norma pediu licença para seguir sua jornada em destino diferente do que iríamos estagiar hoje, mas Irmã Laura foi logo respondendo:
– O que lhe parece diferente?
Sem dar tempo a sua inquisição, respondi prontamente:
– São as cores, Irmã, e não é só dos compartimentos das câmaras, mas também das irmãs e irmãos que são raros que possuem vestimentas coloridas, como se fosse num hospital moderno dos encarnados.

Ainda não podia ver as cores estampadas, mas cores hospitalares. Seguimos adiante, quando a Irmã interpelou:
– Quais as nossas atribuições, João?
– É descrever tudo o que virmos, Irmã.
– Então comece!

E fomos assim para os pavilhões seguintes, onde não havíamos estado ainda. Esses pavimentos todos possuíam os mesmos irmãos necessitados que repousavam nessas câmaras frias, ora em quartos individuais, coletivos ou de grande número de irmãos que permaneciam como se estivessem numa grande enfermaria. Meu senso de aprendiz não poupou a pergunta óbvia:
– Por que todos não têm a mesma igualdade e conforto aqui nesse departamento?
– Ótima pergunta, João, estava aguardando. Reparou que nos aposentos singulares como o seu requeria nos primeiros dias controle e vigília total? Inclusive sob forte pressão fluídica o corpo imobilizado. E nas acomodações médias em que há sempre entre duas ou seis criaturas este controle é menos rígido, pois não há ali amarras no corpo fluídico e nem no material. Já não acontece o mesmo nestas grandes enfermarias que recebem centenas de irmãos para neutralizar o fluxo mental entre os dois mundos, tendo irradiações psicossomáticas que nos refazem de forma amena, porém intensiva nas conexões do corpo e do espírito.
– Quer dizer então, Irmã, que eu era o perigoso?
– Lembra do seu tempo de migração?
– Desculpe, Irmã, pela pergunta.

E iniciando jornada bastante diferente em nosso movimento de revelar neste material escrito os apontamentos de nossa percepção, prosseguimos. Neste dia percorremos uns cinquenta ou mais cômodos de câmaras, todos iguais aos que já nos era conhecido O que me inquietava era o odor produzido no seu interior, na medida em que avançávamos manifestava-se de diversas formas e percebi que relatando em meu diário os odores diminuíam na medida em que iríamos aproximando do alvo que era seu infinito. Essa expressão era evidente uma metáfora para dimensionar o tamanho desses compartimentos gélidos.

Voltamos depois de um dia intenso de anotações e reflexões e ao chegar próximo daquele ambiente em que me recompusera, em todo tempo que permaneci neste universo branco, pude perceber já a distância que também se transformava com tonalidades sutis, em novas projeções de cores. Como um adolescente senti-me privilegiado. Mas ela, como lera meus pensamentos, com um jeito meigo advertiu-me:
– Irmão João, neste departamento gelado, como em qualquer outro, são suas conquistas que alargarão suas possibilidades evolutivas. Suas conquistas fizeram-no merecedor dessa pintura agradável em teu aposento.
– Por que então somente estas pelas quais orei e estive presente recebem também tal pintura?
– Se eu pudesse revelar-lhe, João, há quanto tempo insisto em fazê-lo voltar a esse Pai maravilhoso, rogando por você, e por teus irmãos, hoje o jardim de sua vida estaria primaveril, com todas as cores, com todos os odores e com toda a paz. Esses irmãos aos quais pode ver com teus olhos de evolução permanente, o amor do seu coração e as suas orações puderam devolver a você e a eles a condição de um novo prisma onde germina o amor e o progresso espiritual. Como o corredor infinito, gélido e branco o teu amor poderá pintar as cores, higienizar com os odores apenas com a oração em Cristo e pela misericórdia divina.
-Então, Irmã Laura, sou eu quem devo melhorar o ambiente dessas pobres criaturas?
– Querido Irmão, hoje começou a trabalhar o íntimo do seu crescimento moral e espiritual.
Já era tarde, minhas anotações eram imensas, como também eram minhas dúvidas. Iniciaram pela manhã e construíram no decorrer do dia novas outras necessidades que me conduziram a fortes reflexões. Irmã Laura terminando seu turno despediu-se, alertando para o dia seguinte:
– João, amanhã estaremos envolvidos em mais um estágio para escrevermos e acompanharmos estes irmãos em suas conquistas e enfermidades.

Hoje menos infeliz que ontem e mais ousado também me aproximei da Irmã Laura, abracei-a e agradeci emocionadamente. Ela retirou-se e eu me sentei no aposento que antes era branco e frio e que agora as cores não eram vivas, mas com lembranças de uma enfermaria comum e sem a tormenta indesejável do frio arrebatador. Comecei a pensar no quanto eu era responsável pela vida dos meus irmãos, companheiros desse departamento gélido. Também indaguei a mim o quão foram benéficos aqueles poucos minutos que dediquei em oração a esses meus companheiros enfermos. Tomei coragem, desci da maca, pus-me de joelhos, clamei aos céus agradecendo pelo dia, pelas instruções recebidas e por tudo o que eu tivera.

SOB A TUTELA DE AFONSO

Vinde a mim, todos vós que estais aflitos e sobrecarregados, que eu vos aliviarei. Tomai sobre vós o meu jugo e aprendei comigo que sou brando e humilde de coração e achareis repouso para vossas almas, pois é suave o meu jugo e leve o meu fardo.
(S. MATEUS, 11:28 a 30.)

Deitei-me com a alegria de haver reconquistado o que há muito houvera perdido. Quantas saudades daqueles verdes pastos com suas colinas azuis do fundo das minhas propriedades. Quantas saudades de ver os azuis das dálias, quantas saudades de ver os parreirais que eram ponto de encontro familiar daqueles mesmos desconhecidos que vieram como brindes de Deus no ventre das sobrinhas, sobrinhos, tios e aqueles agregados!

Que lembranças gostosas de poder contemplar as gotas de orvalho sobre as gramíneas ainda que o sol não havia aquecido!

Vendo esses aposentos mesmo com cores de hospitais e enfermarias pude recolher na minha alma ensinamentos preciosos adquiridos em tenra idade pelo catecismo de Irmã Lídia e quantas saudades dela! No misto de angústia e ansiedade fitei o teto desta câmara fria que há tempos era apenas um branco gelo devorador e agora, com essas cores maravilhosas e refleti que a força de transformação no processo evolutivo espiritual inicia-se com o conhecimento do amor. E eu que negara tanto essa chama viva que amplia horizontes, que descortina as luzes do entendimento, que vivifica e acomoda as mais nobres emoções, havia todo esse tempo perdido oportunidades.

Meu esforço para agradecer ao Pai por essa outra oportunidade veio-me este corredor inteiro e minhas bênçãos destinei para todos que conseguia encontrar nas minhas lembranças já imaginando um amanhecer todo colorido. Mas, estas orações, por mais que eu as desejasse, a inquietação da dispersão invadia-me tornando o espaço da conciliação redentora com as esferas superiores. Lembrei-me nesse instante das palavras esclarecedoras da Irmã Laura e esforcei-me em prosseguir com esta conexão até o adormecer.

Pela manhã fui saudado um pouco mais cedo pela Irmã Lúcia que prontamente irradiou-me passes magnéticos ensejando-me que esse meu dia haveria de ser muito gratificante. Saudei-a contando as novidades que havia conquistado no dia anterior. Com seu jeito doce Irmã Lúcia me explicou sobre a luta que travara com as influências dispersivas. Brincando respondi-lhe:
- Até você lê meus pensamentos?
- Não leio seus pensamentos, querido Irmão, apenas acompanho sua evolução e torço pela sua breve recuperação e que possamos nos encontrar o mais rapidamente no departamento das convenções.
- Mas por que Irmã Lúcia? Não é orientadora neste departamento de câmaras frias?
- Sim, irmão, mas sirvo também em Cristo naquele outro departamento onde resido e estudo.
- Mas que tipo de estudo se ensina por lá?
- Querido Irmão, como aqui tentamos através de nossas experiências mostrar os caminhos que diminuam a distância de Jesus também lá nos é oportunizado esta misericórdia divina.
- É longe?
- O que é ser longe, João?
- Longe, Irmã, como se fosse muito distante, entre dois pontos.
- Olha nossa Colônia Irmão Luiz é uma das mais antigas das Américas e do início fora ligando pontos externos que muito vieram a amenizar as dores dos nossos irmãos sofredores com as divisões implementadas pela Governadoria. Um trabalho dignificante de todos os nossos mestres na construção da moral e do esclarecimento. Hoje temos no departamento de comunicação veículos que se locomovem de forma um pouco diferente das quais seu conhecimento provou. Mas isso tudo teremos tempo e oportunidade para esses esclarecimentos.

– Querida Irmã, como vem até aqui?
– Pelo aeróbus, mas permita-me, Irmão João, esclarecer-lhe quando estiver pronto para isso.
– Irmã, ontem foi um dia em que meu coração e todo o meu ser receberam pelas dádivas de Deus o calor que tanto esperava. É possível perder este conforto?
– Sim e não. Como encarnado tive inúmeras oportunidades de escolher o calor do afeto ou o frio do desprezo, da ignomínia da malversação de sentimentos avisados pelo mestre Jesus. Também o é aqui. A única oportunidade não existe. Todo instante é oportunidade para realizar as transformações que aquecem seu corpo e seu espírito. Se suas afinidades declinarem sob o solo gélido faremos de tudo para socorrê-lo tantas vezes quantas forem necessárias. Mas se suas orações mesmo que agora perturbadas por espíritos contrários ao seu progresso, superá-las de forma gradativa, este calor permanecerá em você e em todos que irmanados neste sentimento recepcionar em suas intenções. A vida aqui começa num degrau muito próximo dos encarnados e aos poucos quando tiver as possibilidades redentoras desta luz maravilhosa que ilumina nossos passos pelo imenso rio da vida maior, lá sim, estará entre anjos.
– Mas por que é que tenho tanta deferência em relação a esses irmãos?
– Como assim, João?
– Veja Irmã Lúcia, eu tenho você, eu tenho a Irmã Norma, e minha inseparável Irmã Laura. Mais aqueles dois estranhos que sempre me tiram dos locais onde já não mais tenho deveres.
– Que bom que compreende assim! Mas se perscrutar mais detidamente o tilintar dos ventos que tocam sua face, das cores que lhe foram reveladas, destas câmaras que receberam aquecimento e de outras infinitas evoluções que estão entre as linhas preenchendo os espaços não contemplados pelos seus sentidos haverá muito mais que nós outros. Deus, Jesus, a sua hierarquia angelical e nossos superdirigentes desse espaço estão muito mais próximos de você que nós próprios. Então, não se prenda ás esferas que seus sentidos obtusos assim o compreendem. Entenda que Deus age pela intenção de nossas vontades e distribui proporcionalmente as graças por tudo conquistado. Mas como agora se inicia um novo dia de aprendizado tome seu tabuleiro e vamos

estagiar mais um pouco para que mereçamos de Deus as consolações Redentoras. E hoje como Irmã Laura não está de plantão irás peregrinar nesses corredores com nosso irmão recém-chegado dos departamentos superiores para estagiar conosco. Vou deixá-los à vontade para que sejam produzidos os melhores frutos da safra da salvação. E despediu-se, pedindo um pouco mais de tempo para que trouxesse o irmão para o auxílio.
Agradeci e disse a ela:
– Me ajude a inspirar as mais altas sintonias para que o meu mundo seja colorido como a primavera dos meus vinte anos.
Ela sorriu e disse-me:
– Pode ter certeza que nosso Mestre abriu o melhor dos sorrisos nesta manhã!
Cinco minutos após entra Afonso; a princípio fitei-o com olhos muito humanos, medindo sua altivez e tecendo opiniões mentais que ele logo desfez.
– Bom dia, querido João.
– Bom dia, Afonso.
– Sou nos seus próximos dias, juntamente com Irmã Laura, seu companheiro de aprendizado e de esclarecimento. Gostaria de antemão que me chamasse apenas de Afonso.

Já simpatizando imediatamente e desfazendo aquela imagem das primeiras vistas, abracei-o e disse:
– Tenha paciência comigo. A julgar pelo que me sucedera, meus conhecimentos são embrionários e minha missão inicia agora. Bem sabes tu que apenas ontem vislumbrei um aceno de cores ainda modestas como uma enfermeira de um hospital e nesta câmara onde me encontro pude ver suas totalidades e sentir o calor depois de grande tempo sob um frio enorme. Contemporizando meu progresso ele disse-me carinhosamente:
– João, você é especial para Deus, aproveite a liberdade da escolha e erija suas emoções e vontades na oração para nosso Mestre Jesus, pois Ele é o caminho, é a verdade e é a vida. Eu estarei com você nesses próximos dias e se me for permitido esclarecer-lhe acerca daquilo que me for possível esclarecer, conte comigo.

Tomando a prancheta e colocando os braços sobre meus ombros disse:
– Vamos aprender um pouco?
E saímos. Nessa altura ele me passara uma cumplicidade e uma paz que poucas criaturas houveram me passado. E nesta confiança mútua saímos para o estágio.

Entrando no corredor principal notei um substancial número de transeuntes e de enfermeiras e enfermeiros que antes não havia. A extensão colorida desses aposentos gélidos era agora quase que total e pude perceber também que adentramos num desses aposentos não senti o frio que meus irmãos enfermos sentiam. Imediatamente recebi do meu Irmão Afonso o conforto na dúvida. Ele dissera:
– João, eles ainda não possuem a mesma afinidade com as esferas maiores, permanecendo sob os cuidados dos nossos irmãos enfermeiros até que conquistem esta evolução desejável para não mais ficarem vulneráveis aos irmãos quiumbas, que se disfarçam de todo tipo de material. Essas conquistas os impelem ao recolhimento e ao acatamento do chamado Amor Maior.
– E quanto tempo isso demora?
– São inúmeros os casos onde a criatura permanece por longos anos sem descobrir estar vivendo em espírito. Nas casas espíritas quando médiuns desdobrados na missão de desconectar carmas vibracionais buscam-nos para o enfrentamento e a transformação acatando as ordens superiores e transformando em espíritos libertos das conexões mentais instruídas moralmente por espíritos que se comprazem das sombras.
– Irmão, tudo isso me é estranho.
– Eu sei, Irmão João, eu sei, mas as câmaras frias foram um meio que nossos superiores encontraram para amparar emoções comprometidas no atraso que elas vinculam ao mundo material. Sendo assim, quando essas casas espíritas credenciadas pela luminosidade de Irmãos que eivadas na missão redentoras socorristas recebem a permissão divina para interagir entre esse mundo espiritual e a sua assembleia de irmão.
– Como se dá este intercâmbio?
– É uma longa história, João, e logo mais quando atingir o degrau superior de nossa colônia poderá ouvir os mecanismos que são utilizados para promover o desligamento do fluido que une encarnados e desencarnados, mas sigamos com nossas avaliações.

Neste instante fiquei intrigado, pois em minha mocidade promovi um festival de desgraças subsidiado com o ânimo de meus confrades em banir, ateando fogo e expulsando de todas as nossas fazendas, tudo que se revelava contrário à nossa igreja. Nitidamente meu coração bateu mais forte ao fixar na memória o desalojamento, provocando dor e desolamento a uma casa espírita. Sem nenhum motivo e apenas pela ignorância e maldade destruí junto com meus confrades, expulsei e ateei fogo numa casa que hoje sei jamais trouxe, além do amor, das curas e esclarecimentos, mal a mim, à minha família e à minha comunidade. Imediatamente Afonso mudou sua fisionomia e um súbito frio inundou-me por inteiro. Logo outros irmãos que estavam socorrendo os enfermos nesses departamentos gélidos estavam ministrando passes enquanto eu nada produzia de forças para mover os lábios, os membros e o próprio movimento orgânico. Lembrei-me da conversa matinal com Irmã Lúcia e invadi com uma força não sei de onde o céu porque vi a oportunidade de me encontrar com Jesus e fixei-o, olhando para o alto que imaginava ser o céu. Nesse instante as mãos de Afonso transmitiam-me uma luz tão intensa e tão quente que aos poucos meus movimentos labiais foram se fortalecendo e eu pude dizer: "Obrigado, Senhor Jesus!"

E como num súbito piscar de olhos retornei ao corpo físico amparado por esse grupo de Irmãs e de Afonso. Seus esclarecimentos foram de forma singular em meu aprendizado.
– Lembra-se, Irmão João, das palavras do Cristo? Que a porta da salvação é estreita enquanto que é larga a da perdição?
– Como ele sabia desse meu desconhecimento de tudo que ligava as palavras de Jesus, pois a ganância terrena me fazia bastar-me e desconhecia tudo que era superior às minhas forças até ser vitimado pelo primeiro A.V.C. e já conhecendo minha desdita enquanto encarnado, ofereceu-me como exemplo o meu próprio sofrimento nos primeiros cinco anos após o ataque do miocárdio para rever os conceitos imutáveis da Lei do Amor. Revestido de uma fraqueza que culminava com tempos enormes sem nada a fazer ocasionalmente tangenciava meus pensamentos sobre o que seria depois da morte e mesmo sem conhecimento religioso, pois o que conquistara nesta seara fora o catecismo e um pouco de sermões

na minha pré-adolescência que era obrigado a seguir com os meus pais. Afonso, tomando este tempo de reflexões lembrou-me desses escassos momentos em que eu ia conferir o que poderia ser depois da morte. Desanimado com o meu estado a operar sempre em meus pensamentos o ódio por estar padecendo sem forças para lutar em singulares minutos de reflexão íntima; mesmo sendo poucos, Afonso colocou-me diante dessa imutável verdade, que me descortinava o velcro para pós-morte e ensinou-me todo o amor oferecido pelos mensageiros pelas esferas superiores para trazer o entendimento de que o espírito é imortal e repara suas feridas através da expiação.

– Como eu ficara um grande tempo numa situação um tanto estranha eles me retiraram deste aposento e voltei a caminhar pelo corredor amparado por Afonso.

Ele tentou me explicar que mesmo que estivéssemos com toda a energia ainda neste departamento os afins se atraem e como a lembrança voltou-se na fase humana aqueles que teceram as críticas com ódio por ter expulsado os irmãos benfazejos que nada faziam por prejudicar quem quer que seja entrou em conexão fazendo sucumbir à energia inferior que precisou ser imunizada com uma dosagem pesada de plasma fluídico congelando o perispírito. As irradiações pelos passes magnéticos imediatamente aplicados foram salvações momentâneas para o caso.

– Depois de alguns passos e mesmo com este episódio era possível ver mais irmãos e irmãs trabalhadores e pacientes neste corredor. Também foi possível ver esse final e incrível era como se nesse final uma luz intensa que tomava todo o meu corpo, mas que me fazia bem. Continuando a andar amparado pelo querido Afonso seguimos firmes. Minha teimosia em dizer que nada estava acontecendo e a passiva condição deixada por Afonso ia somando a passos largos a aproximação desta fonte de luz. Mas o Irmão percebendo meu orgulho disse-me sorrindo:
– Vai anotar valentão, em seus escritos que está com medo de seguir adiante?
– Não foi preciso concordância. Voltei-me e ele sorriu. Nesta volta

adentramos em várias salas frias pois eu percebia que todos os pacientes estavam sob intensa irradiação de isótopos que os deixavam com todo o espírito, o corpo e seus imensos traumatismos orgânicos congelados. Pude observar também que muitos destes irmãos de um dia para outro foram curados de enormes feridas, outros permaneciam idênticos. Novos pacientes eu pude conhecer e à medida que se estreitava a amizade entre Afonso e mim foram revelados inúmeros esclarecimentos sobre estas câmaras gélidas.
E aos poucos fomos nos aproximando de nosso ponto de partida. Antes de recolher-me surgiu-me uma pergunta que eu deveria ter feito há muito tempo. Perguntei a Afonso:
– Querido Irmão, não se janta, não se almoça?
A gargalhada ressoou todo o corredor e disse-me já saindo:
– Depois trago seu jantar.
E continuou rindo.
– Como havia entrado só em minha câmara, aproveitei para escrever sobre o as experiências do dia, pois sempre Irmã Laura ou Irmã Lúcia passavam para colher essas anotações. E numa folha especial fiz estas anotações e questionamentos:
– Não lembro de ter almoçado, jantado; como ainda não tenho fome haja vista que água eu tomava em abundância e não me ative a esse sincronismo de alimentação.
– Também questionei se não me era lícito perguntar acerca de meus familiares. Por que não encontrei nenhum de meus confrades se eles desencarnaram próximo ao meu desencarne?
– Como fora um dia cansativo adormeci logo, mas antes me ajoelhei, olhei para o alto como naquele momento em que minha força invadiu aos céus e fui ter com Jesus em socorro e auxílio, agora o faço em agradecimento.

Acordei pela manhã e a alegria tomou meu corpo e meu espírito por inteiro. Foi possível meditar à noite acerca de tudo quanto me ocorrera nesse dia.

Irmão Afonso, com seu jeito meio extravagante, foi-me sucinto em muitos aprendizados. Irmã Lúcia já havia me preparado para algo que iria me acontecer. Foram momentos de encanto com meu passado, identidade revelada no continuísmo da vida. Minha ansiedade era preponderante porque já avistara o fim do túnel desses corredores gélidos e gostara de receber como surpresa maiores esclarecimentos acerca de meus familiares.

Já era manhã e parecia uma eternidade a vinda de qualquer que fosse desses irmãos instrutores. Já raiando o sol, com os passos sempre apressados adentrou Irmã Laura que de longe me propunha um excelente dia de aprendizado e novas revelações.

Sentindo essa vibração que me energizava cada vez mais desse aprendizado que obtivera nos últimos estágios, preparei-me nesses instantes que precediam um dia de muitas atividades, pois a julgar por ontem estaria eu hoje tentando encontrar nas minhas lembranças os meus entes queridos.

Teria também solicitado ao Irmão Afonso como se dava o sistema de alimentação para comigo e os meus irmãos pacientes. Mesmo não podendo imaginar a dimensão grandiosa que estava sendo produzida nestes últimos dias, dei-me por inteiro em oração e prece para que meu esclarecimento fosse alargado e de certa forma eu pudesse devolver aos meus irmãos que tanto fiz sofrer enquanto encarnado.

Essa noite fora para mim um altar de bênçãos e de oração. Pensei nos meus pais, nos meus irmãos, nos meus amigos e o que me chamara a atenção foi o porquê de eu não ver meus confrades neste ambiente. Será que eu era e fui mais devedor que eles? Será que foram eles beneficiados com a Lei do Amor a qual ainda não alcancei?

Tudo me era hipóteses, mas tudo se revelava de forma gradativa. Já me era possível agraciar cores neste infinito branco, encontrar uma multidão de enfermeiros, médicos e pacientes pelos corredores e já me era possível avançar um pouco mais em direção àqueles irmãos que se abrigavam no espaço gélido do fim deste corredor. Observei alguns comentários que se aproximavam, a voz era inconfundível, de Irmão Afonso.

Fiquei pensando se hoje ele estagiaria conosco, pois não que eu preferisse Irmã Laura, mas por questão de afinidades com ele pude empreender conhecimentos sólidos que me deram certeza de que estou empreendendo avanços.

Sua chegada fora festiva e com seu jeito bonachão ergueu sua voz forte e disse-me:
– Não vai me aprontar hoje!
Irmã Laura interrompeu:
– Hoje ele está comigo e não vai me aprontar essa!
Tomei minha prancheta e me dei conta que minhas vestimentas hoje não eram brancas e sim de um azul claro como se houvesse estado em uma cerimônia de um grande hospital, mas pronto para receber visitas (em meu coração era essa a intenção).

A noite fora de algumas lembranças e por mais que eu me afastara enquanto encarnado das hostes de meus familiares sempre tive certo equilíbrio quando me era proposta uma nova norma. E essas lembranças sempre envolvidas em emoções desconhecidas do meu dia-a-dia inquiriam reflexões. Mas fui abordado pelo Irmão para seguirmos nossas atividades.

A Irmã Laura, sempre feliz e sorridente, disse que iríamos até o final do corredor e que ficaria feliz pelo meu ato de superação.

Como já tinha uma breve noção de que na medida em que eu avançava os pacientes estavam mais lúcidos e prontos para novas atividades, isso me bastava para encorajar-me e supor melhores aproveitamentos nesse aprendizado, e seguimos.

Como eu era o observador que deveria apontar tudo que me acrescia de diferente de ontem, ao sair de meu aposento observei a Irmã Norma com uma vestimenta bem diferente dos demais. Estava com ela a Irmã Lúcia e outras irmãs com quem havia falado, mas não sabia os nomes, e todas com ar de muito trabalho pela manhã. Mas, deixei relatado.

Pude também ver manifestações de alegria e muita tristeza nesses corredores que antes eram branco-alvos e agora estavam tomados por uma quantia inimaginável do dia que cheguei. E fomos indo.

Quase no final dos corredores me surpreendi porque não vira o fulgor luminoso que ontem à tarde irradiou com tanta intensidade. Perguntei ao Irmão Afonso onde estava a luz de ontem à tarde. Sempre solicito respondeu-me:
– Irmão João, logo após sua queda no padrão vibratório o que sucedera, na verdade, fora que os próximos passos seus tiveram que ser absorvidos por uma grande quantidade fluídica que devolvia ao seu espírito o calor e a irradiação de que necessitava. Então, solicitamos à nossa Irmã Norma que enviasse pelos nossos irmãos superiores uma mistura de luz e vibrações psicoquímicas que reenergizassem seu corpo e seu espírito sem subtrair os avanços já conquistados.
– Então foi por isso, meu irmão, que meus passos cambaleantes logo depois se tornaram fortes?
– É verdade, Irmão João, mas também foi determinante a presença do nosso Irmão Afonso liberando energias enfermiças que te consumiram por lembranças de padrão vibratório inferior. E o irmão não esqueça de que nessas câmaras há vibração intensa nas regiões inferiores mais próximas como das migrações, disse-me Irmã Laura.
– Irmã Laura, quanto tempo permaneci naquela região?
– Não mais que o necessário para estarmos hoje aqui.
– Não pode falar?
– Para que lembrar daquilo que já passou?

Seguimos adiante e agora sem a luz adentramos no último compartimento em que eu encontrara algumas fisionomias que me remetiam a um local que me era conhecido. Mas, senti imediatamente a mão superaquecida de Irmã Laura e do Irmão Afonso envolvendo-me todo o corpo e quando me dei conta já estava fora desse ambiente.

Retornamos e adentramos numas paralelas em que era possível verificar um grande corredor mas com espaços totalmente diferentes dessas

regiões frias. Pensei e já obtive resposta de ambos.
– Ainda não é para você, João.

Sem tristeza disse que iria conquistar esse espaço. Os dois confirmaram que sim e fomos estagiando durante todo o dia e quase ao término de nossas visitas adentramos na Enfermaria Geral onde Irmã Lúcia nos recepcionou.

Havia uma aglomeração de bastantes irmãos e irmãs que envolvidos em seus afazeres sequer notaram nossa presença. Alguns nos fitavam os rostos e sorriam rapidamente, continuando suas jornadas. Outros pediam licença e sempre apressados se perdiam na multidão.

Adentramos num compartimento menor, interno desse grande espaço, e pude ver uma sala confortável com alguns quadros, o que me despertou novas dúvidas.
– Irmã Laura, para que a Irmã Lúcia quer quadros se não tem escola?
Com uma risada estrondosa Irmão Afonso fez todos rirmos. Nisso entra Irmã Lúcia também rindo e passa a explicar-me que toda conquista desde esse departamento mínimo até a governadoria em dias apropriados, são condecorados aqueles que vencem uma etapa na evolução espiritual. E continuou:
– Mas para mim o que mais vale é ver sua evolução cada dia mais construída.
E aproveitando a oportunidade de algumas horas antes de nosso término de estágio convidou-nos para sentarmos e disse que iria explicar todo o processo de trabalho desse departamento que por ser uma colônia gélida, pelo supremo governador foi homenageado como "Departamento São Luiz".

NOS CORREDORES DAS CÂMARAS GÉLIDAS

Tudo tem o seu tempo determinado, e há tempo para todo o propósito debaixo do céu.
(Eclesiastes 3:1)

Os instantes em que aguardava para falar acerca dos demais departamentos nessa sala bem harmoniosa não me concentrei noutra questão senão em pensamentos ligados ao mundo material. Com mais segurança e proteção dos demais irmãos aguardava ansioso os esclarecimentos de Irmã Lúcia.

Com os dias percebi que minha inquietação aflorava quando percepções do mundo em que me encontrava estavam paralelamente condicionadas à minha vida material. Rapidamente elenquei algumas dúvidas que me pareciam de suma importância e as absorvi no desejo de compreender um pouco mais desse tempo reformador e um tanto misterioso.

Cheguei a pensar em como estariam todos os desencarnados da terra nas esferas superiores, haja vista que me fora dito que apenas no nosso departamento gélido havia cem mil irmãs e irmãos.

Perguntei efusivamente a uma irmã que passara rapidamente ao meu lado de onde provinham os alimentos que carregara para meus irmãos. Sem perder a oportunidade, Afonso que ouvira minha dúvida riu abundantemente. Confortou-me dizendo, sem deixar a pobre Irmã responder à minha pergunta:
– Calma, João, tudo tem o seu tempo! E o seu tempo, com a graça de Deus, está de bom grado para todos nós.

Permaneci sentado; enquanto isso, na sala principal, conversas cruzadas

eram possíveis serem ouvidas. Irmã Laura falava da grande cerimônia de logo mais à noite. Outros irmãos se comprometeram em participar nas primeiras fileiras de um grande templo. Minha curiosidade aguçada me levou até a pasta e perguntei à Afonso:
– O que tem de bom à noite?
Afonso disse-me com um sorriso:
– Uma bela noite de sono, João.
Não era o que eu queria ouvir, mas percebendo minha insatisfação respondeu-me com a mesma alegria que me ensinara tantas coisas:
– Querido João, nós teremos o maior prazer em contemporizar com seus olhos, grandes etapas que vão acontecer por seu empenho desmedido em auxílio a esses pobres irmãos sofredores. Mas, seu tempo de conhecer os departamentos superiores ainda não lhe é possível devido à massa fluídica que ainda está impregnada em teu perispírito. Este maravilhoso concerto é praxe nesta colônia e muito raramente alguém deste departamento gélido recebe autorização para apreciar cânticos jubilosos dos irmãos superiores.
– E o Irmão, vai?
– Oficializei-me com nossas Irmãs de trabalho e com a permissão de nossa Irmã chefe Norma nossa equipe estará junta apreciando mais uma vez o coral de anjos da colônia superior do nosso departamento. Essa colônia, João, por um acordo da nossa governadoria se encontra no centro geográfico da Colônia Irmão Luiz. É uma ilha onde são destacados irmãos com habilidades notáveis ligadas às artes, a música e ao entretenimento e que todos os finais de semana os seus efusivos concertos apresentam nos palcos de nossa colônia.
– E nós os temos nessas condições geladas?
– Não, Irmão, nem na Comunicação temos palcos para o divertimento e para possuirmos um pouco mais de atividades lúdicas a nós outros.
– É longe o departamento de Comunicação?
– Não, querido João, como existem colônias espalhadas em dimensões variadas por todo o universo, a nossa está na terceira dimensão onde tantos conhecidos dos nossos irmãos encarnados estão. Cada uma com sua particularidade, mas todas hierarquicamente ligadas ao Governador Planetário Jesus. Quando estagiar no outro departamento superior ou da Comunicação poderá assistir a grandes espetáculos em grandes escalas

de conhecimento universal. Cada nome dado à um departamento, acredite João, existe como seu plano terráqueo organização quase idêntica.
Sem ele concluir, emendei:
– Mas aqui é organizado, não é?
Ele sorriu e me disse:
– É a nossa atribuição também organizar o planeta que tanto amamos.
– Mas como é isso, Irmão, iremos voltar para lá?
– Tantas vezes quanto for necessário, João, e mais que isso, está em nossas mãos fazermos com que os corações humanos possam tomar o caminho da vigilância e caridade para seguir na direção da luz as quais transformarão todos em mensageiros de Deus.
– Querido Afonso, lamento em dizer, mas cada dia nasce lá cada um pior que o outro!
– É nossa parte, João, fazer com que a verdade e a luz prevaleçam sobre entendimentos invigilantes para que com nossas orações preparemos espíritos capazes de reconhecer em sua trajetória a lei do amor.
Nesse instante, irrompe à porta principal Irmã Norma e mais duas outras que já havia visto nesses corredores, sempre apressadas. Ambas ficaram na antessala. Irmã Lúcia adentrou também e num gesto que me chamou a atenção, cedeu sua cadeira para Irmã Norma e sentou-se no último banco, enquanto Irmã norma se desfazia a conversar sobre tratativas em andamento, Laura beliscou-me e disse:
– Já sei o que pensou!
Respondi de forma natural:
– Se fosse no meu país isso não acontecia.
E Laura auxiliou-me:
– Mesmo estando no aprendizado da mais longínqua base da pirâmide é normal prevalecer hierarquia em toda colônia Irmão Luiz, como nas demais.

Como dizia Jesus em seu convite singular "Quem quiser ser o primeiro que seja o último" numa referência de salvação que quiser ganhar os céus seja como as crianças. E esses ensinamentos todos serão relembrados minuciosamente nas escolas de evangelização do nosso núcleo de educação.

Irmã Norma pedindo desculpas pelas tratativas em andamento e com um sorriso de ternura infinita ergueu os olhos para o céu e numa breve oração pôs-se a dizer:

– "Pai da vida e do amor, nós consagramos os esforços recebidos de vós e de seu filho Jesus que nos oportuniza descortinando nossas imperfeições com o auxílio de seus anjos, esclarecendo-nos para nossa emancipação. Rendemos graças a vós e pedimos permissão para reunir em vosso nome e receber de vós a luz que necessitamos. E, se ainda não formos merecedores, esclarecei-nos por misericórdia, pois por vossa luz, somos convidados a celebrar essa reunião."

Olhando-nos passivamente começou a descrever algo que me era pertinente. Foi quando olhando em seus relatórios sob suas páginas bem definidas com a marca que se encontrava na sala de Irmã Lúcia vi meus apontamentos.

Sem dar tempo e sem ser convidado envidei perguntas:

– Irmã Laura, tudo que escrevi está com você?

Prevendo que eu estava desconfortável em saber que poderiam ser reveladas minhas orientações e anotações pedi para desconsiderar aquilo que fosse de cunho pessoal.

Ela sorrindo disse:

– Nada que está aqui não é de conhecimento de seus monitores.

E todas riram. Minha cabeça foi imediatamente para algumas anotações acerca de minhas imperfeições materializadas.

Irmã Norma disse-me:

– Querido João, suas preocupações também são as nossas, pois na medida em que você cair, também nós outras cairemos. Por isso, não precisa desarmonizar-se nem se envergonhar por aquilo que julga ser seus direitos. Não sabe que o livre-arbítrio é do espírito e não da matéria? E se isso for do seu conhecimento seu é natural que em todos os nossos departamentos configure uma forte atração pelas coisas da terra.

Sobre se não havia meios de ter mulheres nesse ínterim minha fisionomia ruborizou-se, pois me lembrava de uma anotação no rodapé das minhas definições quanto aos meus sentidos desejaram uma servidora dessas câmaras gélidas.

Com a naturalidade de sempre Irmã Laura esclareceu-me com uma comparação elucidativa.

– É de seu conhecimento, querido, que embora nossa colônia se configure numa das maiores, o plano logo abaixo das nossas energias é a Terra, configurando-se notadamente muitas vezes maior que nossa colônia e a força de atração que ela exerce sobre nós é inquestionável. Por isso, somos levados a efervescer nossos pensamentos com os mesmos desejos, sentimentos, saudades que lá. Mas desprendido do corpo nossas esferas superiores já não vibram mais com essa força que carrega grandes somas de energias densas. E se somos a base de uma pirâmide temos que aceitar e administrar tal natureza. Quanto a sua pergunta de anotações cabe-nos responder: temos também produção própria de alimentos, sim temos rios, temos matas, temos cidades e do lado de fora como sua curiosidade apontada nesse relatório há o calor do mesmo sol, há o frio da mesma noite e os espaços em que transeuntes vagueiam para seus afazeres são quase os mesmos de onde vieras. Por que não consegues sair deste conglomerado frio? Respondemos da seguinte forma: na medida em que se desvincule sua massa astral das regiões inferiores seu perispírito recebe irradiações em que são moldadas outras formas de sentido, iniciando-se por aqueles que possuías enquanto encarnado. O comprometimento de galgar degraus iluminativos faz de todos aqueles que vêm para nossa colônia como aprendiz no afã de galgar padrões maiores receber de todos os nossos monitores passes magnéticos fluidificados que compõem os tecidos perdidos e recompõem os sentidos muitas vezes reparados de forma gradativa para que não venham a retroceder em processos expiatórios.

– Irmã Norma, se eu soubesse que iria ler essas minhas anotações eu não teria escrito tantas bobagens.

– Se soubesse disso, Irmão João, nossa avaliação seria parcial – falou Irmã Lúcia lá de trás.

Embora a sala fosse pequena perfilava umas cadeiras como fosse um minianfiteatro onde uma parcela mínima era acomodada. Olhei para trás e ouvi atentamente a doce Irmã ponderar minhas anotações:

– Quero falar-lhe João, que mesmo com sua ponderação muito ligadas ao campo material é para nós orgulho saber que o conteúdo do seu coração desperta a cada manhã para o auxílio fraterno, base preponderante da nossa colônia. Essas modificações que pulsam em seu coração, remetenos para esclarecimentos mais detalhados como esse em que é possível definir novas tarefas, enumerar novos propósitos e percorrer através do trabalho para novas aquisições.

– Todos vocês, irmãos, tem remuneração?

Afonso não se conteve e gargalhou.

Irmã Laura, a qual não era para nenhum deles novidade, mais chegada a mim já respondeu:

– Já ouviu falar, João, no bônus-hora.

Foi quando me lembrei da palestra de Afonso. Neste mesmo instante ela prosseguiu:

– Se não houvesse a remuneração da doação de amor em contrapartida a algo que nos prende a um espaço evolutivo talvez o mundo de comunicação não estivesse acima do nosso, pois é lá que todos que aqui chegam e conseguem libertar-se das pressões mentais galgando aquele espaço, recebem dos nossos irmãos todas as informações acerca de nossa colônia.

– Tem como fazer uma visita?

Todos riram novamente.

Norma tomou a conversa e me disse:

– Em breve, Irmão João; você está se saindo melhor que os demais e todos esses irmãos que estão ao seu lado também chegarão lá.

Foi quando de repente, embora o local fosse pequeno, embora houvesse sete fileiras de cadeiras por sete, havia adentrado somente nós. Voltei meu rosto para trás e todas as cadeiras haviam sido preenchidas de irmãos.

Minha inquietação explicitou-se em minha face.

– Como é isso Irmã?

– João, tudo aqui é conquista. Se seus olhos conheceram a lei do amor e da caridade como ensinou o cordeiro revivido haverá milhares de vibrações que serão materializadas pelo sentido que antes era desconhecido por você. Não observou sua caminhada gradual nestes espaços?

– Sim, Irmã, lembro-me que havia perdido um olho e mal enxergava com o outro. Quando restabeleci o olho perdido tudo me era branco, não havia além da doce Irmã Laura mais ninguém. Aos poucos o véu das minhas trevas foi descortinando e hoje estou entre você. E você, estava comigo neste tempo?

– Todos os instantes, por isso João, ainda temos bastante para revelar-lhe e acreditamos que seu progresso estreitará a distância para deixarmos esse departamento.

Confesso que a vontade de ascender para outros planos me era tentadora, porque até então apenas estagiei em salas fechadas sem receber a luz do sol e sem passeio sozinho, o que hoje reconheço o porquê, mas a mesma vontade que me instigava a isso com esses aprendizados todas essas companhias maravilhosas faziam-me cercar de carinho que sempre precisei e que não tive. Claro que era pela forma que agia com meus entes queridos que eles se afastavam de mim. Aqui repousava mesmo que com as suas dificuldades sempre ver uma manhã iluminada com esses bondosos irmãos.

Irmã Norma tomou novamente as minhas anotações e com um sorriso breve meneou a cabeça e respondeu às perguntas que eu fizera porque não me sentira convencido de como eram as questões de alimentação, queria saber quem produzira de onde vinham os alimentos, quem cuidara desses alimentos, pois me sentia inútil me alimentando e vendo irmãs alimentando irmãos famintos e eu agora podendo ajudar ficava anotando e bisbilhotando em minha caderneta. Ela se deteve por alguns instantes e elucidou-me:
– A cada um será dado conforme suas obras.
E aqui, como no grande ensinamento ministrado por Jesus também o é. E as formas as quais os irmãos suplicam alimentos os departamentos superiores materializam com sua luz e vibração que agora João é de difícil definição para seu entendimento, mas nós outros que já estamos um pouco, mais tempo e mais aprendizado que você, não necessitamos mais do que elemento fluídico para nosso equilíbrio e harmonia.
E tudo será esclarecido no departamento de comunicação.

Esta conversa acerca dos meus trabalhos de estagiário desenvolveu-se até a hora em que as irmãs começaram no vai-e-vem das refeições a esses campos gélidos.

Irmã Norma reproduziu minuciosamente todos os esclarecimentos em que eu havia anotado no meu material de trabalho. Fez novamente uma oração de agradecimento e encerramento e retornamos juntamente com Irmão Afonso, Laura e Lúcia para os corredores. Toquei as mãos de Irmã Norma, pedi desculpas pelas infelicidades que causei em todos pela minha demora em compreender certos esclarecimentos e senti-me confortado por uma força indescritível voltando para meu apartamento gélido, em que não havia mais o frio ambiente, mas no frio da solidão ousei-me a perguntar para Laura:

A HISTÓRIA DE JOÃO

O amor aos bens terrenos constitui um dos mais fortes óbices ao vosso adiantamento moral e espiritual. Pelo apego à posse de tais bens, destruís as vossas faculdades de amar, com as aplicardes todas às coisas materiais. Sede sinceros: proporciona a riqueza uma felicidade sem mescla? Quando tendes cheios os cofres, não há sempre um vazio no vosso coração? (O Evangelho Segundo o Espiritismo, Capítulo XVI, item 14)

– Querida Irmã, onde estão os meus pais, os meus avós, a minha mulher Izilda neste momento? Exceto minha esposa, todos partiram antes de mim e todos partiram com certo desentendimento para comigo, pois hoje vejo o quanto fui ingrato e o quanto fui imprevidente para com eles. Pela maneira como eu vivia tenho certeza de que a pobre de minha senhora me suportava e me odiava por dentro, pois a emudeci quando contraí núpcias, cerceando direitos de agir, pensar e fazer aquilo que era sua alegria antes de eu aprisioná-la.

Izilda era uma bela e formosa jovem que conheci quando ela tinha doze anos. Nessa época, eu havia completado vinte e seis anos.

Da minha adolescência até os vinte e dois anos minha vida aventureira fizera compartilhar muitas mulheres, muitos amigos e outros tantos inimigos.

Vendo seu olhar angelical, o seu corpo virgem de toda mácula que jazia nos meus modos comecei a tomar ciência de seus passos e como era filha única pretextei adquirir a propriedade de seu pai, coronel Otaviano.

Nessas condições me encontrava com vinte e dois para vinte e três anos da primeira investida. Coronel Otaviano era de um olhar nutrido por um grande rancor interno. As histórias que me chegaram era que todas as regiões por onde havia passado ele implementara suas extensões territoriais através da força.

Sua esposa Helena, mulher doce e jovial carregava nos olhos a dor explícita de padecer sob o jugo preponderante de seu companheiro e por isso era essa mulher de poucas palavras. Mas, mesmo assim, era perceptível para qualquer sensibilidade maior que a dor trouxera para toda a existência pela incompreensão e dureza de Otaviano. A diferença de idade entre eles era brutal: com apenas treze para quatorze anos pariu Izilda. Ele se encontrava nessa época já com sessenta anos de idade, de modo que quando o visitei para adquirir sua propriedade, mesmo com o olhar embrutecido e com a idade avançada, assombrava e amedrontava a todos.

Como aventureiro que fui não havia medo em meu coração e ao ver Izilda, com seu corpo de menina e a desejei profundamente, prometendo a mim mesmo que iria desposá-la.

Em várias visitas para as tratativas dessa aquisição fui me aproximando de Helena e fazendo com que chegasse aos ouvidos de Izilda o meu desejo de desposá-la. Para Helena era uma porta que se abria em ver sua linda filha com possibilidades de estar longe da mão forte paternal do Coronel Otaviano. Mal sabia ela que apenas haveria uma transferência de feudo.

Com dois anos, ou quase isto, foi possível convencer Coronel Otaviano a vender suas propriedades e nessa noite em que me encontrava patrocinamos através de uma rodada de cachaça uma pequena aposta a qual não obtive êxito e perdi tudo que adquirira no início da noite. Inebriado, desiludido e com uma revolta por perder os investimentos reservados para essa aquisição bradei e afastei meus pensamentos do discernimento e da paz. Voltei por algumas léguas e com os pensamentos voltados para minha bela Izilda e inconformado por tão grande perda puxei minha adaga e resolvi retornar ao caminho de volta.

Apeei e adentrei enfurecido e num salto abominável desferi sem piedade um único golpe em coronel Otaviano. Mesmo com a dor sofrida pela pressão que levavam toda a vida sob maus tratos a pobre Helena e a bela Izilda desmancharam em prantos convulsivos. Foi quando no momento de raiva e ódio as tomei e as fiz prisioneiras dos meus instintos.

Helena contava com vinte e nove anos, seus traços ainda conservavam a doçura e encantamento de uma jovem camponesa que irradiava um sorriso indescritível. Suas vestes embora eclipsadas por sua vontade, pois Coronel Otaviano em tudo tomava decisão, trazia um corpo firme e que fatalmente serviria de uma boa amante.

Nessa noite, galopei rapidamente para minha fazenda, pois já havia conquistado há algum tempo e me afastado dos meus pais com as segundas intenções avizinhar-me da fazenda do coronel.

Dois jagunços enviei para dar destino ao defunto e proteger as órfãs. Minha cabeça oscilava entre ódio e desejo. Ódio por ter perdido uma aposta num carteado em que o objeto era a minha propriedade como a do coronel.

Adormeci e já pela manhã seguinte um dos jagunços disse-me que havia cumprido as minhas determinações.

Coloquei-me em direção à minha mais nova propriedade e esqueci-me de que lá estavam a viúva e a órfã, minha amada Izilda.

Resolvi ordenar que ambas viessem para minha casa, pois me pertenciam e isso sucedeu-se dois dias após a fatal e brutal morte que destinei ao Coronel Otaviano.

A fazenda foi repovoada com os meus jagunços e como havia umas plantações de algodão e pastagens fartas derrubei a cerca que as dividiam e pintei os murundus com tintas campestres para delimitar minha fazenda.

Os dias se passaram e com o sentimento de posse envolvi como minha propriedade a pobre Izilda. No início era uma alma que não havia fala, havia contenção, não havia riso. Sua entrega não foi um convite, mas a manifestação animalesca de minha volúpia dominadora.

Passados alguns dias e a sua tristeza aumentando e sua passividade sempre explícita, a pus para repousar como castigo no sótão e como minhas aspirações animalescas jorravam por todos os lados atravessei o corredor que mantinha isolando o quarto de Helena para o nosso e a tomei como amante.

TRIÂNGULO AMOROSO

Aprendestes o que foi dito aos Antigos: Não cometereis adultério.
Mas eu vos digo que todo aquele que tiver olhado uma mulher com mau desejo por ela,
já cometeu adultério com ela, em seu coração. (São Mateus, cap. V, v 27 e 28)

Ao adentrar a porta tomei consciência daquilo que transpassara todo o meu sentido, era mais forte que eu. Helena, que de momento assustara com a impetuosidade e a brutalidade de minha ação, pouco fez. Depois de muitos e muitos hábitos como esses vim a descobrir que era desejo dela possuir um homem que amasse, a quem era possível se entregar com toda volúpia de sua juventude. Mas essa noite, da forma como se deu, houve pequena resistência.

Helena possuía traços que convidavam qualquer homem que vivesse na singularidade de companhias femininas, bem como atraía a atenção de todos quanto a conheceram. Seus cabelos encaracolados e loiros chegavam cuidadosamente até os ombros. Dos olhos azuis incomuns reluziam encanto e admiração, sua boca possuía lábios que emolduravam uma joia e que foram aviltados ainda em adolescência pelas promessas do Coronel Otaviano. Ela também gostava de exibir-se, o corpo escultural que embora fosse mãe de Izilda, as aparências confundiam.

Todo o fato acontecido fora abafado pela minha condição dissoluta, libertina e inconsequente. Ato consumado, ainda ameacei com castigo exemplar caso ultrapassasse as paredes deste quarto. Voltei para meus aposentos, sentei-me na cama e o mundo turbulento invadiu-me a paz. Era um remorso misturado com desejo desenfreado e vergonha. Pela primeira vez tive vergonha de um ato tão covarde, que mesmo a contragosto em toda a minha vida, já cheguei a sangrar homens com tal atitude. Cometi este pretensioso momento de difícil interpretação, fora como se estivesse levado pela mais dura prova em que meus esforços foram derrocados.

A noite avançava e os sentimentos de culpa e desejos iam e vinham martirizando com todo aquele ímpeto que era incontrolável e que me remetia até Helena.

Essa inquietação levou-me novamente ao quarto de Helena. Deparando-me com a forma e sensualidade em que se encontrava Helena, seminua, meus sentimentos de culpa foram se amainando e o desejo falou mais alto. Agora Helena correspondeu. O amor que eu sentia e que pulsava todas as batidas do meu coração para sua filha Izilda, era preenchido com o corpo quente e o desejo explícito de Helena.

A noite foi de grandes envolvimentos e descobertas; certa hora, com a idade ainda juvenil, pois possuía apenas vinte e oito anos, compreendi que estes desejos arrebatadores novamente a vivificavam; eu ainda tragado por uma noite intensa de amor pouco falei, porque tive a certeza de que duas bocas desejosas saciaram os desejos guardados por longas noites de infinita solidão.

Pela manhã acordei no aposento de Helena e como se fosse o dono e proprietário de tudo, mais uma vez lembrei dos avisos sobre o silêncio das paredes.

Sete da manhã estava tomando café como toda a manhã fazia com meus capatazes e adentrou Helena, que através de sua mão acenou-me para que eu me aprochegasse dela e suplicou-me soltar Izilda do porão que ficava ao lado do sótão da meia-água de meu escritório. Como se nada houvesse a dizer apenas a expulsei e vi as lágrimas rolarem em suas belas e rosadas faces. Mas, de súbito a chamei e pedi para que ambas viessem tomar o café matinal que nós chamávamos de desjejum. Nesse ínterim despachei sobre as atividades da fazenda e encaminhei meu pessoal para atividades de rotina. Permaneci na mesa esperando até que Helena me trouxesse Izilda, a linda Izilda. Ao adentrarem percebi um silêncio e uma dor profunda num coração que mostrava ódio, tristeza e todo infortúnio que pudesse existir sobre as pessoas de seu tempo. Convidei-as para sentar e senti uma imensa e terrível desolação pelos meus desatinos.

Levantei-me, aproximei-me de Izilda abracei-a e como se nada houvera na noite que passara, um turbilhão de emoções que há muito estava comigo pusera-me a pedir desculpas e a pedir todo tipo de perdão que eu pudera gritar com o silêncio da minha boca, mas com o barulho das minhas lágrimas. Para mim, toda a conquista, todos os sonhos, todas as visitas ao Coronel Otaviano elas se encontravam nessa última emoção. Num ímpeto ofereci a Izilda o meu corpo e a minha alma para que ela pudesse controlar e não permitisse mais que eu viesse a errar.

A pobre Izilda sem saber de minha angústia que se externava pelo meu choro e vendo-me com quase o dobro de sua idade, pois era muito jovem, balbuciou com resignação:
– Mas eu...
Mantendo meu ar tirano respondi prontamente:
– Você sim!
– Como eu poderei dizer ao senhor o que deve fazer?
– Exatamente isso e um pouco mais, pois você deverá dizer o que eu não devo fazer.

A beleza de Izilda que na flor da idade os ventos balançavam os sedosos cabelos loiros, uma boca que imitava por inteiro a de sua mãe Helena, e um corpo que embora muito jovem, as formas esguias deixavam-no transparecer todo resplendor e graça, de todas as cercanias nas fazendas vizinhas.

Sentamo-nos e percebi um olhar frio e desolado de Helena. Nesta manhã tomamos o desjejum, beijei Izilda e a correspondência foi de uma jovem apaixonada, esperançosa e com a vida totalmente diferente da clausura e escravidão impostas pelo pai.

A atividade do dia foi cansativa, mas as lembranças do corpo desejoso de Helena me acompanharam ao longo do dia. Era brutal a diferença de idade do Coronel e de Helena, como também era de diferença brutal os seus desejos.

A noite chegara e para mim embalado na paixão pela Izilda, hoje fora diferente; quando estava com Helena os meus instintos eram saciados e minhas mais recônditas emoções se exteriorizavam voluptuosamente na troca de carinho com Helena.

Tomei banho, resolvi um problema no escritório e fui ter com Izilda. Pela primeira vez as duas deixaram a casa, além de um ar feminino, inteiramente organizada. As roupas foram lavadas e engomadas, havia flores em vários cômodos, já que era de costume nessa época os casarões possuírem inúmeros quartos para os hóspedes que frequentemente vinham de algum porto oriundo do mundo velho. Como meus pais partiram há muito para o centro urbano e eu frequentemente usava as modestas choupanas dos meus capangas, este imenso casaréu vivia como se fosse um abandono total, mas com um dia de mãos femininas já era possível respirar muito mais confortável que antes.

Ao sair para minhas atividades deixei com a preta Silá que convocasse alguns escravos. Aqui vale dizer que a forma "escravo" não se aplica ao processo escravocrata que se dá nas regiões do sudeste até o norte deste território. Eles são apenas escravos fugitivos que abriguei no rol dos meus trabalhadores para não serem dizimados pelos caçadores de escravos. Todos eram remunerados e todos tinham o livre trâmite na minha casa. Silá designou seis desses valentes trabalhadores para auxiliar Helena e Izilda.

A noite fora envolvente e pude desfrutar toda aquela paixão que eu nutria por Izilda sob a mão forte do Coronel Otaviano e que agora estava ao meu lado, como mulher e amante.

A semana desenrolou-se com novas organizações internas e externas do casarão. Cada dia parecia que estava mais iluminado e o aroma das flores silvestres, colhidas por Helena e Izilda no campo, perfumava cada pedaço destes aposentos.

Tive que fazer uma viagem para a capital Campo Grande. Percebi que era vontade de Izilda conhecer meus pais e também era vontade de Helena. Haviam passado já duas semanas desde aquele ato que tive com Helena em seu aposento, o silêncio permanecia entre nós e nada mais ocorreu e seguimos para Campo Grande, depois de insistente solicitação de ambas.

Na verdade, meu receio embasava-me pelo relacionamento que tinha com meus pais; era sempre conflituoso e invariavelmente quando nos encontrávamos sobravam palavrões e ríspidas respostas no menor diálogo que possuíamos.

Não era muito longe, mas diante das formas de transporte que havia na época, levamos de Corumbá a Campo Grande dois dias. Em chegando a casa de meus pais, o festejo estava preparado, havia muito tempo que não mais tivera contato com eles. Era de costume na época ter filho varão com idade muito avançada e como Izilda eu também fui temporão.

Percebi que meu pai tivera uma velhice muito acentuada nestes tempos, seus traços evidenciavam todo o sofrimento das inúmeras lutas para adquirir o patrimônio, fazer os estudos e criar a mim. Minha mãe que também tinha a mesma idade conservasse mais vigorosa, mesmo assim em seus traços era profundamente visível que a idade chegara rapidamente.

Os festejos prosseguiam e eu fui ter com eles, sentamos e minha mãe ressaltou a beleza de minha sogra e de minha mulher. Meu pai bonachão falou-me como se tivesse conhecimento de meus atos.
– Cuidado, João, para não trocar a mulher pela sogra!

A minha fisionomia era sempre notada por onde andava, com ainda quinze anos eu já tivera obtido 1,89m de altura. A compleição física que ainda beirava a trinta anos incompletos, revelava um homem de sorriso abundante, olhos vivazes, o cabelo era separado ao meio e liso, o corpo esguio despertava nas cercanias da fazenda desejo, mas só isso sempre fora abafado pela paixão que eu nutria por Izilda. Atos impensados comuns da mocidade daquele tempo eram sempre cometidos por mim. Mas sem nenhuma marca que pudesse deixar-me ser conquistado por qualquer que seja.

A conversa prosseguia com os pais quando me falaram que ambos estavam muito doentes e que esta visita fora providencial, pelas orações de Dona Aurora, minha mãe. Havia algum tempo que o bicho barbeiro dizimava grande número de fazendeiros e alguns urbanos desta capital. E o diagnóstico foi certeiro para ambos. Depois das tratativas acerca da saúde dos pais começamos a discutir sobre a herança, pois eu era o único varão que se encontrava vivo. O pai perguntou-me de Silá.

Silá trabalhava boa parte de sua vida nos afazeres domésticos de meus pais. E como a conversa norteava no melhor ânimo possível disse a meus pais:
– Por que não passamos tudo que é teu pra Silá?
Meu pai sorriu e perguntou se eu estava doente, pois todas as nossas brigas foram patrimoniais. Retornei ao querido pai e disse:
– Para cá não gostaria de vir. Minhas fazendas estão produzindo a todo vapor e todos os meus negócios como meu coração seguem na mesma proporção de alegria e prosperidade. Então é de minha vontade que aquilo que me couber por direito seja doado a preta Silá.
E não voltamos mais a falar sobre este assunto.

Dirigi-me para o Centro principal da casa onde Izilda palestrava feliz com outras irmãs. Não notando a presença de Helena subi pela escadaria que levava aos aposentos de repouso e com a porta entreaberta pude perceber que Helena estava trocando suas vestes após um banho demorado.

Mais uma vez meu instinto embrutecido falou mais alto.

Ali mesmo trocamos carícias ardentes, como os amantes que se desejavam há muito tempo.

CAMPO GRANDE: REVENDO A FAMÍLIA

O amor resume inteiramente a doutrina de Jesus, porque é o sentimento por excelência, e os sentimentos são os instintos elevados à altura do progresso realizado. No seu início, o homem não tem senão instintos; mais avançado e corrompido, só tem sensações; mais instruído e correr purificado, tem sentimentos; e o ponto delicado do sentimento é o amor. (O Evangelho Segundo o Espiritismo, Capítulo XI, item 8)

A noite foi maravilhosa, embora tivesse por algumas horas esse encontro que era mais forte que eu. Helena confidenciou-me que não via a hora de encontrar-me porque seu coração, embora apertado pela dor que estava propiciando a si mesma e a filha, havia essa necessidade para recompor as fibras do desejo que há muito permanecia em sonhos; todo seu corpo vibrava pelo ardente desejo de vivenciar todo sentimento de gozo, de volúpia, que havia estacionado em longos anos em que estivera caucionada ao Coronel Otaviano. Confidenciara-me ainda que sempre soubera do desejo ardente que eu possuía por Izilda, mas que diante de tanta solidão, carência afetiva, desejos reprimidos, jovialidade...sempre me desejou no silêncio de seus pensamentos.

Izilda sempre sonhava em encontrar-me quando estivesse pronta para contrair núpcias.

Disse-me Helena: "Embora estivesse eu ainda com o Coronel havia uma imensa lacuna de prazer, realização e paz. E uma ponta de ciúme sempre aflorava quando o assunto era João. Como mãe, a incentivava para não anular a alma que suplicava desejo, amor, sexo, carinho, como mãe desejava para a única filha. Mas, todas essas carências pulsavam no meu peito uma pitada de ciúme, por não ter essas oportunidades vividas. E quando decidiu visitar-nos com mais frequência em nossa casa, pude perceber que havia duas mulheres desejando-o. Esse misto de fugir e de amar, circunstâncias impossíveis com o Coronel Otaviano, levou-nos a superar o fatídico dia de sua partida. Agora João, como está selado nossos destinos, você e Izilda que possam usufruir não só dos seus sonhos, dos prazeres, das construções que cada um deverá edificar nos seus destinos, mas tome de mim à vontade e desse amor que ficará no meu íntimo por longos anos e que partilho entre você, pois à partir de agora, mesmo com a alma ferida e um corpo sobrecarregado de desejo, eu renuncio a tudo isso que me propôs e me propiciou, para não mais perturbar a paz daquela linda sonhadora, filha que tenho certeza o fará muito feliz. E você, João, tenho certeza que me perdoará por essa falta irreparável, mas libertadora."

Saí do quarto com o coração apertado e com a preocupação de que ninguém me visse, para que não fosse alardeado mais do que meus pais já falavam de mim. Por que antes sempre fui tocado como mulherengo, avaro e desrespeitador. E eles tinham razão. Eu não queria que a volta de todos esses fracassos se instalasse mais uma vez, ainda agora em que eu trouxera minha esposa e minha sogra para conhecê-los e considerando seus estados de saúde bastante deficientes.

Tomei banho e logo Izilda estava no nosso quarto. E antes mesmo que eu saísse do chuveiro ela inquiriu-me:
– Onde se escondeu João?
Refleti para responder, mas pela primeira vez saiu da minha boca uma verdade intocada diante da pergunta tão embaraçada:
– Querida Izilda, na verdade eu não estava escondido, eu estava me mostrando para mim mesmo e para tudo que já vivi, o quanto preciso do seu perdão e do seu amor.
– Nossa, João, a água está intoxicando-o?

E ri pela maneira amistosa com que ela me falou. Pobre amada, não sabia ela que instantes anteriores viesse a descobrir toda essa animosidade, viraria um outro peso na sua vida tão conturbada. Ela desceu, mas meus pensamentos ainda estavam na longa conversa que eu tivera com sua mãe. Confesso que havia dois amores: um impossível que acabara de renunciar a novos encontros e outro que eu estava dando os primeiros passos, como dissera Helena, na construção dos nossos sonhos.

Vesti-me e ao chegar à sala onde se encontravam Helena, Izilda, pai, mãe, todos os nossos criados, todos sorrindo, num impulso decidi que eu nunca iria causar sofrimento a quem me despertou para um desconhecido que havia muito tempo em mim, chamado amor.

Em tom familiar, todos se elogiavam entre si e de forma mais ostensiva, ressaltavam a beleza que eu trazia nos vinte e nove anos, a jovialidade, a forma que me vestira, mas dentro de mim, mesmo com minhas promessas, havia duas almas que não gostaria de perder nem uma nem outra, e mesmo com sorrisos largos, em toda minha existência de lutas ferrenhas nos campos de batalha patrimoniais e do conhecimento, apenas eu sabia que meu coração batia descompassado.

Descendo a escada, Izilda veio ao meu encontro e nunca havia reparado tamanha formosura, porque nunca a havia olhado com o meu coração. Abracei-a de forma tão envolvente que desceram das minhas faces lágrimas de um sentimento tão forte e embora confuso, mas que eu queria para mim. Falei baixinho ao seu ouvido e pela primeira vez disse:
– Eu te amo.

Todos animados, eu continuava com meus passos incertos. No recinto festivo, como sempre fizera abracei Silá que viera um dia depois e acabara de chegar. Na verdade Silá me criou me ensinou a ser tudo que eu não fora até então.
Em suas brincadeiras ela sempre dizia:
– João, esta preta o convence que o amor é mais leve que o algodão e mais claro que um dia de verão.
Ela dissera isso embasada nas grandes e inexplicáveis confusões em que eu me metia. Disse-me ao meu ouvido:
– Filho, agora comece a viver o verão das paixões e não deixe que uma lágrima sequer caia dos olhos da menina Izilda, porque agora, querido filho, você construiu a maior ponte que liga dois mundos: a do abismo ao do amor. Não retroceda e avança em direção ao ponto nobre que une corações apaixonados. Eu estarei sempre entre essa ponte e mesmo com forças supostamente inferiores as suas, eu lutarei, dando minha vida para que você e Izilda não sucumbam a este lado tão menor que não lhe convém.

Abraçado ainda à minha mãe preta, prometi que todo o amor que apenas ela enxergava em mim e acreditava em mim – "Nesse momento mais duas pessoas além de você vão enxergar e sentir em mim: Helena e Izilda, isso eu lhe prometo, Silá."

Voltei-me para o centro do salão e antes que os meus olhos chegassem aos meus pais, fitaram de forma direta os passos lentos e incomuns de uma linda mulher que como uma dama descia as escadarias dos aposentos superiores. Não somente eu, mas todos a fitaram como numa única frase: "Que linda!" Era um vestido longo, que trazia púrpuras de um azul fulgurante, seu cabelo preso, seu olhar penetrante, com uma maquiagem que remoçava ainda mais os seus vinte e oito anos, com uma sensualidade e altivez ímpar. Havia como acessório uma pequena bolsa que combinava com os brincos, sapatos e que trazia não apenas uma elegante vestimenta, mas um brilho renovado e que iniciava ali uma nova etapa de sua vida, pois seu coração irradiava outros brilhos iguais a sua beleza. Do meio do salão principal onde iríamos cear, meu coração quase explodiu.

Fui em direção a meus pais e como se nunca houvera tido nenhuma divergência entre nós, abracei meu pai apertado; percebi que seu coração estava batendo descompassado, porque era a primeira vez que dois homens, pai e filho, abraçaram-se ali, com sentimentos de amor.
Voltei-me gritando:
– Não pense Dona Aurora, que vai me escapar! – E a abracei também com o mesmo sentimento.

Neste instante meus olhos correram por todo salão e encontraram os olhos de Silá embarcados de lágrimas e eu compreendi tudo. Então pisquei para ela e brincando abri os braços como que dizendo: "Daqui para frente nunca mais haverá desentendimento, incompreensão e discórdias".

Foi uma viagem em que eu pude me confrontar com meu outro eu, um eu tão valente como aquele desbravador impiedoso de outras tantas aventuras.

Passava-se da melhor forma esse encontro que uma família pudera se revelar. Conversei várias vezes com Helena rapidamente, enalteci sua beleza e disse em alto e bom tom, pois, ao meu lado agarrada em mim estava Izilda, bela como a mãe:
- Caso eu não fosse esposo dessa pedra preciosa eu me casaria com você! Motivo de riso entre ambas.

Passamos ali na casa do pai e da mãe três semanas. Nesses dias seguintes até batizados promovemos.

Acontece que onde nós morávamos o capelão mais próximo ficava em Aquidauana. Coronel Otaviano, que nunca fora muito religioso, jamais permitiu levar sua esposa e sua filha para a cidade e assim ambas não perceberam o sacramento religioso. Motivado pelo desejo do batismo e da crisma, o pai imediatamente convocou-nos para esta celebração. E lá fomos eu, Helena e Izilda, ambas foram batizadas e crismadas, pois Campo Grande tinha bispado.

Novamente festa e tudo aquilo que não se revelara pelo aprisionamento no casulo do Coronel Otaviano, hoje se revelara de forma ostensiva, toda beleza e graça de suas mulheres. Izilda possuía lindos vestidos que construíram através de uma vizinha abastada que morava na capital e que era para Helena e para ela a única pessoa à qual podiam falar. Embora Dona Selma fosse de família abastada vergava os pesos dos ombros por um trauma que já havia doze anos e que a fazia refém de cadeiras de rodas.

Dessa forma Coronel Otaviano confiava levar ambas à casa vizinha porque não havia medo de perdê-las para outros. Izilda vestira-se como uma princesa, roupas lindas, elaboradas com esmero e bom gosto pela Selma e por Helena, que também elaborava suas vestes e que nunca pudera usar, pois, para Coronel Otaviano mulher era para dar filhos e administrar a casa.

Helena, nessa noite em que todos nós caçoávamos por estar fazendo a primeira comunhão, batizado e crisma, deslumbrava como um raio de luz na imensidão escura, seu corpo, suas vestes, seu sorriso, eram de uma beleza sem fim. Izilda cada vez mais apaixonada dava-me a segurança para não atravessar o abismo da ponte; com seu corpo jovial e sua forma sedutora fazia uma marcação eficiente, num jogo onde um dos jogadores podia trair a qualquer momento, mas ela passava de forma incomum esta segurança. E conseguiu.

Preparávamos para voltar para Corumbá, sabíamos das dificuldades que teríamos caso retardássemos a partida, pois era praxe nesta época do ano que o Pantanal enchesse com suas águas e inviabilizasse nosso retorno. E partimos. Silá permaneceu na casa dos pais porque julgamos ser mais necessário e útil ela permanecer dando cuidados aos velhos enfermos.

Partimos e eu senti que não veria mais os agora tão queridos pais, mas logo despertei pelos carinhos de Izilda.

Agora iríamos em mais carruagens, porque era costume na região, nos dias que antecediam a grande chuva, os fazendeiros buscarem a capital regional, porque era muito difícil ir até Cuiabá, e para não sofrer com as chuvas todos voltavam agora. Demoramos três dias e meio e mesmo pelas precauções tomadas, nos últimos oitenta quilômetros deparamos com grande tormenta chuvosa.

BÔNUS-HORAS

O servidor que souber a vontade de seu senhor e que, todavia, não estiver preparado e não tiver feito o que esperava dele, será batido rudemente; mas aquele que não soube sua vontade, e que tiver feito coisas dignas de castigo, será menos punido. Muito se pedirá àquele a quem se tiver muito dado, e se fará prestar maiores contas àqueles a quem se tiver confiado mais coisas. (São Lucas, 12:47 e 48)

Eufórico com a reunião comentei com Irmã Lúcia:
– Irmã, mas tudo que escrevi nos meus apontamentos a Irmã Norma leu?
Auxiliando-me com um pequeno carinho nos braços disse-me:
– Todos lemos e Laura inclusive delegou-nos para que nós da direção tanto da ala de refazimento quanto da direção geral pudéssemos acatar a petição de incluí-lo na palestra desta manhã, pois Afonso corroborou, dando-nos a crer que você, João, já possuía as condições de não mais estagiar, mas cumprir as bônus-horas necessárias para o ingresso no departamento maior e por isso foi dado a você esta oportunidade, que raramente ingressos da migração respondem às exigências em tão pouco tempo.

Nesse ínterim a passos largos nos alcançou Laura e pegando-me no outro braço caminhamos até meu aposento gélido.

Esse nome dei pelas impressões recebidas durante todo meu processo de restauração mental e da matéria, mas há muito não mais havia necessidade do frio.

Laura sempre atenciosa deu-me ânimo pelo seu sorriso largo ao ouvir falar sobre meus apontamentos. Gritei:
– Alto lá, tem alguma forma de não pensar mais aqui?

Ambas riram e dando preferência hierarquicamente a Irmã Lúcia, esta respondeu:
– Querido João, gostaria de poder estar ao seu lado sempre, mas como vê, esse departamento, por estar muito próximo das regiões de migração umbralina faz-se necessário todos que conseguirem a compreensão de que o Pai oportuniza a seus filhos sempre a Boa Nova; em breve suas atribuições estarão noutro patamar que não esse e é pelo seu merecimento, como de todos que alcançam as vibrações necessárias, para configurarem-se nos estágios de obreiros da construção divina.

Fiquei triste por imaginar não estar entre essas adoráveis criaturas. Adentramos em meu aposento e percebi que algo havia diferenciado nas vibrações. Eu me sentia forte, o meu ânimo dava-se de forma incomum, pois na medida em que a Irmã Lúcia se dirigia para conversas de tarefas do dia eu percebia todas essas vibrações e interagia com elas. Mas permaneci ainda triste pela condição do afeto recebido e pelo carinho despedido por todos esses amáveis gestores do bem.

Nesse momento também chegaram Afonso e Norma e de uma forma diferente dos dias anteriores Afonso abraçou-me e pôs-se a chorar. Sem nada entender via os olhos marejados das irmãs e logo os meus derramaram suas primeiras lágrimas. Os sorrisos eram evidentes entre elas e Afonso continuou a me abraçar. Laura tomou minhas mãos e mesmo abraçado a Afonso e sem entender nada eu continuava com um nó no peito que me tomava os sentidos. As irmãs sentaram-se e Afonso segurando as minhas mãos disse-me:
– Eu vim buscá-lo.
E disse mais:
– Querido Irmão João, soube que eu não estava nesse departamento há muito tempo e que viera aqui estagiar com você para uma avaliação de meu superior, e, diante de seu esforço, Irmã Norma delegou a mim conduzí-lo para novas missões, agora servindo ao Cordeiro Jesus.

E continuando Afonso disse-me que ainda eu deveria permanecer alguns dias entre as irmãs para então conhecer todos os espaços e sessões deste departamento, mas como um servidor qualificado em entender irmãos que como eu eram trazidos pelos socorristas. Ele sentia que minha tristeza por me separar das queridas irmãs, era por desconhecer a hierarquia divina. Por que agora eu estaria realmente junto em trabalho, em departamento, em atribuições num plano superior a este, mas não mais importante de qualquer outro que prepara almas para a luz.

Abracei todas as irmãs e especialmente Irmã Laura e ela disse ao meu ouvido:
– Agora sim poderemos ir aos teatros, às bibliotecas e aos departamentos de sustentação espiritual que já aviso, João, é o meu predileto!
– Mas para aonde iremos Irmã?
– Iremos para o departamento que fica bem ao lado do nosso, onde em nossas folgas residiremos.
– Inclusive Irmã Norma?
Ela mesma respondeu:
– E por que não, João?
De Lúcia também me tornei muito próximo nos últimos dias bem como Afonso e ao mesmo tempo em que agora esclarecido que não iria perdê-las de minha amizade socorri-me com um longo abraço agradecendo por tudo que me fizeram e que eu jamais teria como pagá-las.
Afonso com sua risada sempre forte disse:
– Pode começar pagando por mim!
Era muito brincalhão e o único que não estagiaria em minha próxima missão, pois estava numa dimensão superior às irmãs. Como me fora delegado atribuições por alguns dias ele disse:
– Querido João, sinto-me confortável por não ser do clube das Irmãs porque se assim fosse, seu choro duraria mais que o normal, pois me despeço de você agora e quando me for dada nova oportunidade quero encontrar-te em tua nova missão, com o mesmo amor e carinho que dispensar para todos esses irmãos. Quando precisares de mim, me chame. Parto logo mais, pois o dever me chama e tenho muitas atividades nesta colônia gigante.

E abraçando-me despediu-se, deixando saudades e iluminando o meu coração pelo conhecimento, pelo amor e pela benevolência.

Mais refeito das emoções, acompanhei-o até ao corredor e como num passe de mágica meus olhos viram a desmaterialização pela primeira vez do grande amigo que partiu. Todas as irmãs permaneciam ao meu lado e eu disse a elas, como já havia falado:
– Não há preço que pague o que fizeram por mim e o que fizeram por todos esses irmãos. Quero aproveitar os dias em que junto de ti (fitando os olhos de Irmã Norma, pois ela estava mais próxima) quero dar-me por inteiro a todos os irmãos que aqui chegarem.

Voltei ao aposento e as irmãs seguiram os destinos de trabalho. Coloquei meu avental de trabalho e como se fosse intuído por algo superior, caminhei para as portas das câmaras frias, em que até então não havia estado.

Elas ficavam a minha direita de quem entra a porta deste aposento. E com uma vontade de contribuir para com todos esses benfeitores amigos decidi começar por quem estava chegando da migração.

Lembro-me de que a porta, a primeira a qual adentrei, havia duas criaturas que jaziam há alguns dias, sob torpor de uma massa fria imensa que aniquilava seus movimentos.

A minha percepção era de uma enfermaria como qualquer outra desses infinitos corredores. Tomei de uma coragem superior. Tomei-me de coragem porque nunca antes havia cuidado de ninguém e senti-me impelido a curar as chagas, de falar de amor, de despertar esperança, de ouvir respeitando os estados cíclicos e evolutivos dos irmãos enfermos. Tomei de gaze e todos os materiais de higienização e retornei aos aposentos. Adentrei e por um instante pensei: "será que esses irmãos estão tendo a mesma sensação que eu tive quando vi Irmã Laura pela primeira vez na minha câmara?"
A resposta veio instantânea:
– Suma daqui seu miserável, eu não preciso mais de ninguém! E não aguento este frio!
O outro mais enfurecido gritar sem parar:
– Eu não quero, vá embora, você não presta! É mais um a torturar-me!

Com meus botões refleti: "como fui mal-educado com Laura!"

Num relance comecei a limpar as chagas do irmão à minha esquerda, que expelia um cheiro insuportável.

Mentalizei esferas maiores e o cheiro não mais se deu e os irmãos se debatiam apenas com os lábios, pois todo seu corpo estava recebendo fluidos de temperaturas muito frias. Fiz a higiene em ambos, fiz uma oração por ter atendido pela primeira vez só, querendo dar o melhor de mim para essas criaturas. Coloquei água ao lado de ambos, pois ouvi Irmã Laura que as águas que ficam ao lado dos irmãos enfermos eram água fluidificada, que mesmo eles não as bebendo, a energização era constante e abreviava os longos dias de tratamento.

Reparei que não faltava nada e preparei-me para sair, quando pela última vez vi com um sorriso imenso Afonso que se materializou, sorriu-me e disse "obrigado, irmão". E num passe de mágica voltou para seu tempo.

Segui em outra sala de necessitados e fiz o mesmo. Havia salas, como a minha, por exemplo, que continham apenas um paciente, outras dois, três, até cento e cinquenta, que era o máximo. Procurei nesses dias em que me era concedido este trabalho concentrar-me em quatro salas com diferentes quantidades de irmãos. Acompanhei nos intervalos toda jornada das irmãs, pude conhecer todos os aposentos de administração, dos laboratórios, das chefias imediatas, das chefias da presidente, também pude participar nos dias seguintes dos estudos das administrações setoriais desse nosso departamento Acompanhei mais atentamente oitenta e quatro pacientes que pelo esforço pessoal de cada um foi possível nos dias que me deram como trabalhador deste estabelecimento, elucidar mentes enfermas, curar chagas psíquicas e orgânicas, recompor corpos dilacerados pelos vampiros umbralinos e colocados na mesma condição para que irmãos, como Afonso me lecionou, pudessem fazer o mesmo, e cada um que vencia suas próprias vibrações mentais inferiores e subia o degrau da compreensão e do aprendizado meu coração jubilava com intensidade de amor e gratidão a Deus por Ele me oportunizar auxiliar esses pobres irmãos.

Os dias que foram dados como breves, mas depois da partida de Afonso permaneci oito anos, seis meses e quatro dias auxiliando, aprendendo, amando e cada dia mais comprometido com o auxílio e com todos os irmãos. Como sempre retornava ao meu aposento, não sem antes passar na subchefia, que antes fora ocupada por Irmã Lúcia, hoje por mim. Deparei-me com uma vibração desconhecida, de um frescor que ainda não havia sentido. Era por volta das 22h que como sempre, era meu horário normal. Estava elaborando relatórios administrativos quando as irmãs que colaboravam comigo, uma a uma adentraram a minha sala. Vi que havia uma grande recepção para dois índios que estavam adentrando. Aos poucos vi também Norma, que acerca de três anos nos deixara por haver cumprido sua jornada neste departamento.

Também estava Laura, ela havia nos deixado há um pouco mais de tempo. Lúcia ocupara a vaga de presidente e todas elas mais Afonso estavam sentados no pequeno auditório, quando adentraram dois índios. Era engraçado, porque nos últimos dias havia um sentimento de saudades, sem ao menos ter a ausência dos irmãos envolvidos e eu procurara nesses dias colocar todos os meus relatórios e atribuições em dia. À frente dos índios Lúcia surgiu e sorrindo disse-me:
– Chegou a sua hora!

Havia um torpor que foi me inebriando os olhos e o coração e antes que eu desfalecesse pude ver os irmãos caboclos com um sorriso jamais visto. Aos poucos fui perdendo as percepções e como se fosse um piscar de olhos, rememorei a mesma cena em minha chegada neste departamento, com os dois caboclos saindo pela porta que eu entrara O local era diferente, o ar era diferente, havia uma música que parecia longe, mas havia em mim uma cristalina e doce emoção renovada, ainda sem entendimento.

Fiquei com estas percepções e adormeci.

FAZENDO AS PAZES COM A FÉ

Diz-se vulgarmente que que a fé não se prescreve; daí muitas pessoas dizerem que não é por sua culpa, se não têm fé. Sem dúvida, a fé não se prescreve e o que é ainda mais justo: a fé não se impõe. Não, ela não se recomenda, mas se adquire, e não há ninguém que esteja privado de possuí -lá, mesmo entre os mais refratários.
(O Evangelho Segundo o Espiritismo, Capítulo XIX, item 7)

A viagem deixara-nos cansados e como se estendeu um pouco mais do previsto era natural que estivéssemos esgotados, mas havia dentro de cada indivíduo um indicativo novo, dando-se a cada um uma história que mudara para sempre seus destinos. Helena acostumada a permanecer todos os instantes com Izilda, desta vez, na volta, foi preciso os ensinamentos de seu caravaneiro. Ouviu e contou sua história à nova amiga e a julgar pelo seu cansaço, não pude desta vez, como fizera todos os dias, fazer minha despedida formal, antes de seguir a seus aposentos. Bem na verdade era o momento em que tínhamos para trocarmos carícias e para saciar a impetuosa força de meu desejo. Diante da conversa que tivemos em Campo Grande ficou bem claro que meus passos não andariam ao lado dos seus e que havia definitivamente escolhido um novo mundo para preencher de alegria, de tristeza e de prosperidade.

Sua vida fora sempre tomada de sobressalto por completo. Aos doze anos Coronel Otaviano, como era de costume por estas fazendas, adquiriu-a num negócio em que houve um conflito, onde tombaram seus pais.

Houve com sua filha semelhante analogia, sua vida sacudida por impulsos de estranha força completada pela perda de todos seus parentescos, pois os que não tombaram com impiedosa adaga do Coronel, seus capatazes deram novos destinos a todos que se ligaram por laços consanguíneos a pobre Helena. A alegria repentina deu-se com o nascimento de Izilda, pois se dava ali uma companheira para suavizar suas dores exercer sua individualidade por um pequeno tempo das mãos fortes do seu Coronel. Ambas se tornavam além de filha e mãe uma personalidade de sofrimento e de sonho. Eu, porém, vendo tudo isso e não observando os mesmos caminhos que tracei e que eram contra o Coronel, fiz exatamente o mesmo presídio que aniquilava suas vidas. Diante da possibilidade de reaver a paz, que mesmo pequena dava indícios de que era perene, apostei na viagem a Campo Grande para quem sabe esquecer esse meu lado tão insidioso que bloqueava o direito à vida das mulheres que habitavam meu coração. Não sabem direito, mas depois da conversa que tivemos antes do jantar na casa de meus pais, minha vida embora ainda houvesse um amor intangível, houve a compreensão de que um dia eu sonhei em ter em meus braços o maior encanto de todas as fazendas ao redor de Corumbá, da beleza intocada por quem meu coração despertou: a jovem Izilda, tomada pela brutalidade dos atos da qual dispus a coabitar, jamais sairá da sua mente tamanha arbitrariedade, isso que ainda nunca soubera de meu relacionamento com sua mãe e nem de que forma sucedeu. No entanto, meu coração disparava cada vez que eu olhava seu corpo, seu sorriso, toda sua sedução, mas havia comprometido comigo mesmo que nunca mais iria fazer refém àquelas mulheres que eu amava.

Por sua vez, nunca mais dera motivo a Helena para que eu tecesse comentários ou ensejasse vibrações de afinidades com fins não familiares. Izilda por sua vez, percebendo a mudança a qual submeti ao tratamento dispensado com zelo e mimos, era só encanto para comigo também.

Embora meu coração estivesse inquieto para mostrar o meu lado humanista, havia entre nós também a sombra de que eu matara seu pai. De forma sublime jamais Izilda cobrou lembranças, tocou no assunto ou me fez contraproposta acerca de minha arbitrariedade.

A paz reinava em nosso lar e eu fazia todos os tipos de vontades e desejos de ambas. A casa toda, reformada e toda modificada pelas competentes mulheres, dava um ar e a graça de uma habitação rupestre, respeitando um lado urbano com toque parisiense em todos os aposentos. A melhor coisa que ocorrera foi a vinda da capital foi a Irmã Selma. Izilda e Helena aprenderam não apenas hábitos salutares para os nossos jantares, mas como um todo, da leveza de um vestuário adequando-se a momentos familiares ao decorativo dos imobiliários e de toda jardinagem.

A saudade dava-se por ambas devido à serviçal Preta (Silá) que ficara em Campo Grande cuidando da saúde e das transferências dos imóveis a qual se tornou herdeira. A vida corria da melhor forma possível, quando uma notícia chega da capital, apenas três meses após a nossa estada junto aos familiares. Silá telegrafara para o posto da circunscrição municipal que falecera meu pai.

Nisso ainda era fim das estações chuvosas. Reunimos as carruagens e juntamente com mais três empregados dirigimo-nos novamente para Campo Grande. Em chegando lá meu pai havia sido sepultado no dia anterior e jazia sobre um caixão, com flores colhidas ao campo, minha mãe, que não suportou a partida inesperada para aqueles que se comprometeram a seguir o mesmo destino por todo o sempre.

Helena e Izilda, que embora tivessem apenas um encontro, ficaram com os sentimentos abalados por perdas de tamanha proporção. Silá as amparava e pela primeira vez conversei com Jesus. Era compreensível tamanha perda. E como se devolvesse uma intuição, em alto e bom tom ajoelhei-me e ouvi, mesmo que o silêncio permanecesse intenso, entre minha mãe e eu. A minha conversa:
– "Jesus, onde quer que esteja, mesmo sem direito de lhe pedir, estou de joelhos, eu lhe agradeço. Se não fui o filho que esta mãe quisera que eu fosse, certamente ela foi a melhor filha sua. E se meu pai está do seu lado, não deixe faltar o mesmo sentimento fraterno o qual sempre norteou suas vidas. E hoje ajoelhado peço-lhe perdão e peço perdão a meu pai e a minha mãe que não pude ter meu tempo com eles. O que precisava era eu ter descoberto a ti, Jesus, para que eu pudesse desenvolver o meu ouvido e vivenciar a alegria de seus mandamentos. Perdão se não fui aquilo que esperava de mim. Mas deixo com seu amor infinito a alma do meu pai e da minha mãe para quando me for eu possa ouvir deles um

pouco daquilo que vou me comprometer a executar com minha família. Eu te agradeço se puder enviar a alma da minha mãe junto com o meu pai. E que seja feita a sua vontade".

Era já um final de tarde e o féretro prosseguiu até ao lado da catacumba de meu pai.

UM ANJO CHAMADO SILÁ

Nós, porém, irmãos, privados da companhia de vocês por breve tempo, em pessoa, mas não no coração, esforçamo-nos ainda mais para vê -los pessoalmente, pela saudade que temos de vocês. (1 Tessalonicenses 2:17)

A viagem sólida deixou profundas marcas no meu coração. Percebi entre a multidão Silá tomada de pranto e amparada por amigos de meus pais. Era reservado para mim talvez o pior momento, experienciar a força de uma saudade. O peito doía, às vezes o coração acelerava, outras vezes parecia não ter força para bombear o sangue que sempre corria nas veias.

Agora eu punha sobre o caixão um pouco de terra, dando início e fim ao mesmo tempo à partida de minha mãe. A dor embora eu lutasse contra ela explodiu com os braços abertos de Izilda que copiosamente derramara todas as suas forças em lágrimas e o encontro durou por longo tempo e meu peito parecia explodir.

Explicar saudades é como querer transformar algo desconhecido, mas que existe para desfraldar nossa felicidade. É um quase acontecer perdendo-se o ímpeto da vitória.

É a tristeza plena.

Helena aproximou-se e abraçou-nos os três. Ela, um pouco mais forte que nós, puxou-nos para seguir o cortejo que se despedia de minha mãe. Decidimos dispensar os carros e seguir o cortejo que aos poucos se dispersava pelas ruas de Campo Grande, de modo que éramos quase os últimos devido à localização da residência de meus pais.

Chegamos a casa; Silá que pela idade havia tomado juntamente com outras amigas nossa carruagem chegou bem antes que nós. Acabara ela de preparar um café junto com todos os quitutes que ao sabor da fartura com que gozava nossa família dispusera na mesa. Confesso que não havia fome e havia um cansaço imenso. Izilda era só pranto, Helena mais uma vez organizou junto com Silá o quarto de banho e antes de cear aproveitei para um longo banho. Izilda fez o mesmo.

Retornamos à mesa e percebendo minha tristeza Izilda sentou-se ao meu lado e permaneceu em silêncio fazendo companhia com minha dor e tristeza. Mais um pouco todos estavam tomados banho e se acercavam junto à nós, inclusive Selma, que havia retornado à Campo Grande uma semana antes para exames complementares no hospital da cidade.

Silá como sempre fez uma oração à N. Sra. de Fátima à qual era devota desde criança quando meu pai retornara de Portugal numa viagem e trouxera uma imagem da santa milagreira; como nós a conhecíamos tão bem esperamos para que abençoasse nossos alimentos.

O dia de muito sofrimento e cansaço foi vencido pela chegada da noite e o sol que se punha criara um tom de despedida em que para mim havia um pouco mais da morte de meus pais.

A ideia era imprecisa e não confessei a mais ninguém, mas havia uma perda que apertava meu coração, mas não sabia o que era. Na sacada do meu quarto contemplei duas memoráveis cenas: o sol que aquecera fortemente o dia de luto da Família Reuter e a lua que em seu esplendor trazia seus primeiros raios como dizer para mim mesmo "Calma, filho a luz jamais te abandonará", mas havia algo que pressionava meu peito.

Izilda sempre atenciosa e já conhecendo meus defeitos permanecia calada, mas sempre ao meu lado e sofria como eu e por um instante fiquei me colocando no lugar dela que de forma brutal perdera sem ao menos poder acompanhar o féretro de seu pai. E eu que tudo podia me sentia impotente até para chorar diante da luz da lua.

Transcorreram-se as horas e quando o cansaço bateu fomos repousar, esperando a manhã para falarmos dos próximos passos. Como era muito calor nesta época Silá e Helena levantaram-se bem cedo; Silá preparou o café matinal e deixou a casa totalmente aberta como querendo dizer: "Renove a alegria com a brisa da manhã".

Levantamos, tomamos banho e como eu me havia comprometido em adquirir sementes para o plantio em Corumbá falei à Izilda:

– Temos que retornar no máximo amanhã para Corumbá, pois se perdermos o tempo de semear perderemos toda a lavoura. Agora que tudo está consumado, inclusive conseguiu acertar toda a documentação desta casa, com os recursos deixados para ela não terá nenhum problema que não poderá ser sanado de primeira mão. Nós manteremos contato para que não falte nada para ela. Converse com sua mãe para que nós possamos prosseguir viagem amanhã pela manhã.

Descemos a escadaria e já se faziam presentes à mesa Selma, Silá, Helena e as serviçais de Silá agora, as quais atenderam meus pais nos últimos anos.

Para apagar a imagem derrotada pela tristeza do dia anterior fui gritando e saudando a todos com "bom dia", mas Silá e Helena responderam sem entusiasmo. Sentamo-nos e ceamos com satisfação, pois nas últimas horas não havia me alimentado muito bem, inclusive Izilda e Helena.

Para manter o ânimo entre todos proclamei em voz alta que não haveria mais tristeza nesta casa e nem despedida porque mesmo que a morte nos separe é breve a distância entre nós.
Silá sentenciou:
– Mesmo que não haja morte há uma despedida.
Respondi como se estivesse dizendo em tom de brincadeira:
– Quer dizer que vai viajar para onde agora, Silá?
Nesse momento a bela Helena disse:
– Querido João e filha linda, estive pensando há alguns dias o quanto poderei ser útil caso eu obtenha estudos e conhecimentos para dar cabo

do meu destino. João e você se realizam pelo amor. E tudo tem pela frente e mesmo sabendo que irei sofrer muito mais que imagino decidi-me depois de algum tempo refletindo seguir minha vida. E hoje gostaria de passar do lado de vocês que tanto amo e que tanto me proporcionaram alegria nesses anos todos. Mas é hora de partir.

Meio atônito fiquei mudo por alguns instantes e lembrei-me do vazio que me tomou por inteiro na noite anterior. Perder para algo que nunca mais retornará presente em nossas vidas é triste, mas ocorre com todos. Porém, perder para sempre alguém que vive e está vivo dentro de nós a dor expande por todos os poros e parece-nos distribuir aos poucos um pouquinho da morte.

E apenas em três dias contemplei tudo isso. Mas eu não podia evitar. Depois de um forte choro entre mãe e filha conversamos, divertimo-nos no decorrer do dia e eu sofria por perder Helena para sempre. Havia turbilhões de pensamentos em minha cabeça e aquilo que eu confessara a mim mesmo, que jamais iria procurá-la, mas meu coração dissera "não" e resistia.

Mesmo assim não foi possível mais falar daquilo que minha alma escolhia sem me consultar. A noite foi um pesadelo, ao meu lado a mulher que sempre sonhei ter ao meu lado e no aposento à frente um amor descoberto muito antes de eu conhecê-la.

Mantive-me no propósito da palavra e declinei meu ímpeto em procurá-la.

Amanheceu e como havíamos acordado os auxiliares ajudantes de meu pai prepararam a carruagem para que Izilda e eu voltássemos à Corumbá. Levamos também Selma que, vendo toda a tristeza de Izilda contemporizou-se adiando seu retorno juntamente conosco.

As despedidas foram calorosas, com juras de cartas e ensejo de boa nova. Mãe e filha que sempre desejaram sorte e um "paz no lar", tudo era uma troca de gentilezas e desejos de realizações.

Izilda, sem conhecer a minha história e de Helena, desejava à mãe que encontrasse um lindo cavalheiro para preencher seu coração vazio. Ouvindo isso, parecia sangrar-me e a imaginação de que outro homem poderia suprir aquilo que não fui capaz de ter por amar duas mulheres da mesma família sucumbiam minhas forças em imaginar tamanha desdita.

Helena e Silá acenavam com choros convulsivos à nossa partida. Eu despreparado para tantas emoções cantava desafinado e em voz alta para alegrar Izilda, mas no fundo era para sufocar o meu soluço de dor. Helena decidira ir para o litoral sul. Seu destino depois de algum tempo, um ponto aqui outro lá, chegou ao interior do estado de Santa Catarina.

Depois de alguns anos recebemos notícia via carta que ela possuía novo lar e que havia concluído ciclos medianos de estudos e buscava refúgio para calar sua saudade nas ações de caridade junto aos hospitais da cidade.

Nós aqui em Corumbá levávamos uma vida confortável. Izilda quase todos os meses ia até Campo Grande com duas missões: uma cuidar de Silá que vencia o tempo mesmo com o Mal de Parkinson e para concluir também seus estudos que eram construídos em Corumbá e as provas em Campo Grande.

Também tentávamos ter nosso bebê, mas não foi possível. Izilda que tomara conta da minha casa teimou em adoção e de largada adotou três crianças recém-nascidas, duas meninas e um menino. O menino faleceu com seis meses de idade e logo depois adotamos mais duas meninas.

O tempo passara e as novidades continuavam acesas revelando para todos que a vida sofre transformações. Dona Selma falecera e seu esposo também há muito tempo havia partido, deixando-me não por mim, mas pela amizade construída com minha esposa Izilda todas suas terras, por não ter filhos herdeiros.

Era uma época em que se estabeleciam novos meios de transportes

em nossa região. Desta forma, Izilda permanecia praticamente toda a semana em Campo Grande retornando nos finais de semana.
Eu contratava inúmeros trabalhadores que vieram de outros países e alguns do interior de São Paulo para desenvolver novas atividades na agricultura. Tornei-me um grande fazendeiro na região e todas as tardes passeava pelo Pantanal com meus amigos a cavalo e mesmo tendo a mulher mais fantástica que poderia existir, à cada galope o meu coração gritava por Helena.

Fora muitas vezes até um pé de figueira que os amigos contavam em rodas de conversas que esta árvore toda noite chorava e eu ia até essa árvore bem de tardezinha para chorar em companhia e extravasar minha saudade. Voltava refeito porque mesmo sem entender eu represava meus sentimentos de amor ferido e nunca quis fazer sofrer Izilda, devido a essa dúvida que dilacerava meu peito.

A CARTA DE HELENA

Disse-vos, não há muito, meus caros filhos, que a caridade, sem a fé, não basta para manter entre os homens uma ordem social capaz de os tornar felizes. Pudera ter dito que a caridade é impossível sem a fé. Na verdade, impulsos generosos se vos depararão, mesmo entre os que nenhuma religião têm; porém, essa caridade austera, que só com abnegação se pratica, com um constante sacrifício de todo interesse egoístico, somente a fé pode inspirá-la, porquanto só ela dá se possa carregar com coragem e perseverança a cruz da vida terrena. (O Evangelho Segundo o Espiritismo, Capítulo XI, item 13)

As cartas se estreitavam entre mãe e filha até que um dia estava de saída para Campo Grande e já meio atrasado recebo duas cartas: uma para Izilda e outra para mim:

"Querido João,

Sou a Helena de sempre, mesmo que a distância, o tempo e a saudade persistam é tempo de confiar na minha coragem e revelar-te nesta breve carta aquilo que meu coração teima em continuar.

Tenho esposo e uma vida feliz. Não tenho filhos, tenho um trabalho e consegui êxito em minha carreira profissional. Tornei-me enfermeira e hoje trabalho em prol de todos os que estão inválidos. Mas, meu coração ocupa um vazio que teima em preencher com suas lembranças. Decidi que jamais teria um reencontro com você, mas a distância alfineta expulsando a paz e implorando o calor de seus beijos. Lembro-me que salvou da opressão de meu marido, mas me deixou prisioneira de seu amor.

Quantas noites inebriei meus olhos com o choro sufocado por lembrar de você, quantas horas tive que preencher com trabalhos árduos para tentar esquecê-lo!

Renunciei a tudo por amor a você e minha filha e desejo que todo o meu sentimento possa eternizar o amor entre vocês.

Minha filha jamais saberá o quanto o amo e agora que encontrei forças para escrever essas linhas termino solicitando-lhe perdão pela minha fraqueza, por ferir-lhe a paz, por dizer que o amo.

Helena
Jaraguá do Sul, 1938"

Silá, com o coração maior que o corpo, e Izilda, que tudo aprovara, transformaram a mansão de meus pais, agora de Silá, em vários departamentos assistenciais. Silá julgara que iria morrer rapidamente, o que não aconteceu; fundou uma associação de benfeitoras e começou a receber e tratar irmãos necessitados por acidentes naturais, picadas de cobras e admitindo para aposentos aqueles que nada tinham, dando alimentos, vestuário e encaminhando para o trabalho.

Izilda me convencera que precisava de uma fazenda só para ela. Nessa época era quase uma obrigação e como sabia de suas atividades assistenciais doei a melhor fazenda para ela.

Dirigiu-se à Cuiabá, fez a doação desta fazenda a uma Universidade para pesquisa de reflorestamento de madeiras nobres e desenvolvimento de matas ciliares nos ribeirinhos contaminados pela exploração inadequada de ouro nos rios da cabeceira oeste. Desenvolveu-se juntamente com a Universidade projetos de desenvolvimento do bioma pantaneiro, fez através da universidade estímulos de projetos de conclusões de cursos nas áreas de zootecnia, veterinária e agronomia, etapas que ficariam para os postulantes da preservação das matas pantaneiras.

Ao todo foram dezenas de projetos com os quais ambas se ocupavam entre os afazeres domésticos e em espacial Izilda nas pesquisas e atividades assistenciais.

Para mim não havia nada mais importante do que a satisfação de Silá e Izilda. As meninas cresciam sob a forte mão educadora de Izilda. Silá já bem velha resistia impávida no trono matriarcal de todos nós.

Mas existia uma semente que não germinara ainda em meu peito: era o amor de Helena.

Socorria-me na figueira, passava-me por enfermo quando a tristeza ultrapassava as fronteiras da minha força para disfarçar de Izilda a inquietação que aflorava volta e meia.

Silá recebera inúmeras condecorações em todo estado de Mato Grosso pela sua dedicação a todos os desprovidos.

Izilda tornara-se agrônoma e suas lutas foram ferrenhas contra governos ineptos com a causa ambiental. Mesmo assim, preservavam-se em alguma ocasião minhas idas às encomendas festivas pela causa ambiental.

Certa feita retornávamos de Cuiabá e numa das conversas paralelas deparamo-nos com turistas do sul do país. Minhas pernas amoleceram, pois havia entre o grupo uma aluna de Helena. Confesso que quisera raptar essa aluna para que me contasse tudo sobre a professora, mas Izilda estava ao meu lado e ela também sentindo falta da mãe ordenou-me:
– Mês que vem vamos visitar a mãe!

Não soube nunca se eu rira de felicidade, de tristeza, de esperança ou da fuga do medo. Mas os dias foram lentos e a saudade explodia.

Voltamos a Campo Grande porque nessa época Silá se encontrava em idade muito avançada, mas lúcida e os exames confirmaram que a doença do bicho barbeiro havia se manifestado. Izilda decidiu ir primeiro com as meninas, eu embarcaria a safra e no início da semana seguinte me encontraria com elas.

Tudo correu perfeitamente e fui ver minha mãe preta. Silá já não possuía a força que a levou depois de certa idade a construir tantas obras assistenciais e receber tantos prêmios. Mas possuía uma memória invejável. Sentávamos sempre que podíamos à sua frente para enriquecer-nos com suas histórias Silá retornara à primeira vinda nossa para Campo Grande e lembrara-nos que estaria decidida a impor contra todos que tentassem prejudicar nossa felicidade e disse estar de partida, que o corpo físico não mais teria essa força, mas ela acreditava que a alma dela iria permanecer para todo o sempre protegendo, cuidando e ensejando felicidade e harmonia entre nós.

Sua partida foi calma e sentada.

Nesse momento, como algo divino a imagem a qual carregava no peito Nossa Senhora de Fátima, sem que ninguém tocasse, todos os pontos unidos por um cordão que a sustentavam sobre seu pescoço descarrilharam lentamente como que dizendo "Seja bem-vinda no meu mundo".

Izilda e as meninas entraram em pânico e a dor que eu sentia com a morte de meus pais retornara de forma violenta. Toda a dor estimulada por perdas que eu vivera, mas a dor de ausentar-me de Silá era como andar sem rumo.

Aos poucos foi serenando e como tudo na vida inicia e tem um fim fizemos todas as formalidades fúnebres e decidimos permanecer uns dias numa pequena casa aos fundos da mansão que Silá e Izilda promoveram como casa assistencial.

Havia concluído a colheita e decidimos dali mesmo ir ao encontro de Helena.

PASSEIO DE AERÓBUS

Não se turbe o vosso coração. – Credes em Deus, crede também em mim. Há muitas moradas na casa de meu Pai; se assim não fosse, já eu vo-lo teria dito, pois me vou para vos preparar o lugar. – Depois que me tenha ido e que vos houver preparado o lugar, voltarei e vos retirarei para mim, a fim de que onde eu estiver, também vós aí estejais.

(São João, 14:1 a 3)

Meio sonolento acordei-me com uma brisa suave e um odor incomum que beirava a grande plantação de flores silvestres que ainda não tivera oportunidade de ver nestas câmaras por onde estagiei. Como trouxera no perispírito os cenários rupestres eram notados pelas minhas condições que conhecera muitas flores e seus perfumes.

Era um sono que a princípio foi se descortinando de maneira tranquila, pois minhas lembranças traziam-me sempre noites com inquietações e sono leve. Amanhecera com uma nova condição física embora ainda não soubesse onde me encontrava.

O quarto era amplo, as paredes decoradas e um silêncio que há muito não presenciaram. A cama onde eu despertara com lençóis combinando com o móvel era diferente de tudo que eu conhecera. Havia um espelho enorme com uma cadeira sustentada na frente desse espelho por dois suportes que desciam de forma angular fazendo com que no final de seus ponteiros houvesse uma estrutura completa de maquiagens e que sustentava esta cadeira. Eu ficara ali contemplando a otimização dos espaços com a beleza simples e futurística ao mesmo tempo.

À frente da cama havia uma tela como se fosse um televisor, mas era como uma pequena placa que dava a entender que eram programações desse plano ainda desconhecido. Percebi também que não havia trancas nas portas e parecia que meu peso era infinitamente menor.

Havia também uma janela enorme do chão ao teto do lado esquerdo de quem vê do interior para fora. Era uma cortina que respeitava os tons e as cores que emolduravam todo o quarto. Havia móveis que mais pareciam a grosso modo uma escrivaninha que por curiosidade toquei um botão e disparou um movimento numa falsa parede em que ficava uma biblioteca. O aroma persistia como uma fragrância intensamente agradável.

Decidi caminhar para os fundos desse quarto onde havia o banheiro como num apartamento com acomodações plenas do mundo material (suíte). Abri, fechei, toquei e comecei a agradecer a Deus por tudo que tinha me dado em todo esse tempo de aprendizado. Coloquei-me de joelhos e fixei uma figura que se encontrava dependurada acima do espelho e que me parecia ser bom aspecto e amigável. E como um "déjà vu" busquei na minha memória de onde conhecia tal figura. Pedi a Deus para iluminar a mesma porque sentia que se ali estava era devido à grandes conquistas no mundo espiritual. Em minhas preces roguei ao Pai sabedoria para compreender, persistência para lutar, desprendimento para auxiliar e luz para fortalecer. E o silêncio permanecia.

Pus-me sentado na cadeira futurística. Fechei os olhos e mentalizei Irmã Laura quando para minha surpresa revelou-se pelo espelho a grande amiga das regiões frias. Com um riso escancarado adentrou no meu quarto Afonso.

Num passe de mágicas voltei-me para revê-lo e logo adentrou Irmã Laura. Momento festivo, mais uma vez eu reencontrava os velhos amigos. Irmã Laura foi me dizendo:

– Querido João, estamos todos felizes por estar entre nós mais uma vez. Você se encontra num departamento desta grande colônia Irmão Luiz, que tem um nome originariamente criado pelos dirigentes da governadoria de comunicação.

Neste departamento nossos corpos são fluídicos e não precisa a matéria para arrastar-se e impedir que nossas atividades sejam subtraídas por cansaço físico. Este departamento não está circunscrito apenas em cômodos: aqui há áreas imensas, jardins, montanhas, enfim, querido Irmão, é como se estivesse na Terra.

– Por que Irmã, nas câmaras frias e migratórias estive circunscrito a locais fechados?

– Quando há o desencarne a criatura traz consigo suas formas as quais permanecem vitalizadas no perispírito. Como não há forma de desmembrar sentimentos e matéria a criatura submete-se após a fronteira do brilho nas regiões mais densas onde invariavelmente ela tem oportunidade de reencontrar seus obsessores. Também tem oportunidade de buscar através da fé as condições que melhor lhe apraz. Já nas câmaras frias a criatura é submetida a baixas temperaturas vibratórias para que sejam regeneradas as formas vitais de seu corpo fluídico e as sensações permanecem da forma em que houve o desencarne. Na medida em que avança o conhecimento avança também a desmaterialização, por isso, não precisa mais neste departamento desviar de muros e obstáculos porque já possui condições fluídicas que não impedem trânsito com recipientes fechados. Dupla tarefa: a de saber onde entrar e quando entrar. Hoje teremos o dia todo para demonstrar nosso grande departamento.

Afonso esclareceu-nos:

– Iremos começar mostrando-lhe, João, qual nossa função, a qual honramos muito, aos nossos superiores por dar-nos esta tarefa de comunicar com os nossos irmãos ainda encarnados.

– Aqui então Afonso, todo mundo é "Pai-de-santo"?

Seu sorriso estrondou e sua gargalhada acentuou distâncias enormes:

– Querido João, estou longe de ser o Pai, santo nem se fala! Nossa tarefa aqui é de recepcionar canais mentais entre a esfera espiritual e a esfera na crosta material, sem a interferência que pesaria modificações no livre-arbítrio dos irmãos encarnados. Quase sempre as nossas manifestações encontram retorno nas Casas Espíritas. Também há outras manifestações que atendemos nos Centros Umbandistas e outras denominações logosóficas, espiritualistas e de origens orientais. Esse nosso departamento acolhe quase todas as vibrações mediúnicas dos irmãos encarnados que atendem as vozes dos medianeiros.

Nesse instante adentra com ar remoçado, fisionomia jovial e com uma imensa alegria Irmã Norma, que pelos seus andrajos era notável que executava tarefas superiores. Não pude deixar de ir ao seu encontro com os braços abertos, a qual me correspondeu da mesma forma.

Irmã Norma tinha um aspecto bastante introspecto, mas quando falava silenciava os demais com sua sabedoria e bondade. Aos poucos, meu quarto ficara pequeno com irmãos e irmãs que lá aportaram. A manhã toda foi de recepção calorosa pelos nobres Irmãos.

Afonso e Laura, após a retirada dos demais, convidaram-me para um breve passeio e decidimos visitar as áreas verdes que ornamentavam um cenário celestial. Meus olhos contemplavam com tanta vivacidade que por várias vezes ficaram marejados pela emoção.

Havia ainda rios, plantações e uns veículos que percorriam todos aqueles espaços levando multidões sem produzir ruído ou poluição. A princípio, acompanhado pelos bons amigos, tudo era diversão e novidade. Solicitei para Laura que pudesse ter condições de passear nestes veículos.

Sem se importar com minhas novas descobertas e apreciando o jeito de minha experiência descobridora pusemo-nos em direção à uma estação onde se concentravam um punhado de irmãos e irmãs, todos simpáticos e sorridentes. Não demorou muito e uma espécie de trem, mas que abrigava três compartimentos superiores (acima da base), possuía cores vivazes e tinha um aspecto que para mim era futurista chegou à estação. O mais importante: todos que dele fizessem uso se abraçavam como uma grande família.

Observação primeira: ao adentrar vi Irmã Laura depositando umas fichas e logo perguntei:
– Por que aquelas fichas?
– Querido João, tudo aqui é organizado e tudo tem um preço e todos podem pagar. Ao iniciar suas obras nas atividades que serão para você

direcionadas, receberá um bônus-hora, o qual fará uso sempre que desejar algo de que realmente necessita.

A viagem transcorria em locais que pareciam enormes cadeias montanhosas onde uma brisa com aromas silvestres preenchia todo o espaço em que estávamos. A cada novidade avistada inquiria meus amigos para explicações, os quais sempre de boa mente ilustravam com seu conhecimento. Como o objetivo era andar neste veículo perguntei a Afonso:
– Como se chama este tipo de veículo?
– Denominou-se, querido João, que todo veículo nesta esfera carrega um nome só: AERÓBUS. Existem colônias que estão totalmente sobre águas, lá os meios são outros. Um dia levaremos você para que conheça também esse espaço.
– E qual é minha função aqui? – Perguntei enquanto passeávamos de aeróbus.
– Hoje, João, é melhor aproveitar o seu dia, conhecer os espaços, fixar locais onde se encontram grandes quantidades de irmãos e irmãs e saber o que é, para que aos poucos vá descortinando toda a forma de desconhecimento e passe a executar suas atividades com mais proveito. Era interessante que tudo funcionava como grandes construções que existem no solo terreno, mas a arquitetura recebia formas mais robustas com formas góticas lembrando em alguns pavilhões formas de igrejas romanas. Havia também neste percurso em que estávamos a conhecer uma grande avenida que se entrelaçava por pontes suspensas que evitavam confluências entre os aeróbus. Era uma cidade com ar futurístico e com uma leve tendência europeia.

Num dos momentos de silêncio meus pensamentos buscaram comparações daquilo que eu conhecera, mesmo que não pessoalmente, mas pela coleção de livros que minha esposa me mostrava.

Nesse momento Laura explanou um pouco sobre a hierarquia desse departamento. Disse-me que após romper as câmaras frias fora preciso estabelecer uma centena de reuniões para que nos departamentos superiores não ingressassem nem mais nem menos irmãos que não estavam capacitados para desenvolver condições de retorno ao Orbe.

– Foi preciso, querido João, além das reuniões que dispuseram hierarquicamente os rigores que eram impostos na administração pelas camadas superiores, a capacitação de irmãos elevados nestas posições. Mencionou que havia doze departamentos gerenciais e sete presidenciais, cada um respondendo diretamente às culturas doutrinárias dos irmãos encarnados. Então, para aquelas denominações religiosas cristãs haveria sempre um irmão ou vários irmãos que lograssem conhecimento abundante sobre esta doutrina. Para as religiões orientais o mesmo, para os maometanos o mesmo, e assim por diante.

Todos além das condições perquiridas por exames ultra detalhistas tinham que possuir em todo o seu cerne a prática da caridade e do amor, desprendimento e abnegação, humildade e moral ilibada. Ninguém que ocupava tal função prevalecia em qualquer aspecto sobre os demais, tudo tem o seu valor. Nos encontros em que atendiam os seus permaneciam nos pavilhões que melhor atendessem à realidade daqueles que buscavam sua crença e sua paz nessas denominações.

Chamou-me a atenção que havia israelitas, muçulmanos, protestantes e outros tipos de religiões que firmavam o mesmo propósito em atender as comunicações elaboradas com o coração em prece dos seus encarnados. Também havia um pequeno centro que à princípio pela modéstia não havia um parâmetro para perceber que relação teria com seus encarnados.

Coincidiu que era uma parada do aeróbus, pedi para Afonso para descermos e conhecermos o local. Na verdade, fiquei curioso com os pavilhões que ficaram para trás, mas julguei inoportuno no primeiro dia adentrar em tamanha construção.

Laura prosseguiu sua jornada e era próximo onde tínhamos embarcado, e mais próximo ainda de onde retornei a este departamento. Pedi a Afonso se era possível adentrar neste templo. Ele concordou e começou a descrever, porque não havia como descobrir a quem pertencesse.

Assim fomos. Começou a dizer que embora reproduzisse um dos menores templos toda a governadoria, todos os irmãos superiores da Audiência e das Convenções, os das Revelações e os líderes do nosso departamento de Comunicação desejavam que este local fosse o portal de todo o espaço denominado Irmão Luiz.
Perguntei o porquê.
– Querido João, aqui como lá repercutem na mesma proporção e por afinidade laços aos quais Jesus tem mostrado pelas novas revelações a Cruzada definitiva do avanço moral de todo o Orbe. Este espaço, como no próprio Orbe, representa o entendimento sem as paixões desenfreadas aos ícones, vencidos pelo amor simples e a caridade abundante. Devido a isso, por duas vezes o Cordeiro desceu a este departamento e palestrou nesta singela construção. Aqui ficam, querido João, os irmãos espíritas e daqui um grande clarão pelas manhãs terrenas se dá por meio de conversas de irmãos para o Reino de Deus.
– E mesmo sabendo das suas pretensões terrenas! Interrompi pedindo desculpas.
– Todos aqui são acolhedores e possuem um polo magnético tão qualificado quanto aos irmãos que pelas transformações morais e espirituais já gozam do departamento da Revelação.
Redargui:
– Mesmo sendo pequeno em comparação aos demais é grande e com grande movimentação de adeptos.
Disse Afonso com um tom carinhoso:
– Este é o grão de mostarda que Jesus apresentou para o mundo: pequeno no tamanho, mas gigante na essência. Seu líder é um dos mais respeitados em nosso departamento e o mais influente dos nossos presidentes.

Havia também escolas, bibliotecas e teatros. Afonso lembrou-me porque não pude participar do convite noutra ocasião enquanto permanecia nas câmaras frias. De pronto lembrei-me também e ele já me convidou para um grande recital de irmãos que estavam na grandiosa missão de produzir encantamento e lazer com tons clássicos e de bom gosto para toda população do departamento de Comunicação.

Lembrei-me que para isso precisava dos bônus-hora e das tarjetas que representavam convites para adentrar nos espetáculos. Como Afonso lia meus pensamentos disse-me:
– Não se preocupe você é meu convidado.

Ao sairmos do templo ia chegando uma senhora que passava grande e terna meiguice para nós e ao passar próximo senti-me que por alguns instantes flutuei. Ela sorriu, nós sorrimos e ela adentrou. Caminhando, aquela sensação foi tomando conta e me inquietando e devolvi a dúvida à Afonso; ele respondeu de forma risonha:
– Essa Irmã atende pelo nome de Irmã Mafalda.

Chegamos em frente ao meu aposento e ele disse-me para estar disposto pela manhã para ele apresentar-me ao irmão responsável pela recepção e distribuição das tarefas neste departamento.

Depois de um dia de perguntas, descobertas, de realizações, me sentia sem cansaço e ávido para iniciar uma nova jornada para minha evolução. Despedi-me de Afonso, adentrei em meu aposento, um pouco receoso coloquei primeiramente minhas mãos em contato com a parede. Vendo não haver resistência adentrei. Como estava próximo a Afonso ouvi sua gargalhada.

REVENDO HELENA

Com a reencarnação e progresso a que dá lugar, todos os que se amaram tornam a encontrar-se na Terra e no Espaço e juntos gravitam para Deus. Se alguns fraquejam no caminho, esses retardam o seu adiantamento e a sua felicidade, mas não há para eles perda de toda esperança. Ajudados, encorajados e amparados pelos que os amam, um dia sairão do lodaçal em que se enterraram. Com a reencarnação, finalmente, há perpétua solidariedade entre os encarnados e os desencarnados, e, daí, estreitamento dos laços de afeição. (O Evangelho Segundo o Espiritismo, Capítulo IV, item 22)

A viagem era intensa, o coração palpitava e já surtiam os primeiros incômodos na paz, pois uma parte de meu coração dizia "vá levar a sua esposa" e a outra dizia "encontre sua paixão".

Viagem longa, paisagens lindas, tudo concorria para uma aventura maravilhosa.

Nossos filhos resolveram ficar, era a época de namoricos.

Izilda e eu estávamos felizes por motivos desiguais, mas alegres por tantas paisagens belas. Fomos sem avisar e o objetivo era esse mesmo, fazer uma surpresa para Helena.

Depois de encontrarmos a jovem aluna o meu coração ficou tomado pela grande ansiedade que sempre de tempos em tempos surpreendia-me com tantas emoções e tantas dores ao mesmo tempo. Não poderia ser assim, mas quem sabe as coisas do destino? O meu fora construído, como já dissemos, até a juventude com grandes pelejas, sacrifícios e todas as ignomínias que poderiam aflorar num jovem destemido. Para isso foram sacrificadas vidas, foram prometidos amores eternos, foram planejados e não foram cumpridos. Tudo isso que me cerca as lembranças e sempre de quando de fronte a figueira me pergunto se Deus não está punindo um coração que não consegue se defender. Tenho uma mulher maravilhosa, com uma beleza encantadora, seu carinho preenche todo o meu querer, mas por que quero Helena? Por que amo duas mulheres, por que tinha que ser assim? Eu que represento uma grande porção da produção de algodão deste país, que venço batalhas, que exige destreza, astúcia, experiência, por que não consigo apagar do meu coração o sorriso encantador de Helena? Por que não tive coragem de devolver sua carta e dizer que estou em paz e feliz com Izilda? Se ela me ensinara que o mundo é uma escolha e sempre há oportunidades de se completar aquilo que o coração busca com desejo?

Hoje com os filhos crescidos, sentado neste veículo ao lado da mais linda esposa e minha cabeça entre o medo de mais uma vez receber a rejeição de Helena. Como estará ela? Seu esposo, como ele é? Será que ele a ama? E ela o ama? Como me receberá? Meu Deus...

À primeira parada resolvemos pernoitar num hotel do interior do estado do Paraná enquanto tentava agradar Izilda. Com todo mimo, pois recebera sempre deferências especiais para a brutalidade com a qual a tomei do seio de sua família; comprando um artesanato qualquer pedi para que me fosse trazido o mais belo daquela produção feita por estes comerciantes. Mas tinham que ser dois, porque era incapaz de não oferecer à minha amada o que de melhor pudera encontrara para o encontro depois de tanto tempo.

Paramos duas vezes e no dia 8 de julho de 1938; entramos no estado de Santa Catarina. Já com o cansaço visível em nossas faces resolvemos pernoitar mais uma vez na cidade de Joinville. Resolvemos então conversar acerca da surpresa. Izilda, que quase não via a mãe há tempos (mais ou menos vinte anos) ficava me descrevendo como ela estaria sem nem ao menos imaginar que em meu coração todos os dias eu a via. Seus contornos, passados estes quase vinte anos, eu ainda me lembrava muito bem e disse à Izilda em tom de brincadeira:
– Ela só não está mais bonita que você!
Izilda brincando retornou:
– Mas é claro, puxei por ela!

Era uma manhã como outra qualquer. Chegávamos a Jaraguá do Sul e o coração disparava de forma que Izilda percebera e com jeito carinhoso disse:
– Nossa, João, parece-me que vai encontrar com algo tão terrível assim!
Mal sabia ela que era medo, medo de ser preterido, medo de ser escolhido, para nunca mais voltar a vê-la.

Informamo-nos com um transeunte que se encontrava de passagem e ele nos endereçou, pois ficava muito próximo de onde estávamos.

Eram 11 horas da manhã quando nós paramos no endereço apontado pelo nosso companheiro transeunte. Izilda um tanto apreensiva logo gritou pela mãe, mas não tardou um jovem senhor com aparência de cinquenta e poucos anos, mas com um belo sorriso e uma feição de bom amigo aparecer e como já sabia de nossa chegada gritou para Helena que correndo veio ao abraço de sua filha.

Após isso, meu coração disparara mais e mais. Aquele que era forte, que enfrentava a todos, deixava rolar sobre sua face grande quantidade de lágrimas.

Helena me abraçou e como se houvesse disparado uma centelha de fogo todo meu corpo ruborizou-se e percebi que a idade não lhe fez modificações em toda a beleza. Conservava toda a jovialidade e o frescor da mesma Helena que conhecera.

Ela com um ano mais nova que eu parecia uma menina, fato que até Izilda comentou.

Adentramos a casa depois de cumprimentarmos todos e os aposentos todos bem estruturados com características de construções alemãs, já que a casa fora herdada pelo seu marido Ingo, de origem alemã e que na época era comum obedecer a arquitetura e o interior com amplos espaços, lembrando todo o aspecto da colonização germânica nesta área.

Ficava olhando para perceber se os olhos de Helena fitavam o meu em algum momento. Seu esposo Ingo tratava-me como um velho amigo e na condição de genro me sentia mais culpado. Minha paz sofria ataques de ciúme, ataques de despeito e com toda simpatia que o esposo de Helena tecia para agradar-nos, para mim era como se a espada fosse perfurando a carne demoradamente.

Como o horário era de almoço e nós havíamos saído de uma região de altas temperaturas, Izilda não parava de reclamar do frio, a qual Helena recolheu para os aposentos internos para abrigar a filha que há quase vinte anos não via. A conversa transcorria de modo amistoso agora entre eu e Ingo, mas queria mesmo poder encontrar um momento à sós com Helena. O horário do almoço foi-nos avisado pela Irmã auxiliar de Helena. Nesse momento tive a primeira oportunidade e a primeira conversa muito próxima com meu amor.

Izilda conversava animadamente com Ingo. A conversa transcorria entre conhecer e mostrar a casa tão agradável. Fiquei na sala de estar sentado com Helena. Por um instante a vontade era tanta que não soubera dirigir as primeiras palavras e o silêncio foi quebrado por Helena que inicialmente perguntou-me:
– Você rasgou a carta?
Disse-lhe:
– Só a figueira e eu sabemos o quão ela é importante para mim!
Ela sorriu e disse:
– Quem é a figueira?
Disse:
– Deixe para lá.
Seu olhar queria dizer-me algo mais do que "seja bem-vindo à minha casa".
Meu olhar dizia:
– Por quê? Por que tudo é tão difícil para nós?

Helena tocou a minha mão e como se ligasse a uma tomada recebi uma carga que nunca tinha recebido igual. As palavras mal saíam, o desejo de tomá-la em meus braços aumentava, nossos corações palpitavam, mas a conversa de Izilda e Ingo aumentava dizendo para nos afastarmos, pois eles estavam chegando.

Helena voltou-se para eles, feliz e comunicativa. Pensei que quando elas estavam sob minha tutela pouco falavam. Izilda até expulsei pela sua passividade e Helena foi arrebatada pela minha força sem consentimento. Mas era muda.

Comecei a pensar como elas eram importantes para mim, pois a mão que trucidou o provedor da sua família as arrebatou uma como esposa e outra como amante. E hoje conservavam alegria ao receber-me em sua casa. Helena não desgrudava de sua filha, mesmo no almoço com muita fartura, pois era costume alemão quando hospedar-se e em seus lares, proporcionar todo conforto gastronômico e hospitaleiro a quem quer que seja.
O almoço transcorria, Helen e Izilda reviviam seus momentos de alegria e quando uma ou outra lembrava de Coronel Otaviano sempre era de uma forma triste e desencantadora. E eu pensava comigo: o que eu represento neste universo de lembranças?

Mas nunca ouvi da boca de nenhuma algo que tinisse minhas atitudes irracionais.
Após o almoço fomos caminhar pelos jardins de inverno e conhecer o vasto quintal que ficava aos fundos da casa de Helena. Ela mostrava todas as plantas que havia semeado por orientação de sua filha Izilda. E que ornava todo o ambiente que embora estivesse numa terra fraca para o plantio as flores eram fartas e se adequavam ao solo mais propenso a hortaliças.

Helena conto-nos que Ingo e ela possuíam uma casa numa cidade próxima portuária e que passavam lá quase todos os tempos de verão e final de primavera porque Ingo gostava das pescadas com seus amigos. Acabara de fazer uma reforma na casa e que iríamos gostar se aceitássemos o convite para um final de semana no litoral. Para nós que estávamos em viagem aceitamos de imediato e esse passeio neste jardim foi longo e pela primeira vez tive coragem de tocar sem que ninguém percebesse as mãos delicadas de Helena. Ela correspondeu. Separamo-nos rapidamente e fomos novamente para a casa, pois por ser inverno ainda havia chuva eventual nessa época. Pedi a Helena para tomar um banho porque a viagem fora cansativa e longa. Izilda que sempre anteviu nos pormenores e cuidados pessoais meus já foi logo arrumando e colocando-me à disposição para um descanso. Aproveitei para refazer o meu sono vencido e estabelecer uma pausa para meu coração aturdido de amor.

Ingo conversava com sua enteada mostrando os seus nós de marinheiro e ela o encantava com as histórias de tantos anos sem encontros com a mãe.

Eu saíra do banheiro e num corredor que levava até a sala pude perceber que a conversa estava longe. Fechei meus olhos e desejei que encontrasse ali Helena. Meu quarto estava com a porta fechada, adentrei. Meus olhos contemplaram Helena impávida.

Nossos lábios se encontraram, nossos desejos voltaram como há vinte anos atrás, mas o risco era muito grande e Helena só chorava. Ficamos imóveis por um longo tempo até sermos avisados pelos passos rápidos de Izilda que vinha em nossa direção.

Com a porta aberta Helena encostou e começamos uma conversa sem nexo e Izilda nem duvidou de tudo que ocorrera instante antes.

Izilda tomara banho e Helena seguira para outros lados. Como o aposento era grande permanecemos toda a tarde sob uma forte chuva que de repente desceu sobre nosso aposento. Enquanto repousávamos da longa viagem no confortável aposento de Helena conversamos sobre a educação de Ingo e sobre a beleza de Helena. Como nesta época brincava muito com Izilda eu disse brincando "Acho que vou trocar a filha pela mãe", sem despertar noções de verdade.
Ela se virou e me beijou dizendo:
– Sou mais nova treze anos e meio!

Dormimos até as 8 horas da noite e fomos acordados pela assistente da casa para o jantar. Com bastante conversa, bastante recordações, ficamos reunidos próximos de uma lareira que nos aquecia e com um bom vinho nos confraternizávamos.

Eu olhava para Ingo e na medida em que ele trocava carinhos com sua esposa voltava todo o meu eu imprevisível e mau. Mas tinha que me conter para que Izilda não sofresse e nem Helena.

Em determinados momentos jogávamos baralho entre os casais. Ingo convidara para a manhã seguinte irmos conhecer a cidade. Izilda preferiu ficar com a mãe e no dia seguinte conhecemos basicamente toda a região que albergava uma grande colônia de alemães que chegavam com medo de uma guerra no velho continente.

Fizemos um passeio e eu que tantas vezes desejei degolar o outro que tomara minha amada, esse mesmo destino me fizera companheiro nesses dias. Chegando a casa Helena e Izilda estavam todas felizes por terem conseguido este momento à sós como quando estavam sob a mão forte do Coronel.

Recepcionaram-me ambas com um sorriso e com conversas alegres. Solicitei para Helena que pudesse me mostrar o resto da casa o que imediatamente fez. A princípio Ingo resolveu ir, mas Helena pediu para fazer companhia com Izilda. Como se tornara falante foi mostrando as peças que compunham a grande casa.

Numa determinada sala que ficava do lado de quem entra pelos fundos encontramo-nos e mais uma vez uma oportunidade para abrandar toda nossa paixão.

CHEGANDO A SÃO FRANCISCO DO SUL

Tal o sentido das palavras: "Bem-aventurados os aflitos, pois que serão consolados." São ditosos, porque se quitam e porque, depois de se haverem quitado, estarão livres. Se, porém, o homem, ao quitar-se de um lado, endivida-se de outro, jamais poderá alcançar a sua libertação. Ora, cada nova falta aumenta a dívida, porquanto nenhuma há, qualquer que ela seja, que não acarrete forçosa e inevitavelmente uma punição. Se não for hoje, será amanhã; se não for na vida atual, será noutra.
(O Evangelho Segundo o Espiritismo, Capítulo V, item 12)

Dias chuvosos corações inquietos, paixão explodindo, todos os componentes reunidos numa só casa e que dilaceravam aos poucos o meu coração. Era preciso conformar-se com o inconformável, do mar os pulsos fortes do coração acelerado, caminhar entre pontos que não ligavam a nada.

Era paixão evidenciada pela presença de Helena, sem poder tocá-la. Às noites, mesmo com o carinho e a acolhida da melhor forma que nos tratavam, permanecia um vazio de uma saudade teimosa que persistia em avivar meu coração dolorido; o que mais me angustiava era não ter o domínio de um momento a sós com Helena.

Eu sentia a mesma inquietação e desejo que sacudia o corpo firme e o coração dilacerado pela minha presença quando fitava os olhos de Helena. Ela pela saudade e pela sua filha Izilda até que tentava disfarçar bem diante do esposo, mas ao aproximar e tocar em algum dos pontos de seu corpo era como incendiar um campo minado de paixão.

Anoitecera e a chuva dera trégua para um passeio e o jantar que oferecera o casal para nós. Izilda deixara-me quase louco porque não trouxera seus vestidos para a ocasião. Saímos no final da tarde para escolher na cidade algo que pudesse servir de acessório para suas vestimentas, motivo pelo qual permanecemos com todo tempo tomado. Helena não largava sua filha enquanto eu permanecia com seu esposo conhecendo a cidade e trocando experiências sobre trabalhos. Izilda conseguira adquirir seus acessórios, mas foi uma correria porque gostaria de arrematar ainda dentro do veículo, o que assim o fez.

Chegando a casa novamente ao descer coloquei disfarçadamente a resposta da carta que escrevera há tempos e nunca tivera ocasião de enviar. Sem causar constrangimento e mantendo discrição adentramos à casa de Helena. Izilda toda apavorada que faltava pouco para coser todos os detalhes que queria sobrepor ao vestido adquirido da mãe.

Quando menos, Izilda era muito magra e quase nunca pudera vestir-se com roupas de sua mãe. Agora ambas possuíam o mesmo manequim e na ausência das lojas que tivessem roupas a gosto de Izilda, tomou emprestado de sua mãe e para fazer um diferencial ela própria implementou com uns acessórios.

À noite preparávamo-nos para sair quando encontramos Helena e seu marido já nos esperando. Helena deixara correr uma lagrima onde tive certeza de que lera minha carta. Como de praxe tomamos rumo a um restaurante que servia comidas típicas alemãs e que não era aquele que já conhecíamos com especialidade em Eisbein que era o prato predileto do casal. Fomos e a noite transcorria com revelações que imprimiram vida, desespero, sofrimento e alegrias.

Servimo-nos animadamente, pois havia uma banda típica que animava a todos com suas músicas, com sua cultura, e que nos deixava bastante à vontade, o que proporcionou longas conversas e foi possível através de sinais compreensíveis a dois amantes sairmos um pouco da presença de nossos cônjuges e debatermos sobre nossas vidas, era possível chamar de "nossas".

Helena com o mesmo sorriso encantador de tempos atrás disse à filha:
– Vou roubar seu esposo para que ele me conte tudo sobre meus netos.

E assim saímos numa varanda que ficava numa encosta e que dava para avistar quase todas as luzes que acendiam a bela Jaraguá. Izilda travava uma conversa sobre meio ambiente e as coisas de agricultura a qual nós cultivávamos em nossas fazendas. Estas conversas eram sempre seguidas de fartas animosidades e eles permaneceram dentro do repartimento do grande restaurante enquanto nós trabalhávamos nossos sentimentos de perda. Helena disse:
– Por que não enviou resposta naquela ocasião?

Respondi que todas as palavras não completavam a dor da solidão e que não era suficientemente preparado para dizer com sentimentos que me invadiam e ela ter a percepção deles da forma que eu gostaria que entendesse.

Helena chorava e ao mesmo tempo questionava o porquê que tudo acontecera em sua vida. Disse-me que todos os dias, em todos os momentos em que se encontravam só os pensamentos carregados de paixão e de desejo transportavam diante dela e a faziam refém de uma tromba de emoções doloridas, pois me amava, mas também amava seu esposo e da mesma forma eu a amava e amava sua filha. Ela prosseguia dizendo que havia preparado anos e anos esse encontro e por mais cuidados que tivera nestes planos sempre acabava em meus braços.

Havia um desejo que era inquietante, mas dava prazer. Havia uma paixão que consumia a chama do desejo de mulher, mas que avivava com a minha presença. Disse-me ainda que se sentia culpada por saber que amava o marido e sua filha, mas que era mais forte que os próprios pensamentos e que era necessário para sentir-se viva.

Meus olhos acostumados a lutas e combates, que nunca souberam o que é ter medo, o que é ter dor, se curvavam diante dos sentimentos que brotavam e jorravam espontaneamente a todo instante. Helena era capaz, com seu corpo sedutor, com sua voz determinante, seu jeito sensual, de fazer-me feliz em instantes e levar-me ao inferno noutro instante. E como já havia sofrido com sua partida pensava em como sobreviver sem Helena ao meu lado.

Meus olhos derramavam lágrimas que apenas a figueira amiga compreendia. Fitávamos nossos olhos nas luzes da cidade, sentados lado a lado contemplando toda beleza e esplendor da cidade, mas com o coração encharcado de desejo e de amor, sem poder se completarem. De repente Helena disse:
– Por que não vem com Izilda e os filhos morar para cá? Afinal as crianças não são mais tão crianças assim e Izilda não precisa se matar trabalhando tanto nas fazendas e nós poderíamos dar um jeito de nos encontrarmos todos os dias!

A vontade minha era de tomá-la em meus braços e fazê-la refém novamente, mas já se fora o tempo em que abrigava sob meus pés todos aqueles que eu desejara. Respondi com lágrimas e sentimentos profundos de ansiedade e tristeza:

– Meu amor, como é difícil compreender tal sugestão se entre nós habita a maior barreira das nossas vidas! Poderia largar tudo, abandonar tudo, mas não teria coragem de abandonar Izilda e meus filhos. E você não teria condição de abandonar a sua vida que julga estar em paz e harmonia. Mas como me tornaria o homem mais feliz do mundo se retornasse junto conosco! Meu amor, sei que existem amores impossíveis, mas tinha que acontecer conosco? Por que tínhamos que passar por tudo isso? Por que tinha que falar do sentimento mais nobre por sua ausência junto ao pé de uma figueira? Por que meus sonhos não se aquietaram com o amor que me fez declinar de ser esposo? Onde foi que eu errei? Será que Deus, o qual você me diz tanto, existe ou Ele apenas está naqueles que conhecem o outro lado desse amor?
Helena chorava copiosamente:
– Calma, João, calma, não se entregue porque eu ainda estou aqui do seu lado e o amo tanto e me ama e sofro tanto que sofre. Deus existe, João, e se ele quis que nossas vidas tivessem este destino é porque não estávamos preparados para o amor que sonhamos.

Colocamo-nos de pé, enxugamos as lágrimas que traduziam o que nossas palavras sufocavam e despreocupados não percebemos a chegada de Izilda e Ingo Heins.

Izilda vendo-nos chorar assustou-se e perguntou:
– Estão brigando?
Tomando a frente à resposta disse a ela:
– Querida, tudo isso me fez voltar ao dia que tomei você como esposa e grande amiga como sua mãe e tudo me faz sofrer, muito, pois bem sabe tudo que sucedeu naquela fatídica noite e estas lembranças nos fizeram trazer um pouco dos dissabores de nossas vidas. Mas já está tudo bem, tua beleza sempre aquieta minha alma.
Izilda reporta-se à mãe dizendo:
– Agora João deu para falar sempre esta frase.
Helena percebera o porquê daquele sentimento tão verdadeiro que era vivido por duas pessoas com impossibilidade de se amarem.

O Sr. Heins (Ingo) tentava confortar Helena, o que me deixava com sentimento de perdas, de ciúmes e um misto de um vazio intraduzível. Abracei Izilda e voltamos para a mesa e logo atrás Helena e o esposo acompanhavam-nos.

Estava servido o jantar e recompomo-nos com a bandinha animando com músicas conhecidas que nos deixaram menos tristes. Comida farta, e dessa forma, conversamos sobre diversos temas nos longos anos que nos separaram.

Heins como gostava de pesca convidava-nos mais uma vez para sua casa de praia. Não houvera ainda a oportunidade porque a chuva esteve presente por todos os dias, mas agora havia a possibilidade deste passeio porque estava previsto bom tempo. Distavam sessenta quilômetros a casa de veraneio de Helena. Havíamos também reposto nossas energias e até estávamos ansiosos para sair do confinamento provocado pelo mau tempo.

No dia seguinte combinamos de seguir a São Francisco do Sul. Embora a cidade fosse uma das primeiras (na verdade, a terceira) colonizadas neste país permanecia com a mesma característica de anos de sua fundação original (1.504), porque permanecia ainda muito rudimentar seu desenvolvimento turístico e econômico. Sessenta quilômetros de viagem, muitas descobertas, bastantes novidades. Recebemos todo o carinho dos nossos hospedeiros e fomos em carros separados porque Heins insistia em levar seu barco reformado. Como desconhecíamos a região seguíamos Heins e Helena que iam com o barco e íamos atrás com o veículo principal da família.

Na estrada, Izilda sem conhecer o real e verdadeiro cheiro que havia entre mim e Helena, disse-me carinhosamente.
– João, a vida se reproduz como os dias. A mãe e eu estávamos nas trevas da prepotência de meu pai e você nos resgatou. Como o sol é sufocado pela noite logo vem o dia e traz todo o esplendor da luz e a vida continua. Não se culpe, eu já perdoei e a mãe já perdoou, não precisa mais chorar.

Sentia que eu havia casado com a melhor mulher do mundo, havia esse amor encantador, devastador, compreensivo que me moldava e que me fazia moldar pela elegância, pela beleza e doçura de Izilda. Mas por que, por que assim não poderia ser com Helena? Por que esta paixão arrebatadora que me faz perder o desejo de viver? Onde eu errei?

Izilda que gostava de música alta se entregou a uma canção que tocava no rádio e que a ideia dela era fazer-me feliz e tirar a tristeza do meu peito. Paramos em alguns pontos, mas logo ao ver Helena à frente minha cabeça explodia, meu peito pulsava descompassadamente e eu me prendia a esta emoção desconhecida.

Era próximo das 19 horas quando chegamos a São Francisco.

A VERDADE VEM À TONA

Haverá maiores tormentos do que os que derivam da inveja e do ciúme?
Para o invejoso e o ciumento, não há repouso; estão perpetuamente febricitantes.
O que não têm e os outros possuem lhes causa insônias.
Dão-lhes vertigem os êxitos de seus rivais; toda a emulação, para eles,
se resume em eclipsar os que lhes estão próximos, toda a alegria em excitar,
nos que se lhes assemelham pela insensatez, a raiva do ciúme que os devora.
(O Evangelho Segundo o Espiritismo, Capítulo V, item 23)

Cansados da viagem chuvosa entregamo-nos ao descanso merecido. Embora estivéssemos de férias sempre uma correria aqui e outra ali; tomados pelos impulsos emocionais agudos o cansaço aparecia nas primeiras horas da noite.

Apenas sessenta quilômetros fora a distância que nos separou de uma incômoda chuva que persistia em anular o brilho das paisagens pitorescas da região.

Izilda, que embalada pelas músicas concorria em volume com o alto rádio, não venceu o cansaço e logo recorreu à mãe para tirar um cochilo antes de conhecer os demais aposentos da residência portuária. Era próximo das 20h e Izilda adormecera pesadamente. Acostumado a levantar e a repousar cedo, pois os trabalhos pesados da fazenda ditavam ritmos diferentes aos quais em viagem a passeio me encontrava, também neste horário estava apenas administrando o momento oportuno de repousar, já que nos últimos dias havia sempre pensamentos quase que obsessivos que me levavam as altas horas para adormecer.

Helena e Ingo sempre animados com nossa presença evidenciavam cansaço também, e de uma forma muito amistosa ela despediu-se de seu marido e de mim e foi repousar. Antes disso comprometera-se em levantar quarenta minutos após para fazer o lanche, já que todos haviam concordado em não jantar.

Ingo queria mostrar-me toda a casa que por sinal era ampla e ainda com arquitetura estilo francês; era das mais antigas construídas no século passado e que representava um marco para a cidade. Pediu-me auxílio para descarregar num trapiche suas bagagens e ancorar seu barco na marina que ficava a mil e duzentos metros da casa. Confesso que mesmo arriado pelo dia chuvoso e pela viagem que embora pequena fosse, mas de grandes dificuldades, meu corpo pedia descanso.

Ainda que não houvesse ali a presença daquelas que mais eu precisava para conversar, segui até o descarregamento das bagagens e fomos até a marina.

Aconteceu que quando estávamos descendo o barco para ancorar na marina uma pergunta que Heins me dirigiu por uns instantes desnorteou-me e colocou em xeque todas as minhas emoções. Depois de descarregado o barco, já dentro do carro, Heins deu a partida e subitamente desligou novamente o veículo.
Olhando para mim dirigiu-me a pergunta:
– Você ainda a ama?
Percebendo que ele falava de Helena contrapus dizendo que jamais conseguiria viver sem o amor de Izilda e de meus filhos, o que era verdade.
O alemão mais sério e amistoso meneou a cabeça e voltou a perguntar:
– Sei de tudo isso, de quanto nossas mulheres são importantes nas nossas vidas, quanto mais nossos filhos, mas dirigia-me a você, João, perguntando sobre Helena.

Mais uma vez redargui, agora olhando para a bela paisagem que o mar oferecia e que estava eclipsada pelas circunstâncias da pergunta de Heins. Mas, sem perder a calma respondi:
– Sempre gostei muito de Helena, foi a sogra que pedi a Deus.
Heins retomou a pergunta e disse:
– O amor de que pergunto são os amores das paixões proibidas, aquelas

paixões que mesmo sabendo de sua existência, o amor sublima e perdoa como eu fiz com minha mulher ao ler a carta que lhe escrevera.

Nesse instante permaneci mudo, não pelo medo, mas por não conhecer a real situação daquilo que Heins sabia de Helena e eu.

Revidei com a mesma tranquilidade em que as ondas tocavam a praia naquela noite quente e abafada:
– Heins, de que carta está falando?
– João, falo da carta que Helena lhe enviou há aproximadamente três anos, em que falava de uma paixão que envolvia dois personagens e que eles se descobriram através das carências e que eu de certa forma não preenchi este vazio, falo de você e Helena.

O silêncio predominou durante alguns instantes, onde diante da minha verdade, da verdade de Helena e agora da verdade de Ingo Heins não havia mais como evadir-me deste triângulo de paixão, de amor, de esperança e de dores.

Os corpos que haviam sido massacrados pelo cansaço físico agora já não sentiam mais a fadiga do peso do corpo, mas nascia a fadiga das prisões do amor. Acomodei-me no banco como me posicionando para um segundo elemento depois da figueira e sem tirar os olhos do mar detalhei toda a minha história e de Helena para Heins.

Iniciei dizendo da grande descoberta da minha vida, onde uma menina acendia para a vida com um sorriso doce e meigo que fazia meus pensamentos navegarem profundos mares, pois me apaixonara pela filha do Coronel Otaviano. A diferença de idade parecia enorme, mas era costume na região desposarem jovens ainda em formação para constituição da prole e nos auxílios das atividades de trabalhos domésticos. E nas viagens à fazenda do Coronel Otaviano nas primeiras vezes que lá estive meu coração bombeava para manter-me vivo e para enchê-lo de amor por Izilda. Um dia, chegando para as costumeiras bebidas e mesa de jogo, pois na época o carteado e a cachaça me eram muito bem-vindos embora não bebesse muito, numa determinada hora

e ainda sem contar a Coronel Otaviano das reais intenções que me levaram à sua casa, avistei na penumbra de uma luz que transfixava uma cortina separando a sala dos aposentos a presença de Helena. Ela estava de forma seminua, pois havia saído do banho em direção ao quarto de dormir. A minha cabeça sequiosa de desejo e pela beleza dos contornos primaveris de Helena me despertara o desejo e a paixão. Desde esse dia comecei a amar duas mulheres e nunca mais tive paz. Heins ouvia tudo em silêncio.
– Até que um dia, com um pouco mais de bebida no corpo, com um pouco mais de ousadia visitei-os pela última vez.

Neste momento perguntei a Heins se ele sabia do que ocorrera. Ele disse-me sem alterar a atenção e a voz que sequer Helena soube que tivera acesso à carta e que sempre quisera encontrar-me para certificar-se do que havia entre nós.

Como havia decidido contar toda a história e o mar oferecia numa noite, depois de dias, a lua brilhando cintilante e seus brilhos se refletiam na água calma da baía, iluminando ainda mais a bela noite de São Francisco. Retornei com olhar vazio a Heins e disse-lhe:
– É o primeiro, depois de Helena e Izilda, além de meus capangas, a saber, dessa história. Você poderá contá-la ao primeiro delegado de plantão ou poderá calar-se para sempre. Mas quero ser o mais autêntico possível para que não pairem dúvidas dos motivos porque amo sua mulher.

Numa noite como outra qualquer visitei a fazenda do amigo Otaviano na intenção de vê-las, mas excedi na bebida e oportunista como sempre a raposa velha do Coronel Otaviano sabendo dos costumes da região, inquiriu-me numa aposta para quem perdesse levasse como derrota a perda da propriedade das fazendas. Embora a minha fazenda representasse 25% do tamanho da fazenda do Coronel ele continuava insistindo na aposta e levando-me aos brindes pela bebida a nocautear-me com segundas intenções. Percebendo o motivo pelo qual me embebedara, coloquei-me de forma a não ser aviltado e resolvi apostar. Coronel, que dizia não poder beber por causa de tratamentos recomendados pelos médicos, brindava com água e caí em declínio na aposta. Tomado por uma súbita raiva pus-me em desespero; à princípio pela perda do patrimônio adquirido à muito custo, depois porque de certa forma ele me afastara dos amores da minha vida. Montei meu cavalo e retirei-me com ódio. Mas o veneno da bebida que me colocara reverteu num ataque sem volta, vindo ao fatídico momento em que o atingi com um golpe certeiro. E nesse instante, tomado pelo veneno do ódio, cooptei como propriedade aquelas que inicialmente vim até a fazenda do Coronel por amor e levei-as para minha casa, onde desposei hoje minha mulher. Depois disso, apropriei-me dos documentos e das propriedades de Otaviano e tudo que tenho amigo Ingo, nada é meu só, pois por direito a viúva e a herdeira teriam toda a parte. Resolvi então apropriar-me de ambas. Este talvez seja o meu maior erro. Ocorre que, chocada pela morte do pai e pela aviltante ação prepotente de um desconhecido, Izilda fora iniciada quase que forçosamente, e não conseguia retribuir todo o amor que sentia por ela diante de todo o cenário ainda presente em sua vida. Sem a observação do carinho e sem a espera da entrega a possuí, criando certo dilema na sua relação para comigo.

Estava desesperado ainda e numa noite resolvi castigar a minha mulher por não ser correspondido e a tranquei no sótão e dirigi-me para vingar-me desta ação indo em direção de sua mãe e da mesma forma a possuí. Mas, como havia um desrespeito e uma fadiga sentimental entre Helena e seu marido Otaviano, depois da relação insidiosa caí em prantos e fui consolado pelas mãos pequenas e lindas de Helena. Desabafei um pouco das minhas dores e ela abrigou-me em seu peito. Deste dia em diante o amor ofuscado pela paixão sobreviveu até hoje.

Izilda aos poucos foi entendendo que também eu não estava preparado para tantas emoções e que cometi vários equívocos que me custam a paz até hoje. Por algum tempo permanecemos mudos até um comentário de Helena que embora reprovasse minhas atitudes, eu havia salvado das mãos pesadas sua filha e ela. Esta conversa sepultou os outros assuntos relativos a esse dia até hoje, Ingo.

O alemão permanecia calado e rolavam sob seus olhos lágrimas que eu nunca soube se eram a dor de dividir o amor de sua esposa comigo ou raiva da minha história.

Arguiu de forma serena e sem embaraço:
– Vou repetir João, você ainda a ama?
Minha vontade era de gritar no ouvido desse alemão. Disse:
– Sempre a amarei, se isso o responde.
De modo calculista e frio disse-me:
– Sua esposa sabe do teu amor pela minha mulher e sua sogra?
Redargui:
– Como lhe disse, ninguém sabe apenas nós três e vai permanecer assim.

Pensativo, meneou a cabeça, volveu seu rosto para meus olhos e sem fitá-los disse:
– Afaste-se de minha mulher!
Disse à Ingo:
– Seu pedido é muito para um coração que bate vinte e quatro horas por dia para ter apenas um instante a sós com Helena.

Sem considerar as condições que eu poderia levar com a proposta de não mais ver Helena e estando em ambiente a passeio pensei em Izilda e em Helena com carinho e disse:
– Eu tento, mas não consigo.
Sem ouvir o meu desespero ele me disse:
– Só que agora você vai ter que se afastar de Helena porque senão eu tomarei para toda a família a verdade que sempre pairou na nossa casa, criando um transtorno para mãe e filha, o que a julgar pelas suas atitudes você não teria problemas com isso. Em outras épocas haveria um velório no dia seguinte.

Enforquei o orgulho, apascentei os impulsos e brinquei:
– Pois é agora estou em tuas mãos, apesar do meu coração estar com as mulheres.
Ingo riu, desdenhando-me. Nisso já havia passado duas horas da chegada em São Francisco e retornamos para a casa de veraneio. Ingo,

que não era muito falante, calou-se. Meu ódio seguiu-nos e fez o mesmo. Ao chegarmos à bela casa percebemos que tudo estava igual a quando saímos.

Fui ao quarto de hóspedes, tomei um banho e a vontade de liquidar Ingo não passava. O sono e o cansaço que brindaram nossa chegada afastaram-se, dando lugar ao ódio. Fui ao quarto onde impávida dormia Helena. Como Ingo tomava banho percebi pelo barulho da água ao desligar o chuveiro. Retornei para o nosso quarto, deitei e Izilda permanecia no sono profundo de cansaço.

Essa noite de forma desigual das outras, dormi além dos horários que sempre havia na minha cidade para levantar-me. Quando acordei no dia seguinte já passava das 9 horas da manhã; a chuva definitivamente nos deixara. Olhei pela janela e com a vegetação típica da região, Ingo já estava em plena atividade. Vesti-me e fui ao encontro de Izilda, a qual permanecia literalmente feliz por estar junto ao mar e com sua mãe.

Helena continuava esplêndida. Como anfitriã utilizava roupas leves que deixavam exposto seu corpo escultural, o que mais incendiava o meu desejo. Izilda não ficava para trás, ela sempre manteve um corpo firme, contornos exuberantes e sensuais. Helena falava-me:
– João, já levei sua esposa para ver o mar. Ela está encantada e estivemos falando com dona Noêmia, vizinha de veraneio, que nós trouxemos o sol pois havia um mês que não apresentava sua luz!

Izilda era só felicidade e eu gostava muito de vê-la feliz. Talvez fosse meu sentimento de culpa por causar tanta tristeza no início de nossa união, mas acho na verdade que tem a ver com algo que eu precisava sentir: felicidade.

Tomamos café e Ingo permaneceu no amplo quintal com suas vegetações rasteiras e seus entulhos. De repente, surge alegre, cumprimentando-me, dando boas-vindas como se nada houvera acontecido. De modo diferente percebi também o que nunca fizera até então: como que para me provocar abraçou Helena e começou a acariciar e beijar seu rosto.

A alegria pela felicidade das mulheres fora subtraída pela intenção de Ingo, mas nesta época, seguindo conselhos da mãe preta eu me tornara comportado, auxiliado pelas suas palavras de harmonia e de paz. Todas as vezes que a dúvida, em que a raiva se aproximava, eu lembrava de Silá. Seu jeito manso e doce nunca excedia e sempre havia uma porta para saídas difíceis. Neste momento, também abracei Izilda para ele entender que percebi suas intenções e repeti sem elas saberem que minha família é mais importante que minha vida e que tudo mais era pó diante do amor que sentia por elas.

Com um topete envaidecido e tons de brincadeira e sarcasmo explícito Ingo retrucou-me sem que elas notassem a nossa conversa:
– Em meu país quando queremos algo, invadimos e tomamos, porque nossas vontades não podem ser suplantadas por fracos.

O tom era de brincadeira para as mulheres que se sentiam fortes e protegidas, mas para nós era um desafio. Sem querer atrapalhar a felicidade de Izilda e Helena disse:
– Por que não apresenta agora que estou descansado, sua casa, Helena?
– Com prazer, João! Vamos também, Izilda. Assim mostro o que estamos pensando em mudar.

Passamos a manhã toda conhecendo os aposentos, desfazendo malas e olhando a contemplação da bela paisagem do mar. Sem nenhuma ação que indicasse da nossa conversa passamos um dia entre o mar e a casa, entre as ruas com seus calçamentos para cima e para baixo. Conhecemos uma das cidades mais antigas desta pátria e ficamos maravilhados. Mas meu coração pedia um momento para falar com Helena e agora já sabia que estaríamos vigiados.

Resolvemos a passear nos portos que representavam para a região um valor econômico inestimável. Fomos ao mercado dos peixes e visitamos alguns pescadores que chegavam depois de um dia de pesca em alto mar. Todos animados pela beleza conservavam a euforia e a alegria contagiante das belas paisagens. Lembrei-me que nem Izilda nem eu conhecia o mar, mas conhecíamos muito de água. O Pantanal na época das cheias convidava-nos para ver um grande mar com sua fauna e flora que trazia a toda região um cenário riquíssimo que até nos dias atuais encantam quem o conhece. Mas, desconhecíamos o grande Atlântico.

Ingo, refeito das propostas indelicadas levou-nos a diversas praias nas quais banhamo-nos e nos encantamos com a beleza doada por Deus a estes pecadores. A minha cabeça agora tinha dois sentimentos para resolver: a situação propunha uma ocasião com algumas variantes daquela do Coronel Otaviano e aquilo que pensava estar reprogramado para nunca mais executar invadia-me em alguns instantes, o desejo de acabar com esse alemão. Como passamos três semanas entre Jaraguá e São Francisco, no início era administrável, mas no final a vontade de eliminar o intruso na minha felicidade aumentava.

Estávamos agora ceando um jantar preparado pelas mulheres com iguarias de peixes e saladas que nos fartávamos de tanto sabor. O vinho vinha da Serra Gaúcha e a noite enfeitava além das guloseimas a bela lua que reproduzia sua luminosidade em nossa choupana, que ficava na parte do jardim do grande casarão.

Esta noite tive vontades ímpares, tive desejos que nunca antes tivera porque estava entre meus dois amores. Ao atender um chamado de alguém solicitando a presença de Ingo numa cidade de nome Blumenau tive condições de planejar o primeiro grande encontro a sós com Helena. Fomos até a rodoviária responsável pela ida de Ingo, já que a empresa para a qual trabalhava requeria dele condições de trazer para São Francisco um veículo que se encontrava em Blumenau. O pessoal falava em língua alemã e eram deste país, por isso Helena, embora Ingo insistisse tanto para acompanhá-lo, não o seguiu por não falar o idioma alemão e não nos deixarem desamparados ao regaço do nosso descanso. O vinho, os peixes, as saladas, a noite, tudo dava a entender que as minhas preces na figueira foram atendidas.

REENCONTRANDO SILÁ

Pobre raça humana, cujo egoísmo corrompeu todas as sendas, toma novamente coragem, apesar de tudo. Em sua misericórdia infinita, Deus te envia poderoso remédio para os teus males, um inesperado socorro à tua miséria. Abre os olhos à luz: aqui estão as almas dos que já não vivem na Terra e que te vêm chamar ao cumprimento dos deveres reais. Eles te dirão, com a autoridade da experiência, quanto as vaidades e as grandezas da vossa passageira existência são mesquinhas a par da eternidade.
(O Evangelho Segundo o Espiritismo, Capítulo VII, item 12)

A manhã tornara-se diferente das que havia me acostumado nas câmaras frias. Era um perfume agradável e as condições do passeio do dia anterior revelavam toda a grandeza e poder de Deus.

Pela voz pude perceber que Afonso estava próximo. Meu espírito não havia cansado embora andássemos o dia todo mais uma parte da noite conhecendo os amplos espaços deste departamento. Também ouvia próximo vozes que anunciavam a hora de levantar-me. Não demorou muito e com a voz estridente Afonso convidou-me ao trabalho. Percebi então que o que falara ontem estava muito perto daquilo que sonhara: poder ser útil neste grande canteiro de transformações vibratórias entre o mundo espiritual com os encarnados no orbe. Cumprimentando-me, Afonso disse-me em tom festivo:
– Estou atrasado por sua causa, João!
Como sempre havia brincado retruquei dizendo a ele:
– Não me avisou que o dia começava as seis da manhã!
Ele retrucou:
– Brincadeira minha, estamos até adiantados, porque a audiência com nosso superior está marcada próximo das 9 horas da manhã.

Confesso que de tanto caminhar vendo paisagens, encontrando

denominações religiosas diferentes e motivado pela brisa que emanava um odor agradável me sentia agora capacitado para percepções que me faltavam nos departamentos menores. As lembranças vinham-me nítidas e acumulavam grandes sentidos que antes não possuíra. E uma das coisas que sucederam mais cristalinas foi flutuar por alguns instantes apenas com uma vibração de um sorriso inesquecível. Afonso, que lera todos os pensamentos desde nosso primeiro encontro declarara:
– Irmão João, se ao menor sentido causa tamanho furor não deixe sua atenção às tontas no dia de hoje. Estaremos diante do responsável pelas atribuições que executará grande parte de sua estada neste departamento e perceberá que este Irmão está muito próximo de exercer a presidência de todas as denominações administrativas desse departamento, tendo ainda outras atribuições subordinadas à governadoria, que por vez está subordinada a outras seis governadorias. Não obstante, conclamo para que empreenda observações em todo espaço por onde estagiaremos neste dia.

Saímos de meu aposento e começamos a percorrer os canteiros dos jardins que levavam todas as comitivas de operários aos pontos onde eram coletados pelos aeróbus. De onde estávamos ficava muito longe da governadoria mas havia a facilidade de se deslocar rapidamente por estarmos bem próximos à estação de parada dos veículos locomotores. Caminhando vagarosamente retornei ao momento que flutuei no pequeno espaço diante da casa espiritual.

Afonso disse-me que ainda haveria tempo para nós discutirmos sobre as energias dos nossos irmãos superiores que retornavam cada um de forma diferente, uns poderiam flutuar, outros poderiam sentir ainda o efeito físico e outros poderiam mentalmente receber os passes fluidificados que reenergizam e que dissolvem tônus mentais dando uma sensação de paz e de equilíbrio.
Redargui:
– A minha situação é boa ou ruim?
Como ria de tudo, abriu a gargalhada:
– Nem boa nem ruim, foi apenas um calor que deslocou seu perispírito acima do chão.

– Mas isso é bom ou ruim?
– Ora, João, tudo que afasta de onde está tem a ver com algo maior à sua frente, logo era apenas uma Irmã com algum tempo de energias vibracionais a mais que você. Isso pelos primeiros dias será comum, mas logo a sua energia também poderá provocar noutros irmãos com menos conteúdo vibracional deslocamento ou aproximação ou ainda aquelas sensações já descritas. Isso vai depender de você.
– Como faço para conhecer aquela Irmã?
– Muito fácil, tenha paciência.

E continuamos em passos lentos apreciando uma encosta que não ficava distante de onde nos encontrávamos e que soltava uma densa névoa que o sol cristalizava num grande arco-íris. Havia também florestas com arbustos conhecidos e outros de cores totalmente diferente das que se encontram no orbe. Um chamava a atenção pelas suas ramagens de cores múltiplas que refletiam do sol uma quantidade enorme de raios multicores conforme a cor de suas folhas. Todo o tronco e caule possuíam cores vivas desde o chão até o último ramo sofrendo várias modificações no mesmo galho, no mesmo tronco, dando a pensar que foram pintados para enfeitar as belas manhãs. Mas havia tantos menores e de outras roupagens que só poderiam ser criadas por Deus.

A temperatura a qual estávamos estagiando não ultrapassava os 26°C e permanecia constante durante o dia. Indaguei a Afonso:
– Quando tem inverno por aqui?
Não precisou um segundo para ouvir a sua gargalhada:
– Querido João, neste estágio desmaterializado já é possível sentir todas as estações dependendo do que se propõem desde que seja com um fim útil para transformação daquilo que se encontra estático. Acostumado às câmaras frias e com apenas um dia neste departamento é normal sentir a temperatura que teu espírito acostumara em grande parte de tua vida encarnada, mas pode sintonizar nas estações que melhor aprouver para levar a transformações daqueles que necessitam para isso.

Já defronte à estação do veículo aeróbus vi Afonso tirar dois vales para que nós tomássemos nosso assento, e seguíssemos para a grande

reunião que definiria as minhas atividades neste departamento. Os irmãos e irmãs que viajavam conosco pareciam ser todos de convívio familiar e como um transeunte numa grande multidão também era assim nesse novo espaço onde me incluíra, o diferencial estava na simpatia e na leveza do espaço onde permanecíamos. Todos pareciam estar indo receber um grande prêmio, quando estavam indo na verdade ao trabalho. Eu também me incluía nesses momentos festivos, porém estava indo buscar minha credencial para os afazeres e ansioso perquiri ao amigo Afonso:
– Irmão, o que você acha que eles me darão como atribuição?
– Não faço a menor ideia, João.
– Qual foi a sua primeira atividade, Afonso?
– A minha primeira atividade foi fazer a limpeza mental dos fluidos após os festejos propiciados em espaços públicos.
– Como assim?
– Está fazendo muitas perguntas. Observe e identifique aquilo que melhor o identifica com suas habilidades.
A viagem passava ora por locais montanhosos e com características de uma grande muralha de montanhas gélidas. Perguntei à Afonso:
– Por que estamos neste colossal de montanhas que derretem gelo e a temperatura permanece a mesma?
– Ó Deus! Já não lhe expliquei que se quiser o frio peça-o, mas lembre-se de que para mudar uma sintonia de vibração principalmente de ordem natural há que se movimentar grandes somas de energias fluídicas, o que requer naturalmente um propósito.
Redargui:
– Deixe para lá.

O aeróbus parava em todas as estações onde eram trocados os irmãos e prosseguia na grande busca da minha atribuição. Não demorou muito e uma grande concentração de luzes refletia ainda por estarem na encosta das montanhas que o sol ainda não vencera. Noutros pontos era possível ver a quantidade enorme de residências de regiões rurais e de telhados que convidavam a pensar numa grande indústria. E prosseguíamos adentrando nessa imensa cidade espiritual. Encantado com todo aspecto visual Afonso disse-me:

– Querido João, nossa colônia Irmão Luiz dentro de seus departamentos possui imensas cidades espirituais que contemplam grandes correntes fluídicas todas temáticas conforme seu adiantamento. Onde estamos, por exemplo, fazemos os registros que ligam o mundo encarnado ao desencarnado, colhemos as intenções e os propósitos daqueles que possuem o conhecimento do espírito e amparados pela fé chamam os seus guias, mentores, anjos e amigos espirituais para auxílio e por isso nossas atividades são tantas. Mas, não pense que é apenas isso: muitos propósitos não chegam até nosso departamento. Eles por sintonia permanecem nas zonas densas umbralinas e animados pelas falanges opressoras, as quais necessitam de toda fluidificação e todo plasma dos encarnados e não cessam de trocar energia. E esses operadores de mensagem (daí "comunicação") segundo processos desobsessivos trabalham com muito afinco para não deixar nas tramas inúmeros irmãos da escola da perfeição cair nas malhas traiçoeiras de um mundo muito curto. Aqui também há os limites que são regidos por normas bastante rigorosas e que se assemelham às leis humanas a qualquer um que por invigilância sucumbir e declinar na grande tarefa. A conversa está boa, mas acabamos de chegar para sua entrevista.

Eu estava muito tranquilo e como dissera antes, muito bem acompanhado e isso me fazia sentir-me seguro. A ansiedade era saber com quem iria falar. Mas descemos do aeróbus e caminhamos não muito mais que alguns minutos até um grande portal com umas escadarias enormes que me lembravam um grande tribunal por sua pujança e pela sua capacidade de receber quantidades imensas de irmãos como eu. Interessante que eu sempre fora ansioso, mas aqui eu me encontrava na mais plena harmonia espiritual. Subimos as escadas, uma grande porta se abriu, irmãos entravam e saíam como eu, e dirigimo-nos numa escadaria tão grande como a que entramos, só que interna. Não demorou muito surgiu um grande corredor que levava até o nosso ponto de encontro. Como se num piscar de olhos tive uma leve presença de dois companheiros que me eram incógnitas, mas partilhavam de todo meu processo de transformação, dois caboclos iam à frente e eram os mesmos que sempre me socorriam na angústia trazendo-me para um novo que me libertava. Quem eram eles?

Nossos passos seguiam os compassos dos caboclos e eles nos conduziram até uma grande recepção e desapareceram da mesma forma que apareceram. Sentamo-nos, uma voz conhecida feminina do lado direito de onde estávamos sentados pronunciava palavras doces a alguém que como eu estava pela primeira vez neste local. Era Norma, mas a nossa vez ainda estava por vir e Afonso que me conduzira até os amplos pavimentos deste grande santuário retirou-se por um instante. Meu corpo sentiu de forma como ainda encarnado, mas observei e pude ver que era apenas uma materialização momentânea a qual logo se desfez e um chamado ecoou do lado dizendo:
– João, é a sua vez.

Saiu uma Irmã com um lindo sorriso que embriagava o espaço onde estávamos com um aroma de um frescor matinal a qual me confortou pela grande simpatia de primeira mão. Ela conduziu-me ao salão principal onde ao adentrar percebi que meu corpo fluídico se vitalizara embrenhado de uma doce fragrância e tornava-se tão leve que mais uma vez flutuei. Era Irmã Mafalda, a mística senhora que me fez flutuar por uns instantes e que teria a função de preparar-me para as obras nesse espaço virtuoso de aprendizado e de entrega.

Sem demora cumprimentei-a e vendo suas vestes singelas, sua cor negra, seu sorriso amigo e não me lembro bem quanto, mas por grande tempo chorei de alegria, de tristeza, de ansiedade, de alucinação, algo que era mais forte que eu e que me tomara por inteiro, mas que me fizera tão bem.

Quando tudo se normalizou, entrevistado e entrevistando estavam lado a lado de mãos dadas e ouvi:
– Seja bem-vindo meu filho! Nosso momento ainda que seja breve neste primeiro contato muito me deixa feliz por mais uma vez estarmos juntos e mais uma vez servirmos ao Senhor Jesus.

Minhas palavras, que foram tantas diante de Afonso, pela emoção calaram-se para que meus ouvidos pudessem empreender toda conversa de sabedoria e toda energia de amor. Disse-me que ao encontrar-me no dia anterior falara a Afonso que já sabia desse nosso encontro, para não revelar que seria ela quem estava à frente do meu progresso a partir de agora.

Sentamo-nos noutro aposento onde fui servido com água fluidificada e recebera o passe energizador. Tudo me era sentimento de grande emoção que atravessava os tempos de minha vida na Terra. Ela levantou-se e como se num momento mágico eu pude ver a minha mãe preta, a minha mãe Silá. Era mais que um encontro, era aquilo que eu não queria que nunca tivesse acabado, mas que era por vontade de Deus. E essa vontade eu sempre respeitei.

Disse-me que foi preciso bastante tempo, descer às regiões migratórias e às regiões gélidas para preparar a minha caminhada até esse espaço e que se fora preciso renunciaria a todos os postos que conquistara para me fazer feliz. Não havia voz, não havia forças, mas havia o carinho de Silá que sempre depois da emoção eu me tornava forte e disposto a prosseguir. Perguntei:
– Por que se apresentar daquela forma?

Ela disse que era para que eu não sofresse antes da minha hora e que ali atendera com o velho nome de outros tempos imemoráveis onde teve um grande avanço espiritual, libertando grandes irmãos oprimidos pelo processo escravocrata. Ela estava trabalhando para trazer de volta todos aqueles que foram determinantes para sua ascensão.
– Como vê, João, todos são bem-vindos a essa casa e todos estamos torcendo para que seu trabalho possa renovar um grande número de irmãos que atravessam momentos difíceis naquele orbe.

Refeito depois de alguns instantes a mais de conversa recebi uma grande lauda em que estavam descritas as minhas atividades que deveria desempenhar neste departamento. Abracei-a mais uma vez e num passe de mágica ela voltou com as mesmas características daquela que me fizera flutuar.

Nesse instante adentraram Afonso e Norma, felizes e abraçando-me e mesmo sem saber ainda o meu ofício despedimo-nos da agora Mafalda. Antes, ela nos convidou para todo instante que precisássemos mentalizá-la e determinou para Norma que cuidasse dos meus próximos passos, dando jornada igual para Afonso.

Assim, saímos felizes; eu ainda emotivo pelo grande encontro calei-me e aproveitei para conversar com o grande amigo em pensamento. Nesse instante eu também conseguira ler os pensamentos de Norma e Afonso e eles o meu. Enquanto o som das palavras era afogado pela emoção Afonso ditava-me aos ouvidos se eu já escolhera o meu novo trabalho para esta estação. Adentramos no aeróbus para voltarmos e Norma dissera-me em pensamento:
– Só abra quando estiver na sua casa.

Já estava próximo das quinze horas, mais uma vez pegamos outro aeróbus e fomos ao mesmo caminho do primeiro passeio, e fui observando as grandes concentrações de culturas religiosas, observando um a um, a qual numa igreja enorme deparei-me com grandes quantidades de jovens e decidi permanecer um instante com os mesmos. Era uma igreja que lembrava as igrejas católicas, mas não havia imagens e todos me receberam como se eu estivesse muito tempo entre eles. Permaneci sentado a um banco por um longo tempo enquanto Norma e Afonso palestravam com alguns jovens que lideravam algum movimento que iniciava uma atividade festiva. Não me lembro quanto tempo permaneci sentado orando a Deus pelo grande reencontro. Saí e fomos conhecer outras denominações religiosas e em todas elas me senti bem e todos me recepcionaram animadamente, mas desejava adentrar mais uma vez neste pequeno templo que comparado aos demais era um dos menores, mas que permanecia sempre com um grande número de irmãos.

Adentrei, fiz uma oração agradecendo à Deus e à Jesus por estar perto de Silá e com os bondosos companheiros de toda hora. Fiz um compromisso de servir onde melhor eu poderia ajudar àqueles que mais precisassem e que seria muito importante ao abrir estas laudas me encontrar com uma atividade de auxílio fraterno.

O sol já sentia vontade de partir, bem como os meus irmãos também e fomos para casa andando, pois não ficava longe esse espaço que concentrava grandes culturas religiosas.

Ao adentrar em meus aposentos disse à Norma e a Afonso:
– Hoje senti as melhores emoções depois de muito tempo nesse mundo de aperfeiçoamento espiritual e gostaria de partilhar com vocês, meus irmãos, a abertura dessas laudas que me farão ser útil a quem quer que seja.

Abrindo-as, observei de imediato, ajoelhei e o sorriso de ambos festejou comigo. Minha atividade seria organizar os caminhos dos jovens para um novo chamamento onde haveria menos encíclicas e mais comunhão. Estaria junto com os jovens irmãos católicos intuindo nos movimentos fraternos, dando oportunidade para encontros motivados pela música e pelo ideal de liberdade. Tudo era novo, mas tudo me era possível porque estava ansioso para trabalhar e auxiliar meus irmãos.

A TRAGÉDIA

Se vossa mão é causa de escândalo, cortai-a. Figura enérgica esta, que seria absurda se tomada ao pé da letra, e que apenas significa que cada um deve destruir em si toda causa de escândalo, isto é, de mal; arrancar do coração todo sentimento impuro e toda tendência viciosa. Quer dizer também que, para o homem, mais vale ter cortada uma das mãos, antes que servir essa mão de instrumento para uma ação má; ficar privado da vista, antes que lhe servirem os olhos para conceber maus pensamentos.
(O Evangelho Segundo o Espiritismo, Capítulo VIII, item 17)

Estava com o peito feliz, como as mulheres também assim estavam por vermos compromissos assumidos publicamente em proteção das mesmas. Mal sabiam elas que a vida tinha colocado em xeque dois homens com o mesmo interesse.

A tarde passava animada e eu continuava agradecendo a Deus por ter uma possibilidade de me encontrar sem a presença de Ingo com a minha amada. Helena feliz com a nossa presença e já calejada com as implicações de seu marido respondia de longe os convites para que o acompanhasse nesta reunião importante de seus negócios. Elas planejavam utilizar o tempo perfeito para tomar sol e utilizar-se dos banhos numa praia próxima onde era de preferência de Helena. Não obtendo sucesso com o convite feito à esposa, Ingo fitou-me determinando que o levasse para Blumenau. Eu, que decidira na noite anterior não levar desaforos, aproximei-me e disse ao seu ouvido:
– Parta e demore bastante, pois conhece o meu interesse.
E falando um pouco mais alto para a plateia feminina disse sorrindo:
– Estamos a passeio, não a trabalho!
Ingo por sua vez retornou-me de pronto:
– Quem está a passeio deve ficar com serviçais para atender até os pensamentos.

E começou a arrumar seus pertences porque deveria tomar viagem dentro das próximas horas. Já ambientada pelo calor amistoso de Ingo e Helena, Izilda nem imaginava que estávamos proporcionando um início de uma tragédia. As mulheres falavam apenas do passeio nas praias e para provocar Ingo disse abertamente:
– Eu irei protegê-las duplamente assumindo o lugar do meu querido sogro.

Ingo, que trazia todo o aspecto europeu alemão ruborizava-se de raiva, enquanto Helena, sem saber das nossas conversas e nem da carta que Ingo lera falava sempre em ar familiar. E assim se deram todos os instantes que precederam a viagem de Ingo.

Izilda e eu havíamos descido com uma carga bem leve a qual fora possível ceder o veículo em que descêramos para Ingo atender seus compromissos.

E o planejamento para a manhã seguinte era concorrido entre as mulheres: mãe querendo apresentar as belas praias e filha ansiosa por finalmente tomar banho de mar. A minha cabeça buscava todas as alternativas para não despertar em Izilda algo que pudesse ao menos lembrar de longe os sentimentos os quais nutriam nossos corações.

Helena fora até o portão despedir-se de Ingo e avistando-os pelas cortinas entreabertas pude perceber que entre eles também havia os mesmos sentimentos de carinho, dedicação, amizade e isso me deixava aturdido. Izilda e eu éramos um fato, agora Helena e Ingo foi um acontecimento para suprir um fato e eu imaginava um certo distanciamento entre eles. Mas com os anos de convivência e com a minha relação com a sua filha foi possível eclipsar aquele sentimento maior e dar guarida por uma vida a dois de proteção e de família. Esse fato havia adormecido em mim porque meu coração não estava preparado para outros pensamentos que não contemplassem o meu amor em meus braços. Nosso momento, embora raríssimo nesta viagem, Helena traduziu-me pelos seus olhos, pela sua boca que ainda havia aquele sentimento tão forte que nos unia mesmo separados.

Então, por que eu tinha ciúmes desse relacionamento? Enquanto pensava nisso havia uma vontade enorme de saber se Helena sentia ciúmes também por mim.

Viagem preparada, anoitecera. Pelas contas de Helena Ingo havia percorrido grande parte do destino, mas todos nós estávamos na expectativa do bendito sol da manhã seguinte.

Nesta época havia ainda um grande acontecimento na cidade, preparava-se para novas rotas ferroviárias que iriam cobrir alguns entroncamentos de suma importância econômica para o estado, e bem próximo da casa de Helena havia uma equipe de estudos trabalhando na cartografia para que isso acontecesse. O barulho era enorme, então passamos a noite entre vinho e baralho para distrair e passar o tempo até a manhã seguinte.

Helena e eu já havíamos codificado que teríamos nosso momento, mas como se Izilda não havia bebido? Mas como se não havia possibilidades de sairmos à noite porque tínhamos acomodado todos os nécessaires no veículo que levaríamos à praia? Um momento importante foi quando Helena fora ao toalete e conversando com minha esposa disse:
– Teremos que dormir cedo para cedo prosseguirmos à praia.
Como sua expectativa era grande disse-me:
– Então vamos para a cama.
Nisso chega Helena e com esta mesma proposta pouco depois estávamos em nossos aposentos. A intenção era de alguma forma enquanto Izilda dormia nós termos um momento nosso.

Passadas duas horas da manhã levantei-me obcecado pelo desejo de Helena e desviei do toalete ao seu aposento. E como se estivesse caminhando nas pontas dos pés sem provocar suspeitas me deparei na porta dos aposentos de Helena. Com dois toques não demorou para que a porta abrisse e como de súbito estávamos a sós e desejando um ao outro. Helena não permitiu que trocássemos carinho neste aposento e seguimos com todo cuidado para um quarto de hóspedes e assim ao adentrar retornei ao toalete passando pelo quarto onde Izilda dormia profundamente, e mais despreocupado dirigi-me ao quarto para o grande encontro.

Sem preocupar-se também estava Helena, pois o desejo, a paixão falava tão alto que ao adentrarmos ao quarto de hóspedes já estávamos nos beijando e prontos para o amor. Sem nenhuma perspectiva de sobressalto encontrávamo-nos despidos quando de trás de um armário que ficava entre o toalete e o corredor de saída com sua voz calma e tipicamente arrastada por sotaque alemão eis Ingo Heins. Não havia ali nesse instante nenhuma alternativa que pudesse minimizar o fato, nenhuma outra saída que não enfrentar os fatos. Helena tentou vestir-se, mas Ingo havia tomado nossas vestes e serenamente fitava-me com furor.

Nesse instante tudo ruía porque não queria produzir nenhuma perda nem afetiva e nem moral se é que isso não era amoral com minha esposa. Helena cobriu-se e chorava, eu pensava em tudo, mais no que faria para explicar à Izilda, aos nossos filhos. Ingo permanecia silencioso e enfurecido, deixou-me à luz, certificou-se que não havia outras vestimentas que abrigassem nossos corpos nus. Minha noite, que era de amor, a noite de Helena que era do grande encontro se tornara a mais indelével situação de desespero. Havia entre Ingo e eu apenas um acordo e que fora quebrado nesse instante, pois os passos de Izilda estavam em nossa direção.

Izilda preocupada com a presença de Ingo de volta e não encontrando seu esposo ao lado gritou pela mãe e a mãe não pode responder. O que passara o que acontecera dentro desse aposento onde Ingo agora adentrara totalmente? A minha cabeça estava sem nenhuma disciplina que ensejasse outra ação senão terminar com Ingo. E Izilda, como ficaria?

Num impulso abri a janela, mas Ingo mostrou porque viera. Armado disse serenamente:
– Desista, nunca fui homem de perder aquilo de que gosto. Então, não podemos continuar mais vivos. Você foi escolhido pela sua inabilidade

e pelo seu mau caráter de invadir o meu lar, destruir a minha felicidade e causar o maior constrangimento para sua mulher. Eu decidi que é o seu fim.

Nos corredores Izilda, ainda tranquila por saber da chegada de Ingo e nada saber do conflito armado que se dava nesse aposento, pediu se poderia retornar e dormir já que todos estavam bem. Pensava ela que seu esposo se encontrava no toalete, pois havíamos combinado Helena e eu, que deixaríamos a luz acesa dando percepção de que estaríamos no toalete, cada um no seu.

Ingo não me deixara reportar nenhuma resposta ou argumento que melhorasse as condições. Helena apenas chorava sufocando entre os lençóis o desespero de sua dor.

Pensei: já que devo partir, devo reagir dando a intenção de que se sobreviver estaríamos sendo sequestrados juntamente com o dono da casa. Izilda iria compreender, pois estaria assim eliminando todas as provas que poderiam afetar nossa felicidade. Como Ingo manuseava armas muito bem e isso Helena tinha discorrido quando nos mostrava suas coleções num quarto protegido e na ocasião falara de sua especialidade nestes manuseios bélicos. Eu tinha quer ter uma chance de que não fosse alvejada a minha amada, pois ora eu estava sob a mira, ora era Helena.

Casas antigas, aposentos imensos, distância calculada, tudo isso passava em minha cabeça, mas a minha força cedia no momento em que Ingo despejara seus palavrões contra a minha amada e para piorar Izilda retornara gritando se havia acontecido algo. Ingo respondera de dentro do quarto:
– Filha, pode dormir sossegada, estamos preparando a viagem matinal, já vamos dormir.
Mas nada de ouvir o retorno dos passos de Izilda. Nesse instante ela perguntou pela mãe, subitamente Ingo tira o foco do alvo e cria uma chance para eu liquidá-lo. Eu era mais jovem e gozava de plena saúde, além da destreza necessária para trabalhar nas lidas agrícolas e Ingo já com certa idade e com dois problemas: eu e agora a minha fúria.

Em um passo mais rápido saltei na mão onde estava apontando para Helena e numa luta desigual acabei por tomar sua arma, sem antes ele gritar por Izilda. Houve alguns disparos enquanto dominava seus braços e imobilizava-o, no mesmo leito onde estávamos sendo reféns.

Abri a janela enquanto aos gritos Izilda se trancara no banheiro. Eu respondi:
– Tranque e não abra a porta para ninguém. Estamos sendo assaltados.
Helena gritava enquanto eu esperava o momento certo para acabar mais uma vez com o marido de minha amada.

Dona Noêmia, que tinha hábitos noturnos, ouvindo a algazarra chamou o policiamento. Antes disso, com um tiro certeiro pus fim àquele me desafiou. Lavamos as mãos e esperamos impacientes que algo pudesse acender uma luz o que nos deixava um álibi de nosso crime. Disse para Helena:
– Você foi tirada de seu quarto, foi rendida no banheiro e Ingo foi conduzido sequestrado até este quarto. E a arma foi utilizada por duas pessoas encapuzadas.
Eu responderia por todas as perguntas e ela, que se encontrava em estado psicológico abalado, nada vira.

Não demorou muito vestimo-nos e logo chegaram os policiais convocados por Dona Noêmia. Nesse instante Helena correra em direção à filha e eu permanecia sentado, imóvel diante do ocorrido para justificar condição passiva de ato violento. O desespero e o pânico superaram-nos a expectativa. Helena estava impressionada, ferida e com medo, pois indiretamente cometera um assassinato. Eu, ainda abalado pelos desdobramentos que poderiam nortear este episódio, não soubera para que lado ir e auxiliando os policiais permaneci calado até ser ouvido pela manhã pelo delegado plantonista.

Eu só, embora fosse solicitada a presença de Helena e Izilda para depoimentos e esclarecimentos sobre o fato. Helena por sorte foi medicada por um clínico velho amigo da família que lhe dera calmantes excessivos juntamente a Izilda que estava em pânico e ambas se encontravam medicadas sob cuidados médicos.

Eu ainda prestando depoimento tramava a urdida cena para que nossas falas não tivessem desencontros.

Ao ser interpelado pelo delegado este já disse de antemão:
– É o quarto caso que se dá apenas nesses dois últimos meses. Deve ser uma quadrilha que se encontra em nossa região para extorquir propriedades dos ricos da cidade. Então, o senhor fique tranquilo, que nós haveremos de capturar e prender os assassinos.

Explanei o que tinha combinado com Helena:
"De repente ouço alguns comentários, saio do toalete e sou rendido por um homem de estatura pequena, porém armado, o qual nos trancou juntamente com minha sogra e seu esposo num quarto de hóspedes. Quando perceberam que havia mais gente na casa, a minha esposa, eles iniciaram o massacre. Por sorte ainda consegui lutar com um deles não dando chance para que minha sogra e eu viéssemos a nos ferir. Já não teve a mesma sorte o meu sogro. É isso que eu tenho a dizer. Pularam a janela e logo pela eficiência de seus soldados já estávamos protegidos. Este depoimento torna possível ver o que foi possível, porque tanto Helena quanto eu e Ingo estávamos vendados e nada poderemos contribuir, além disso."

LUTO

Interroguem friamente suas consciências todos os que são feridos no coração pelas vicissitudes e decepções da vida; remontem passo a passo à origem dos males que os torturam e verifiquem se, as mais das vezes, não poderão dizer: se eu houvesse feito, ou deixado de fazer tal coisa, não estaria em semelhante condição.
(O Evangelho Segundo o Espiritismo, Capítulo V, item 4)

Dia triste, compromissos desfeitos, tumulto e dor, pranto e desespero. O cenário que se moldava de um encontro feliz tornara-se o mais cruel para a família de Helena. A minha atitude deixara-me atordoado; após o depoimento ao delegado retornei para a casa onde havia implantado o caos e havia ainda a presença forte de Ingo. Era um misto de dor, ódio e preocupação.

A princípio doía porque em nenhum momento eu quisera levar mais dor e sofrimento a aquelas que eu amava. A raiva era companheira de jornada desde quando Ingo me desafiava com sua chantagem. Confesso que permaneci atordoado e a preocupação incessante não demorava a passar, mas nesses fugazes momentos pensava em Helena, não me importando se poderia ou não ser confinado ao cárcere caso viessem descobrir a grande farsa montada para ferir de morte Ingo.

Dona Noêmia, vizinha bondosa e prestativa, aquela que chamara os policiais, havia também providenciados todos os trabalhos do cortejo fúnebre e todos aqueles documentos necessários para a conclusão das perícias técnicas. Ao adentrar a casa de Helena ainda se encontravam algumas pessoas circunvizinhas confortando a viúva e sua filha. Mais adiante, no local do homicídio, com umas trenas, vencidas pelo uso, dois policiais mediam sem muito interesse. Convidei-os para um café no intento de arregimentar algumas supostas conclusões deste levantamento técnico, mas diante do cenário horrendo eles sequer apontavam algumas anotações que dessem acesso ao embaraçamento de conclusivos aos autos.

Pensei moderadamente: com o índice de mortes violentas na cidade e o crime ocorrendo fora dos aposentos dos visitantes e dos donos da casa tudo concorria para que fosse arquivado mais esse caso.

Isso tudo me tranquilizava em certo ponto, mas convivendo com Izilda durante tanto tempo e percebendo as modificações sobre o sentido da vida pus-me a pensar:
– "O que vais pensar de mim? E Helena, após os efeitos dos sedativos, como irá me encarar?"

O tormento não parava por aí, havia também aprendido com Silá sobre almas que são vitimadas por outros e que no plano superior organizam num purgatório impiedoso.

Todos os pensamentos assolavam-me em cheio e eu movido por este turbilhão começava a declinar.

Fui até o quarto onde Izilda estava repousando sob os efeitos dos sedativos fortíssimos que a tranquilizaram de tal forma que próximo ao meio dia ainda se encontrava dormindo.

Solicitei com dona Noêmia que trouxesse uma enfermeira para cuidar das mulheres quando despertassem dessa condição. Vendo que era profundo o sono de Izilda, beijei sua face e fui até o aposento de Helena, onde algumas pessoas de conhecimento local davam apoio e confortavam sua completa inanição de movimentos, dando a impressão de que os efeitos dos medicamentos a levaram a um estado de torpor pesadíssimo. Pedi para suas amigas para ficarmos sós, o que prontamente fizeram.

Sentei-me ao lado de seu leito, observei atentamente os móveis: mesmo sendo uma casa de veraneio o casal preparara um ambiente acolhedor, simples e decorado. Na parede havia uma fotografia do casal que revelava a graciosidade juvenil de Helena e o semblante de uma idade confundida com o trabalho denso de Ingo. Helena permanecia imóvel, eu também. "Como será nosso primeiro encontro depois que tudo passar? Como Helena irá me receber? Por que tenho sido o algoz de seus maridos?"

O silêncio que pairava ajudava meu cérebro a ativar mais perguntas sem respostas. Segurando a mão de Helena firme, a beijei na face e vaguei por alguns instantes à procura de um conforto que era impossível.

Mais uma vez a culpa de um assassinato, a dor pungente de um amor impossível invadia a minha vida fazendo-me um prisioneiro do tempo. Fui até ao centro da casa onde alguns rumores aumentavam diante do silêncio perturbador: era a chegada do corpo que trazia a única funerária de plantão. Fui receber o pessoal e separei algum móvel para que os vizinhos e amigos pudessem vigiar as últimas horas do corpo de Ingo. Tudo arrumado, Noêmia e suas amigas foram descansar. Aproveitei para acordar Izilda por não ter muita ligação com Ingo e para que juntos pudéssemos convencer Helena de que a dor logo cessaria.

Ao adentrar no quarto, Izilda estava visivelmente abalada e já se encontrava sentada à cama, bem diferente da mãe, que os olhos fitavam o nada e que mesmo assim era possível visualizar o terror e a dor companheiros de mais uma desilusão. Izilda que tudo parecia um pesadelo de sequestro e assalto, solicitou para acompanhá-la até o quarto de banho onde foi possível por longo instante reequilibrar com água corrente que descia sob seu corpo, como se lavasse o pânico e reenergizasse o vigor espiritual e humano. Disse para ficar tranquila que todos os procedimentos tinham sido solicitados e que embora eu sentisse o pesar pela perda de Ingo ela poderia contar com sua mãe viva, sem nenhum trauma, apenas o trauma da perda de seu marido. E disse também a ela que diante das circunstâncias ocorridas não foi possível ter muito do que falar do ocorrido por estarem vendados os olhos tanto os de Helena quanto os meus. Um pouco mais calma fomos ao encontro do despertar de Helena. Como era de esperar ela continuava imóvel, suas pupilas se encontravam dilatadas, as lágrimas rolavam pelas suas faces dando a certeza de que estava sofrendo. Izilda a abraçou, eu a abracei e unidos permanecemos em silêncio. Em dado momento levantamo-nos e a conduzimos ao banheiro para um banho revitalizador.

Izilda preparou tudo e eu fui acompanhar como havia ficado o quarto onde foi vitimado Ingo. Já havia sido limpo e tudo estava arrumado, o que pensei ser um ponto positivo, pois os peritos nada fizeram e se alguma prova ainda surgisse agora ficaria muito mais difícil. Fui até ao corpo e ao lado, como se nada houvera acontecido, me posicionei velando o defunto.

Confesso que não queria que aquilo acontecesse, mas diante da presunção de Ingo e diante da nossa invigilância considerei um acidente, o qual bem diferente do Coronel Otaviano o qual busquei com o intuito de matá-lo.

Pouco depois havia uma concentração maior de pessoas, na qual Helena e Izilda já se faziam presentes. Era costume na cidade velar os mortos durante vinte e quatro horas, mas diante do inchaço provocado pelo projétil, resolvemos (na verdade eu e Dona Noêmia, pois Izilda e Helena estavam sedadas) fazer o enterro no final do dia, sendo assim com menos chances de qualquer risco que nos incriminasse.

E assim foi feito o féretro diferente dos costumes da cidade. Como ficava do outro lado da cidade, havíamos um percurso que precisava ser vencido antes do anoitecer então às 18 horas pontualmente enterrava-se Ingo Heins.

A volta para nossa casa foi menos movimentada porque diante da hora avançada os poucos amigos seguiram para seus afazeres e pudemos voltar apenas a família mais Dona Noêmia. O silêncio permanecia e o apoio também à Helena por todos nós. Em chegando à casa Helena entrou em crise e convulsivamente chorou, consolada por sua filha e acompanhada pelos mimos da vizinha Noêmia. Eu apenas observava com a cabeça pesada de sentimentos doídos. Aproximei-me de Helena e por um gesto ímpar em todo nosso relacionamento ela repulsou-me, empurrando-me com seus braços frágeis, o que compreendi que em sua mente ela decidira me culpar. Fui até a varanda que dava uma vista às montanhas bem ao fundo e comecei a conversar com este homem bruto que não respeita os sentimentos e que dilacera vidas. Sentei-me a uma poltrona e mais doído que a morte de Ingo era a cena de Helena me empurrando. Sem domínio pus-me a chorar e sem perceber a presença de minha esposa senti-me vazio, sujo, arrependido e culpado. Estes sentimentos davam conta de que era preciso voltar. Tudo que elaborara inicialmente estava desfeito e o caos agigantara diante dos meus olhos. Izilda vendo-me assim abraçou-me enternecida e falou-me palavras amorosas e de encorajamento. Este colapso entre duas verdades um dia iria acabar, a verdade de uma trama passional entre Helena e eu, e a verdade de um amor incondicional entre Izilda e eu. Adentrei-me à casa e com os olhos marejados fui até Helena amparado pela proteção de Izilda e na nossa linguagem pedi desculpas e perdão e Helena nada respondia. Izilda interveio dizendo que era muito grata por ter salvado a mim e a vida de sua mãe. Pobre Izilda, não sabia o porquê das minhas falas. Foi até o aposento e pedi para ficar só.

Já era noite e o que mais me acompanhava eram as dúvidas de como seria minha vida com Helena. Era preciso um tempo, tempo que eu não tinha pois diante do ocorrido era prudente apressar a volta para Campo Grande.

Adormeci e somente no dia seguinte, já passados das 8h30 da manhã, que me levantei, tomei banho, fiz a barba, vesti-me e fui à sala de jantar, onde era servido também o desjejum e já se encontravam a tempo Helena e Izilda. Por um instante pensei temeroso: "o que será que falaram, o que será que Helena disse para a filha sobre o ocorrido?"

Continuei e dando um bom-dia um pouco contrito sentei-me para o desjejum. Izilda abraçou-me e disse:
– Estamos todos bem. A mãe dormiu como um anjo e hoje mesmo iremos retornar para Jaraguá.

Puxei um assunto com Helena tocando em seu braço como se estivesse dando um carinho. Ela esquivou-se oferecendo algo que estava distante e percebi mais uma vez que ela me refutara. Aceitei e ela sentou-se ao lado da filha dando um sinal claro que estava me evitando. Procurei não aumentar o problema falando que iria arrumar o barco, iria arrumar os veículos e iria à delegacia para saber do crime. Helena inquietou-se, volvendo rapidamente de onde se encontrava, fitando meu rosto como se nada houvesse acontecido saí, resolvendo este e aquele problema, deixando-as para que pudessem confortar-se uma à outra diante das fatalidades.

Chegando à delegacia, o delegado não se encontrava e pouco tempo após ligou atendendo a um chamado de um de seus soldados. Passou-me o telefone e disse que logo mais gostaria de falar-me pessoalmente. Expliquei-lhe da vontade da viúva e filha regressar à cidade de Jaraguá. Ele pediu alguns instantes e retornou para nossa última conversa. Ele era muito bonachão e estava muito preocupado com sua aposentadoria e todos os problemas ficavam a margem de sua obrigação. Isto pude constatar pelas poucas conversas que fincamos nos momentos do depoimento. Ele chegou cinco minutos depois e disse-me ao entrar:
– Gostaria de dizer ao doutor que a minha equipe e eu não mediremos esforços para trancafiar os assassinos de seu sogro e que tão logo os prendamos terei o maior prazer em chamá-lo para que o senhor veja como deixaremos o meliante.

Eu que captara toda a essência da conversa, concluí que ele sequer iria lembrar no dia seguinte desse homicídio e para contestar a possível condição do assassino ponderei:
– Caro Dr. Delegado, por mim encerra-se aqui, não é preciso nenhuma outra arbitrariedade para não aumentar maiores dores aos familiares.
O delegado respondeu:
– A sua bondade é muito grande para esses perigosos assassinos, mas vou lembrar dessas suas palavras quando puder prendê-los.

Despedi-me e nunca mais ouvi falar neste caso pelas autoridades. Atravessei a cidade e passando pelo centro deparei-me com uma igreja que era conduzida nessa época por Padres Redentoristas e por alguns instantes adentrei, sentei-me num banco imenso de madeira e sozinho comecei a lembrar da minha vida. Fiz uma leitura desde menino, acostumados às pequenas disputas, onde eu sempre tinha que vencer, depois aos pequenos truques para enganar minha mãe, meu pai, subtraindo somas para poder comprar aquilo que desejava. Lembrei-me das paixões fugazes e das promessas eternas que levaram dor e esperas intermináveis às namoradas de então. Lembrei-me da fazenda que fora distribuída para que eu pudesse reerguer-me na minha mocidade com trabalhos rurais.

Lembrei-me do dia em que eu fora buscar minha mãe preta para conduzir o casarão em minha fazenda.

Lembrei-me de um tempo em que a força dominava os sentimentos e a ganância predominava campo afora. Lembrei-me das proximidades que fizera ao Coronel Otaviano no intento de ter como mulher a sua filha Izilda. Lembrei-me também da transgressão consumada e a minha lembrança sempre trazia sofrimento e dores para aqueles que comigo conviviam.

Resolvi olhar para uma cruz que ficava ao lado direito do altar e perguntar ao Mestre por que tudo era difícil, doloroso e cruel nas minhas conquistas. Como não tinha respostas que me confortassem entrei em prantos inconsoláveis e me peguei de joelhos pedindo perdão, pedindo um pouco de paz e pedindo que não me tirasse aquelas que eu amo.

Havia na ocasião uma figura que estava fixada à parede de um santo chamado São Francisco, e fixando-o pedi-lhe humildemente: "Não me deixe mais só, envia do teu amor alguém que me conduza em toda minha estrada, mesmo que eu jamais os veja, mesmo que eu jamais os conheça, mesmo que eu jamais possa retribuir, tenha piedade de mim e cede pelo amor de Jesus".

Eu que demorara a chorar aproveitei esses instantes para completar todo o pranto que havia sufocado na minha vida.

Um fato estranho aconteceu-me a partir daí. Revigorado pelo ar e pela emoção derramada coloquei-me de joelhos, e fiz um Pai Nosso, volvi meus olhos à figura de Jesus e mais uma vez olhei o São Francisco.

Saí e seis ou sete passos após olhei e me encontrava não mais só, mas com dois companheiros que eu não vira suas faces, mas que se apresentavam com vestimentas tribais. Saíram à minha frente e me senti forte e renovado pela primeira vez.

Dirigi mais um pouco e cheguei à casa de veraneio. As malas prontas, ainda dor visível, era hora de partir para Jaraguá, esquecer toda dor e sofrimento e tentar convencer a mim mesmo que jamais cometeria outro crime, mesmo que fosse por um grande amor.

Na volta Helena e Izilda foram à frente e eu atrás no outro veículo: sessenta quilômetros de reflexão.

REMORSO E INCERTEZAS

Que é o que pedis ao Senhor, quando implorais para vós o seu perdão? Será unicamente o olvido das vossas ofensas? Olvido que vos deixaria no nada, porquanto, se Deus se limitasse a esquecer as vossas faltas, Ele não puniria, é exato, mas tampouco recompensaria. A recompensa não pode constituir prêmio do bem que não foi feito, nem, ainda menos, do mal que se haja praticado, embora esse mal fosse esquecido. Pedindo-lhe que perdoe os vossos desvios, o que lhe pedis é o favor de suas graças, para não reincidirdes neles, é a força de que necessitais para enveredar por outras sendas, as da submissão e do amor, nas quais podereis juntar ao arrependimento a reparação.
(O Evangelho Segundo o Espiritismo, Capítulo X, item 17)

Chegando a Jaraguá, embora a distância percorrida fosse pequena, tínhamos os corpos cansados e por tudo que ocorreu socorremo-nos numa boa e descansada ducha para que nossos corpos pudessem reequilibrar mais rapidamente.

Era natural que Helena e eu estivéssemos complicados, tínhamos de certa forma, induzidos por nossas incúrias, causado a morte de Ingo. Por mais que houvesse amor, por mais que houvesse carinho, não era ali o local para construirmos a sublimação de uma traição. Ingo por sua vez e por amar tanto sua esposa, apenas tentou defender sua felicidade, mas já havia consigo a dúvida que não calava sobre nós, os amantes invigilantes. Esse peso contraído mais por minha causa deveria ser colocado assim para que a pobre Helena não levasse consigo a culpa de um assassinato. Eu deveria partindo dos conceitos que ela teria de mim, procurar isentá-la plenamente da trama fatídica. A minha cabeça lembrava todos os detalhes e não conseguia perdoar o ato ignóbil, pensava nas confusões da minha tormenta: "Como deve ficar Izilda quando tudo descobrir"? E Helena, será que continuará a me amar?

Sentia-me culpado e sujo, incapaz. Eu que descobrira o amor de forma tão doce agira sempre com a estupidez e a intolerância. "Por que tudo acontece comigo desta forma"?

Este turbilhão de indagações, embora cansado, persistia em continuar. Tentei por várias maneiras engendrar algumas palavras que confortassem Helena pela perda do seu esposo, tudo no intuito de saber como ela reagiria pela manhã. Ensaiei acordar mais cedo e ir à floricultura para dar às mulheres as melhores flores da região como meio de enfrentar a dura realidade que invadiu a vida de Helena, a minha e de Izilda.

E assim o fiz. Pela manhã dirigi-me à floricultura que ficava aproximadamente a dois quilômetros distante de onde estávamos e para que minha vida pudesse ter sentido, fui andando e organizando como iniciar um diálogo com Helena. Por outro lado, já havíamos entregado todos os nossos momentos de lazer com a morte de Ingo tudo ficara de luto. Izilda também não sorria e pouco falava. Subitamente começou a ter saudades elevadas de nossos filhos e buscava alguma forma de fazer-me convencer de voltarmos rapidamente a Mato Grosso. Eu queria o mesmo, porém precisaria saber como estaria Helena em relação a mim e esta oportunidade não poderia ser apressada, pois o ambiente não era favorável para amores passionais.

Vendo as flores, Izilda reanimou-se enquanto Helena apenas sinalizou com um monossilábico verbo "são uns amores", mas continuava a evitar-me como que tivesse sentença dada ao meu ato inescrupuloso. Sentamos para o desjejum e procurei conversar com Helena:
– Querida Helena, sei que o momento não é o melhor para traçar rumos para sua vida, mas Izilda e eu ficaremos muito felizes caso aceite passar um tempo, o quanto for necessário para você, juntamente conosco e nossos filhos.
Helena timidamente meneou a cabeça negativando. Izilda sobrepôs a mão em seus ombros e disse:
– Mãe, vamos, pois tudo aqui faz te lembrar Ingo e a dor permanecerá mais tempo do que deve para minha linda mãe.
Helena pôs-se a chorar e nada disse.

Pensei: "Tenho que falar a sós, tenho que isentá-la de tudo para que ela não deixe de me amar".

Sem observar que nesse momento o meu egoísmo transformado em obsessão queria a todo custo aprisioná-la sob a vigília dos meus olhos. Izilda continuou tentando diminuir a tristeza, o choro e o desânimo, mas o silêncio das palavras e o grito de dor suprimido no peito de Helena permaneciam. Vendo-as agora chorando ambas resolvi levantar e dar uma caminhada para que mãe e filha se consolassem e pudessem encontrar harmonia.

Nesse tempo vaguei por algumas ruas da velha Jaraguá e observando os seus costumes e construções ao estilo europeu, lembrei-me das duas figuras emblemáticas que me acompanharam quando estava na igreja de São Francisco do Sul. E continuando a andar deparei-me novamente com esta vontade de adentrar a uma igreja. Perguntei a um transeunte, ele explicou-me que não muito longe, havia um pequeno templo de orações que era muito singelo, mas também muito utilizado. Resolvi caminhar até esse local. Em chegando, pude perceber que se tratava de uma capela de oração. Dirigi-me ao Centro, tudo era muito pequeno, mas tudo organizado e o que mais me deixava intrigado é que eu me sentia leve e protegido. Essa proteção eu sentira como se alguém estivesse me amparado, como se alguém pudesse estar retirando dos meus ombros todo peso da culpa, todo medo, tudo aquilo que chamavam de pecado. E vendo duas senhoras de joelhos aos pés de Nossa Senhora Schoenstatt, resolvi ajoelhar-me e colocar em oração o pouco eu sabia. Por alguns instantes os pensamentos atravessados da repulsa de Helena, da morte de Ingo e da trama ardilosa com o delegado me vieram as lágrimas de vergonha e arrependimento. Sentia-me protegido e ao mesmo tempo impotente para fazer parar o choro incontrolável de minha alma.

Não sei por quanto tempo ali permaneci só, mas havia diante e atrás de mim algo que me recompunha a cada instante. Foi possível lembrar dos meus filhos, foi possível lembrar dos meus empregados, dos projetos de Izilda, da Fundação de Silá. Esses pensamentos de certa forma abalaram a minha dor do pensamento fixo de Helena.

Já estava bastante adiantado o sol quando resolvi deixar a capela. Mais uma vez ao sair pela única porta, dois índios deixavam o recinto e eu saí em direção à casa de Helena para compor novamente minhas dúvidas não esclarecendo dos meus sonhos. Passava do meio-dia, ao aproximar-me da casa Helena disse à Izilda:
– Graças a Deus, João está chegando.

Izilda veio abraçar-me perguntando o que tivera acontecido. Contei que estava fazendo oração numa capela próxima e elas rebateram com irritação, pois diante da hora adiantada e minha ausência, tudo que elas não queriam era mais problema.

Entrando dirigi-me ao quarto e deitei-me contemplativo e continuei a pensar como eu me sentira bem na igreja e na capela. E porque nunca havia pensado nisso. Lembrei-me também de que eu tudo houvera planejado e sonhado não precisava mais de embuste. Eu teria que falar com Helena sobre nossos destinos. Teria que tirá-la da culpa que visivelmente a deixara abatida.

Com tranquilidade dirigi-me à cozinha pois estavam preparando o almoço e pedi licença para Izilda que eu teria uma conversa com Helena. Izilda disse:
– Claro, João, a mãe precisa mesmo de alguém que converse com ela.
Mesmo sem querer peguei na mão de Helena e com um pouco de resistência ela disse:
– João, me desculpa, mas não estou querendo falar.
Redargui retirando seu avental, tirando sua luva e a trazendo para a sala.
– Helena, preciso conversar contigo, mesmo que minha companhia lhe cause dor e sofrimento, e agora repulsa.
Izilda que ouvira tudo rebateu dizendo:
– João, não é nada disso, a mãe acaba de perder o esposo num momento de violência, é natural que ela mantenha luto até nas palavras.
Disse à Izilda:
– Querida, mesmo assim eu preciso falar, contar de mim para Helena e preciso que seja agora.
Izilda prontamente em tom de brincadeira redarguiu:

– Nossa, deve ser uma grande surpresa, mãe. Vá depois me conte!
E assim o fiz; peguei na mão de Helena e disse à Izilda:
– Querida, dentro de meia hora estaremos de volta, vamos andar pelas calçadas.
Ao sair da casa, já com o pensamento mais ordenado tive a intuição de dizer tudo de uma só vez, falar do meu amor, do meu medo, da minha culpa. Afastando-nos um pouco, ainda de mãos dadas disse à Helena:
– É possível que nunca mais queira me ver, é possível também que se sinta culpada pelo fatídico e trágico assassinato de Ingo e por tudo que aconteceu conosco.
Helena permanecia silenciosa, mas com a atenção voltada para minhas falas.
– O que ocorrera naquela noite queria dizer que toda culpa é minha.
Helena atalhou dizendo:
– A culpa é minha, eu que permiti que você mais uma vez tirasse a vida de uma pessoa. Eu que provoquei a situação, o resto foi no calor da emoção.
Disse-lhe:
– Querida, o meu amor desenfreado e cego trouxe todas as dores para sua vida, o meu egoísmo em tê-la a qualquer custo tragou todas as formas, todas as leis, todos os costumes e me fez revelar o que mais odiento tenho: a intolerância para todos que dividem você comigo. Bem antes de nosso encontro Ingo interpelou-me sobre a carta que me enviara.
Helena espantada disse:
– Mas como?
– Antes de colocá-la no correio ele leu e desde então sabia de nós dois.
– Como você descobriu?
– Eu nunca sequer imaginei até ele me contar, por isso aquela conversa, aqui mesmo atrás de sua casa, nós não estávamos cortejando vocês e sim nos desafiando. Mas mesmo que você não soubesse disso, ele tinha desde muito tempo a certeza do nosso amor, se é que você ainda me ama, e a falsidade com que nos dávamos eu para Izilda e você para ele era o ponto de que necessitava para desmascarar-nos. Por isso, arranjou aquela viagem à trabalho para criar um cenário favorável ao nosso encontro.

Helena estava chocada e disse que nunca ele sequer tocou em assunto que levasse a nós dois e também, que há muito tempo, já havia talvez pela diferença de idade desistido de ter um relacionamento de marido e mulher, mas a amizade e o respeito todo instante florescia cada vez mais.

Com ciúmes, disse:
– Poupe-me de detalhes que me desagradam, mas quero continuar o que tenho a falar para você. Ainda sobre todo o problema do assassinato, consegui com o delegado que fosse de uma só vez baixados todos os inquéritos. Não precisa se preocupar. Quanto à sua repulsa por mim é o mais dolorido. E ela terá que ser tomada agora, porque do dia em que a vi sob a penumbra de um corredor na casa do Coronel Otaviano até hoje e por certo até o último dia da minha vida o meu coração aprendeu a amá-la de todas as formas. A esperança de encontrá-la, de tê-la, mesmo por alguns instantes, motivou-me a percorrer distância para poder saciar por poucos minutos que ficamos à sós e que analisando as circunstâncias em que ainda na sua casa me olhou e que seus olhos declararam o mesmo amor que eu tenho por ti, tive a certeza mesmo sabendo dos riscos que Ingo poderia estruturar para nós dois, resolvi enfrentar. Então a culpa é minha, pois se fosse preciso estava pronto para morrer por amor, mesmo que um amor passional, mesmo que um amor impossível. Eu queria dizer com um sentimento que me invade todos os dias, com as lembranças do seu rosto, da sua boca, do seu cabelo, mas a palavra não traduzirá essa intensidade.

Então Helena, mesmo sabendo do seu "não" com todos os meus sentimentos eu te digo: "Amo-te e sempre te amarei. Quanto à minha mulher, sua filha, é possível que nunca compreenda isso, mas também a amo, a amo de uma forma diferente, amo pelos nossos filhos, amo pelo crescimento que adquiri com sua companhia, amo com o coração, o mesmo coração machucado pelo teu amor impossível. Mas, por favor, não me rejeite porque não saberei como viver sem sonhar que um dia poderemos estar juntos. Queria ter todos os minutos para dizer em alto e bom tom: você me recria, você me completa, você acende o meu dia anoitecido pela tristeza, sempre te amarei, mas aceitarei por todo o sempre e respeitarei sua decisão caso não queira mais ter-me como amante."

Helena tudo ouvia, estávamos caminhando a quase vinte minutos sem endereço certo para chegar, de sorte que Helena vendo a capela convidou-me para visitá-la.

Poderia ter dito que nos últimos dois dias fora ali o meu manancial de energia para continuar, e de mãos dadas adentramos e por alguns instantes Helena orou profundamente. Eu ainda emocionado por estar com a minha amada confesso que não consegui refletir em nenhum outro pensamento que não levasse Helena junto.

Na volta, mais tranquila, dei a palavra para que ela pudesse explicar minha posição:
– Querido João, é natural que eu me defenda de algo tão cruel que se abateu conosco, mas jamais permitiria que toda culpa recaísse sobre você, pois da mesma forma que seus sentimentos para comigo causam inquietações e outras vezes estímulo, penso que também o amo. E o amo como jamais amei outro homem, amo com os cuidados que têm aqueles que amam os filhos, e tudo que me levou a afastar-me de você foi esse amor. Não conseguiria sobreviver caso Izilda viesse, a saber, que sua mãe ama com todas as forças o seu marido. Afastei-me de você, João, por amá-lo. A figueira que descrevera como companheira amiga o fiz diferente: tomei o meu tempo atribuindo cursos e estudando mais do que devia para que meus pensamentos não me levassem até você. Quantas noites o meu corpo pedia a sua presença, quantas lágrimas nesta mesma capela derramei por você não estar comigo! Sem contar, João, que na miséria de minha infelicidade sonhei inúmeras vezes que contraíamos núpcias exatamente naquele banco onde sentamos. No outro dia ia correndo para ver se de uma forma ou outra você não estava lá.

Desesperada e submissa a um fardo de um amor impossível procurava driblar os meus pensamentos com trabalhos assistenciais e estudos; quando conheci Ingo foi uma companhia que se aproximou de um ombro amigo. Para ele tudo me era permitido contar, então João, ele sabia de nós dois e ele foi chegando com sua ausência e foi dando aquilo que nunca tive e mesmo sem amá-lo, no meu isolamento casei-me.

Foram tempos maravilhosos pela companhia, pelas viagens, por tudo que construímos, mas foi em vão tentar tirá-lo do meu coração. Amo-te e te amarei sempre, por toda a minha vida, mas até quando haverá mais mortes, mais dores, mais sofrimento? Até quando?

Sem percebermos estávamos chegando atrasados para o almoço.

DÉJÀ VU

Aproxima-se o tempo em que se cumprirão as coisas anunciadas para a transformação da Humanidade. Ditosos serão os que houverem trabalhado no campo do Senhor, com desinteresse e sem outro móvel, senão a caridade! Seus dias de trabalho serão pagos pelo cêntuplo do que tiverem esperado.
(O Evangelho Segundo o Espiritismo, Capítulo XX, item 5)

Parecia que a noite não terminaria nunca, a expectativa dos progressos alcançados e do comprometimento nessas novas tarefas deixara-me empolgado a tal ponto que grande parte da noite passei em claro planejando como adquirir a confiança dos jovens e como servir da melhor forma possível. Ficara pensando se Afonso ou Norma poderiam me apresentar inicialmente, mas temia que eles também tivessem para essa manhã suas atividades normais.

Rapidamente recorri à Laura que sempre me dissera: "peça que te ajudo" e repousei nesta tranquilidade. A noite nesta colônia de comunicação tem um pouco diferente seu tempo em relação ao mundo que vivi.

O ar fresco, as matas exalando um perfume que lembra o odor das rosas, e estas que tanto cultivaram após meu primeiro infarto. Este cheiro predominava e com a temperatura agradável era um convite às reflexões. Por isso, as atividades mentais nesta colônia gradualmente tornam-se preenchidas com algo produtivo e para o futuro, diferente das regiões gélidas, onde quase tudo eram lembranças e compromisso de assimilar novas vibrações que equilibravam o espírito enfermo.

Essas mudanças promovidas através dos laboriosos trabalhos que voluntariamente são desempenhados por todos que ultrapassam a fronteira umbralina e gozam desse pequeno e grandioso espaço que lembra muito um apartamento que recebeu todas as condições necessárias para abrigar seu inquilino. Isso nos dava, porque igualmente a mim era enorme a fileira daqueles que estavam iniciando novas etapas nos processos evolutivos.

A manhã chega e como de forma de similaridades deparo com Laura festiva e feliz por tudo que consegui nos tempos sob sua observação brincando disse-me:
– João, mais uma vez você me surpreende!
Respondi-lhe em tom amigável:
– Eu sou sempre surpresa!

Ambos rimos, mas o dever nos chamava e partimos em direção ao veículo que nos transportaria até os salões de aprendizado fraterno que me aguardava. Havia em mim um desejo enorme, talvez por não ter filhos próprios, de conduzir numa das esferas educacionais a um plano ótimo de atividade que levaria a compreender a grandeza da criação de Deus. Também é verdade que para lograr esse reconhecimento me fora preciso uma quantidade enorme de meu tempo e qual foi a surpresa para todos as reflexões das vantagens de compartilhar uma vida embasada na experiência do Cristo. Convivi com Izilda até o fim de meus dias e recebi desta alma maravilhosa quase todos os ensinamentos que me pautaram nos dias difíceis e a reconhecer estas boas e valiosas virtudes de buscar este "eu" mais espiritual.

Neste espaço onde me encontro, por ter áreas imensas, iguala-se a um grande continente que tem seus mistérios e que tem seus pontos mais conhecidos. É preciso habilitar em todos os setores para que possa ter avanço para outros mistérios. Hoje inicio minhas atividades nesta colônia tentando dar o mais alto de mim para que possa compreender a grandeza de servir humilde e a virtude de compreender passivamente.

Laura feliz continuava dizer para meus ideais não sumirem nas atividades que iniciara agora. Perguntei o porquê. Disse-me:
– O ideal que busca para sua vida passa por etapas de aperfeiçoamento e certamente depuradas as cascas de um esqueleto endurecido pelas

paixões torna-se livre e pode-se ao mesmo tempo reconhecer auxílio cada vez mais intenso para os necessitados.

O destino chegara; impressionante eram aqueles com os quais me deparavam, todos pareciam felizes e todos pareciam me conhecer. Isso me fortalecia e me deixou à vontade para que Norma pudesse me colocar nos locais onde estagiaria por algum tempo.

Adentramos a um salão imenso e como numa grande cidade onde transeuntes caminham rapidamente também era assim, com um diferencial muito distante daqueles que julgam estar só, não cumprimentando e nem se desculpando por possíveis erros. Era como se fosse um grande cenário onde todos tentam seu ideal e buscam aperfeiçoamento com trabalho de auxílio fraterno. Como o próprio departamento se chama havia grandes quantidades de irmãos que apenas se colocavam em cápsulas muito parecida com cabines de uso telefônico no nosso mundo terrestre e que recebiam súplicas, recebiam chamados, recebiam orações. Essa atividade retransmissora nada mais era que um filtro que limitava informações de graus nocivos àqueles que iriam atender ao pedido. Nem por isso ficavam sem resposta todos que em nome de Jesus e dos anjos e dos santos (esses criados pelos homens) fossem perdidos nas respostas. Toda essa atividade estava bastante evidenciada próximo aos locais que erigiam templos religiosos. Cada um recebia, decodificava e retransmitia para outros planos dentro deste mesmo departamento ao quais sob a vigília era conferida aos médiuns em seus trabalhos, aos pastores e todos aqueles que em nome de Deus trabalhavam em prol do progresso de todos os irmãos. Também eram filtrados os pedidos endereçados sob a farsa, a cobiça e a incredulidade com propósitos de prejudicar este ou aquele irmão de caminhada. Quase sempre essas comunicações passavam com muita propriedade as regiões migratórias e umbralinas para que o serviço dos irmãos tomados pela força de quiumbas ou trabalhadores trevas executassem no orbe terreno.

Não olvide que embora eles recebessem tal solicitação nosso departamento não colocava os aparelhos fossem fluídicos, fossem mecânicos em contrapartida daqueles iniciáticos.

Eu, porém, não deveria executar essa atividade. A minha requeria um pouco mais de diversão àqueles trabalhadores tão valiosos deste departamento.

Encontramo-nos com Norma e de posse do envelope que eu abriria somente na minha casa coloquei-me à disposição para todo e qualquer trabalho ligado aos jovens e a evangelização, pois era esse o texto que estava contido no envelope lacrado. Havia também uma expectativa em mim de reencontrar Silá, mas por intuição percebi que isto era impossível.

Também com quase uma frequência costumeira flutuava ao passar este ou aquele irmão. Afonso havia me explicado que eram irmãos de grande força fluídica e que exerciam notáveis trabalhos neste departamento.

Este choque tenderia a acabar muito em breve tornando eu também, com o decorrer dos avanços em minha atividade, por fazê-lo nos iniciantes. Era uma forma também de conhecer através dos fluidos aqueles que deteriam nobres etapas e que requeriam tratamentos diferenciados por respeito hierárquico, mesmo esses se misturando à multidão sem importar com seu status ou com seu poder.

Norma dissera-me que embora os dias fossem diferentes como a noite em tempo, logo meu espírito moldaria e não teria mais então ansiedade e como uma corrente uníssona de trabalho, lazer e aprendizado fluiriam normalmente.

Norma apresentou-me Jairo. Era uma figura em que olhando em seus olhos havia uma sensação de "déjà vu" de tanto carinho que nos passava e parecia um anjo sempre risonho no alto de seus dois metros; trajava-se com roupas leves com estilo bastante ligado a vestimentas dos padres. Não tivera tempo para conduzir mais palavras para nos conhecermos melhor, mas havia uma sintonia tão intensa que parecia conhecê-lo há muitos anos.

Laura despediu-se seguiu seu destino. Norma distribuiu a função e solicitou a Jairo que me conduzisse propriamente às atividades. Fora interessante neste momento que embora não saíssem palavras nossos pensamentos se comunicavam normalmente e a minha primeira missão foi coordenar uma campanha de instruções sobre combate de doenças transmitidas sexualmente aos encarnados. Era preciso criar equipes e transformar na linguagem que a compreensão fosse assimilada rapidamente, intuir aqueles que detêm certas lideranças a manifestarem propósituras às autoridades, a líderes religiosos, a professores e a todas as associações onde albergava a mesma fonte das necessidades.

Parecia-me difícil a missão porque conhecia pouco seu conteúdo, mas algo me surpreendera: ao primeiro encontro com os jovens me veio como se fosse de meu domínio mais natural possível tudo aquilo que eu deveria falar, como e para quem eu deveria falar. Sempre queria conduzir alguém num determinado assunto quando recluso nos meus momentos finais de vida e dizes das coisas possíveis que não comprometessem o espírito e somente agora, depois de invadir o umbral, descortinar o inferno da migração, vencer o frio do departamento gélido e me encontrar nesta comunicação é que posso executar um pouco de tudo que não fiz.

Havia aproximadamente sessenta irmãos sedentos para conhecer e levar um pouco das palavras pelo intercâmbio mediúnico junto aos encarnados. Era como uma sala ou um anfiteatro, onde adentramos e Jairo fez as apresentações. Todo o ambiente me parecia familiar e toda uma intuição me pareceu ser possível conduzir endereçando recursos e com uma comunicação bastante lúdica pude entreter por mais de quatro horas todos os jovens prontos para servir em nome de Jesus. Perguntei a Jairo ao sair:
– Por que havia tantos jovens? Só neste anfiteatro aproximadamente sessenta!
Jairo respondeu quase como Afonso em tom risonho e didático:
– O jovem traz uma força divina e ao deparar com as drogas nem sempre recebe os cuidados familiares devidamente conduzidos para o aprendizado, mas eles pulsam com um coração gigante de amor, estudam,

auxiliam seus familiares, estão predispostos a encontrar a felicidade custe o que custar, mas no ímpeto de suas emoções, descuidam e adquirem pelas coisas do mundo doenças que os vitimam rapidamente. Depois de passarem pelas fases de aprendizado e pelas fases de reconsiderações como você, João, ingressam neste departamento e com a mesma certeza de que não gostariam que os outros sofressem das mesmas agruras que os vitimaram propõem ao dirigente servir àqueles que necessitam destas intuições. Por isso é preciso prepará-los para que ao intuir os irmãos que suplicam nos leitos dos hospitais, aos irmãos que ainda não conhecem a terrível moléstia adquirida prepará-los para não sofrerem mais moralmente.

É como se estivéssemos dando um bálsamo de entendimento para que suas reflexões não descaminhem para as regiões trevosas. Em todos os seus espaços, João, são possíveis perceber núcleos de necessitados bem como núcleos de auxiliadores a estes necessitados. Antes que eu me esqueça, pelo primeiro dia sua palestra foi inspiradora e isso levará à nossa Irmã Norma.

Nesse momento, do nada aparece Afonso e com seu jeito brincalhão disse afetuosamente:
– Até que enfim começou a trabalhar!
Respondi em tom de brincadeira:
– O melhor de tudo é que não temos patrão a não ser Aquele que tudo vê e tudo nos concede.

Palestramos um pouco animadamente os três e já me retirando para meus aposentos, Afonso, que morava muito próximo, resolveu me acompanhar e fomos caminhando e discutindo como eu me sentira bem nesses dias em que me encontrava nesse departamento. Os irmãos e irmãs pareciam transmitir-me uma energia de inefável aroma doce e que me fazia bem. Meus pensamentos que muitas vezes eram surpreendidos com remorsos e tristeza agora fulguravam entre luzes e flores.

Afonso ouvira-me calado por um bom tempo e permitiu-me falar de todas as sensações e sentimentos que me deixaram feliz sem a obsessão

de dores e traumas emocionais. Como de costume elucidava-me com a sua grandiosa sabedoria:
– Querido João, a cada instante evoluímos, a cada instante aprendemos a amar desapaixonadamente, a amar por aquilo, por aqueles e por tudo quanto nos liga ao ego. Não poderia existir entre nós esses sentimentos tão possessivos que maculariam todas as irradiações de conexões complexas entre o mundo espiritual e o mundo encarnado, por isso Deus, o justo, permite escalonamento que retardam em esferas inferiores não porque Ele assim o quer, mas porque Ele o quer cada vez mais livre, cada vez mais feliz e cada vez mais com aqueles que mais estão do seu lado.

Perguntei a Afonso:
– Afonso, como vamos descobrir aqueles que nos foram caros como esposa, pais, amigos íntimos e como encarar aqueles aos quais fomos o contrário?
– Querido João, esses laboratórios anteriores são exatamente para dissipar energias enfermas e consumistas, para dessedentar a sede de liberdade, de conhecimento e da grande família do Pai. Mas aqui mesmo conhecerá muito daqueles que lhe foram caros e outros que, naquele plano ainda incapacitado de reconhecer que eram irmãos em progresso, não tiveram essa mesma sintonia. Nem por isso deixaram de ser irmãos. Aqui ainda há os encontros daqueles que visualmente trouxeram da bagagem terrena. Mas consulte seu coração e verifique se era necessário para amar e ser amado cometer tudo aquilo que você cometeu. E assim por diante temos, João, de trabalharmos nosso "Eu" coletivo sem deixarmos de alcançar nosso ideal. Há aqui também amores que duram todo o sempre, mas há também aqui amores que jamais terão as condições de se unirem novamente, porque no aprendizado todos estiveram diluindo sua carga trevosa, ambientando numa sintonia de amor fraterno que muitas vezes passa despercebido nesse plano.
– E os meus desafetos, aqueles que eu matei?
– Ótima pergunta, João. Talvez eu não esteja credenciado para te responder como Deus opera em circunstâncias adversas, mas tenho certeza que neste ponto em que se encontra se os vir eles certamente o chamarão de irmão e o convidarão para cear com eles.

A conversa estava animada e a reflexão e aprendizado eram enormes. Adentrei-me e Afonso seguiu um pouco mais adiante para sua jornada de descanso. Entrando em meu aposento relembrei de tudo que Jairo me disse e tudo que Afonso me disse. Pus-me de joelhos e iniciei a oração de agradecimento por um dia de trabalho e aprendizado. Mas meus pensamentos levaram-me até Laura, socorrista de todo momento, a qual poderia conceder-me valiosos ensinamentos acerca de como eu poderia reparar meus débitos com todos aqueles que os fiz menores do que eram.

Laura já estava em seu aposento e era possível com nossa aproximação mental dialogar perfeitamente e respondeu-me então nitidamente que era possível que nas escadas da evolução eu tivera este aprendizado de dirigir-me ao Pai e o Pai, que tudo ouve, permitiu-me encontrar os irmãos em esferas mais densas. Diante da minha verdade e diante da minha condição de amar fora possível resgatar as perdas evolutivas pela fé e abnegação e que "esses irmãos também tivessem condições de perdoar como você assim o fez com suas orações ao Pai não demorara muito nesta grande colônia a encontrá-los identificando alguma obra, quem sabe antes mesmo de você eles não estiveram neste departamento e já estão um pouco mais adiantados que nós".

Perguntei sobre o amor que eu dedicara à Helena, à Izilda, aos meus filhos aos pais e a Silá. Respondera-me naturalmente que fora possível através da mentalização ver alguns deles e que logo eu também poderia ter esse prazer de reencontrar, de reviver um pouco daquilo que fomos e eu também já teria tido a oportunidade de rever aquela a quem tanto amei neste mesmo plano, mas que num determinado momento e pelas afinidades eu haveria de reconhecê-la.

Lembrei instantaneamente da transformação da Irmã Mafalda na minha mãe preta. Também me lembrei que todo aquele afeto e amor que eu tivera em minha vida carnal estavam mantidos em vida espiritual. Pensei: "será que nesta vida o amor por Helena e Izilda haveria de ser revelado?"

Como numa conversa de conferência dos seus aposentos Afonso deliberadamente gargalhou. Sorri e despedi-me de ambos, pois havia em mim um pouco de vergonha por um ato que tanto me fez feliz e tanto me fez sofrer também.

Deitei-me e, com um desligamento fluídico adormeci.

A DESPEDIDA

Na ordem dos sentimentos, o dever é muito difícil de cumprir-se, por se achar em antagonismo com as atrações do interesse e do coração. Não têm testemunhas as suas vitórias e não estão sujeitas à repressão suas derrotas. O dever íntimo do homem fica entregue ao seu livre-arbítrio. O aguilhão da consciência, guardião da probidade interior, o adverte e sustenta; mas, muitas vezes, mostra-se impotente diante dos sofismas da paixão. (O Evangelho segundo o Espiritismo, Capítulo XVII, item 7)

Estávamos atrasados aproximadamente quarenta minutos. Os gritos de Izilda eram compreensíveis, pois todo o preparo com os cuidados costumeiros havia esfriado sobre a mesa. Helena foi de antemão avisando:

– Foi o João que me segurou.

Por outro lado, disse o mesmo:

– Foi a sua mãe que resolveu rezar tudo que não rezou no ano.

E todos já estávamos rindo. Era costume de o casal fazer orações que precediam a refeição. Sabendo disso, Izilda pediu a mãe para abençoar os alimentos que seriam servidos, mesmo com a demora de todos nós. Assim Helena o fez.

Era um dia em que pude consagrar ao meu coração sofrido um pouco de alento diante da conversa com Helena. Para ela também era o mesmo porque me passava pelos seus olhos a grande chama da paixão que não se apagara diante dos anos. Para mim, viver esse encontro, antes dessa conversa estava sendo difícil, porém reacendeu a grande paixão da minha vida.

Helena mais uma vez pode falar de si quando após o almoço incumbimo-nos de lavar a louça, sendo mais um tempo para partilharmos das nossas vidas. Izilda havia pedido para descansar um pouco e diante das horas avançadas pediu um pouco de descanso num aposento em que nada ouvia de nossa conversa. E assim conseguimos dar continuidade sobre os sentimentos.

Com um tom moderado e com os cuidados mais presentes convidei Helena para partir conosco para Campo Grande. Ela disse-me que mesmo não aceitando a proposta devido aos compromissos sobre o patrimônio da família voltaria mais vezes para visitar-nos. Mas havia fincado raízes nesta cidade e gostaria muito de que nós pudéssemos vir morar no sul. Redargui dizendo das minhas responsabilidades perante os empregados e a fundação de Silá e que Izilda, ligada à natureza, havia vários compromissos inacabados que teria que dar continuidade tão logo chegasse.

Helena olhou-me nos olhos e disse:

– Por que fui te amar? Por que amar significa sofrer? Por que amar para mim tem um dilúvio que não permite chegar ao fim?

Respondi:

– Faço minhas as suas perguntas e sofro da mesma forma. Quando era pequeno, sem conseguir conhecer as consequências da paixão, contava ao meu pai que gostaria de casar com várias mulheres. Quando adolescente, a insegurança de ser dominado já com o conhecimento das paixões, desejei não ter nenhuma. Parece-me que prevaleceu o sonho de menino porque te amo por todas as outras que não tive e sofro pelas tantas outras que também não tive.

Helena disse:

– João, todos os dias, em determinados minutos, eu me preparava para você e esse encontro motivava a dar vida à minha vida. E, após alguns instantes eu percebia que era por você que o sentido da minha vida se renovava. Será que talvez você soubesse que os passos que eu caminhava entre o trabalho e a casa era conduzida pelos pensamentos que me faziam ligar a você? Quantas vezes, João, o meu cantinho do meu vazio interior não era preenchido sequer com o carinho de Heins, e ele sabendo de mim mais que eu própria sempre inventava algo para que eu voltasse a ser eu mesma. Mas eram em ti que minhas forças se renovavam, era por ti que meu coração acelerava e é por ti, João, que eu devo viver aqui no sul.

O desespero batia como a onda que quebrava numa grande parede, havia um choque duro, difícil de assimilar e eu me revoltava com Deus, mas Helena sempre retalhava que não haviam culpados e que éramos diferentes, apenas nossos corações se perderam na desilusão da vida e estacionaram em outros corações e era tão belo e tão forte que não poderia ser de outro ciclo que não o familiar. Tudo não me convencia: tanto tempo para esse encontro e tendo-o, um grande vazio permanecia porque as vidas teriam de continuar. Izilda gritava do seu descaso para que fossemos ver algo que se passava nas ruas jaraguenses. E disse:
– Espere, porque ainda não terminamos nossa conversa!

Sem entender sua resposta continuamos. Quando olhávamos um para outro percebíamos que deveria haver uma razão para tantos sentimentos incontroláveis e impossíveis e qual seria a razão dessa presença tão espiritual e da distância imensa material? Onde havia repousado esse amor tão profundo, incompatível com a realidade a qual sobrevivia?

Helena já com a vida bastante conturbada com a morte de seu esposo tentava explicar a seu modo, mas algo em mim queria, algo dentro de mim desejava-a. A vida fora ingrata, dizia eu. Helena respondia o contrário:
– Se não fosse por você, João, eu jamais conheceria o que é o amor. Aprisionada pelas circunstâncias tomo forças para continuar com as lembranças de seus beijos e vivo precariamente com os fugazes momentos como esses. Portanto, João meu querido, esse é o amor que sonhamos e ele é tão grande que em todas as nossas vidas ele age por esses poucos momentos, desdobrando-se em inúmeros momentos de lembranças que nos dão à vida.
– Helena, vamos para Mato Grosso, daremos um jeito de estarmos mais juntos sem que Izilda venha a descobrir.
– Meu amor, eu não faço por Izilda, eu não faço por você, eu não faço nem por mim. É porque as condições a que chegamos não teríamos condições de dividirmos aquilo que é nosso totalmente. Como compartilharia o meu amor com você e com a minha própria filha? Por isso vivo fugindo da minha realidade, por isso sou incompleta, e esses momentos em que nos aproveitamos me abastecem por toda uma vida, apenas de lembrar o quanto o amo.

– Tem que haver um jeito, Helena.
– A única forma que vejo João, é estarmos mais vezes nos encontrando, mas é muito longe por isso reitero que venha com os filhos e com Izilda para cá.

Naquela época era costume dos homens não se desfazerem de suas propriedades por nenhuma circunstância haja vista que suas titularidades eram inexistentes legalmente tendo abandonado por alguns períodos maiores, tornava-se quase inevitável a incorporação de outros fazendeiros ou mesmo os capatazes que ampliavam os seus domínios e nesse caso era inquestionável a legalidade. Todo o abandono impelia uma desistência natural.
– Devido às terras, Helena, devido ao patrimônio de toda nossa família, ficaria muito intranquilo com tudo isso caso viesse a me afastar por longos períodos, mas você que está só pode fazer o recomeço da nossa felicidade indo nos visitar mais vezes. Ficou de pensar.

Terminamos a louça demoradamente e fomos até o aposento maior nos unirmos à Izilda, que dissera:
– Agora acho que perderei o marido porque a conversa não para mais.
Aproximei-me dela e disse:
– Nunca pense nisso porque sempre precisarei de você.
Helena concordou estimulando com brincadeiras:
– E que não seja o contrário!

A conversa tornou-se já em momento de despedida, pois diante das circunstâncias era preciso também retornar à Campo Grande e visitar em Corumbá as plantações que exigiam minha presença. A tristeza por ter que deixar sua mãe era imensa e vice-versa, mas haviam também nossa presença, então combinamos, até para não pensar no leito que prevalecia, direcionarmos para a cidade para a compra dos presentes aos nossos filhos e assim o fizemos. Mas como são as mulheres quando se dirigem ao departamento de compras, apenas fui o condutor da viagem. Chegara a noite e toda a conversa circundava aos presentes, mas eu queria um pouco mais de tempo para planejar novos encontros com Helena. Havíamos também marcado as passagens de retorno, estas ficando sob à minha responsabilidade. Nessa noite mesmo fui à rodoviária e encomendei os bilhetes que nos levariam de volta.

Estavam marcados para o segundo dia, pois de outra forma teríamos que permanecer mais uma semana. Isso confortou Izilda por certo lado, por outro deixaria sua mãe angustiada profundamente e ela exigia uma presença mais breve desses encontros. Mas Helena permanecia irredutível, nós sabíamos o porquê. Mas era preciso ser assim e ficamos de voltar mais vezes e Helena nos visitar mais vezes para conhecer nossos filhos que já eram bem grandinhos.

Cansados do dia cheio de compromissos resolvemos desfrutar de um bom sono. Antes as mulheres decidiram que nos próximos dois dias iríamos conhecer toda a gastronomia da cidade. Ao conhecer, estava eu ansiosa novamente por ter um minuto à sós com Helena.

Helena passara por mim enquanto fazia o desjejum e disse baixo:
– Eu te amo, preciso falar com você.

Mas com a presença de Izilda tivemos que nos conter e postergar o nosso momento. Fizemos o café e enquanto tomamos o desjejum várias conversas sem o entusiasmo do momento esperado da paixão que acendia a cada instante era uma eternidade. Helena convidara-nos para visitar as empresas que eram de Ingo e que doravante deveria conduzir. E assim fomos, pela manhã, com um sol lindo e um mormaço intenso de um final de primavera. Ficamos surpresos com o tamanho da indústria de Ingo, ofício que trazia na veia pelos familiares que dominavam no continente velho o ramo têxtil e que trouxera apenas na vontade de recomeçar uma vida sem as pressões que tinha naquele continente e da vontade seus antecessores fizeram uma potência, que enriquecia a cidade e produzia riquezas para sua população.
Perguntei em tom de brincadeira:
– Como, Helena, vai cuidar de tudo isto?

Ela dissera que há muito nem Ingo mais tinha cargos de execução, apenas presidia o seu conselho, traçava os objetivos e participava dos eventos sociais da empresa e que a vida de ambos era muito tranquila em função dessas conquistas, por isso ela resolvera trabalhar com práticas de caridade, auxiliando em hospitais onde as pessoas não pudessem pagar. Mas que havia em toda essa estrutura um controle devera que permitia a ela segurança.

Inebriados com a grande estrutura visitamos algumas residências que também eram de sua propriedade. Havia também vários terrenos contíguos e outros em pontos diversos em toda a região. Para Ingo, por gratidão aos seus pais, todas as suas forças produtivas estavam plantadas nessa cidade. Por um instante pensei: "O que havia feito? Tantas lutas desse homem por essa causa tão nobre quanto trabalho desperdiçado por um infortúnio momento de traição!".

Mas logo veio Izilda reclamando a entrar num estabelecimento típico germânico para adquirir outros presentes para os professores universitários. E assim o fizemos até próximo do almoço, conhecendo o patrimônio da família e ao mesmo tempo a cidade. Helena comprometera-se em levar-nos a uma gruta onde serviam pratos típicos diariamente e assim fomos. Tudo era maravilhoso, parecia até que não estávamos de luto pela morte de Ingo. Os momentos prazerosos, a companhia mais que agradável, enriqueciam as emoções que antes cambiavam com a dor.

Mas o tempo passava rapidamente e discutimos diversos assuntos que nos enriqueceram muito sobre toda a região. E mais um dia findou-se sem que as vontades das nossas paixões pudessem se encontrar. À noite, para atrapalhar um pouco mais as possibilidades de nosso encontro, foi cortada a energia antes mesmo do anoitecer e só voltaria as 11 horas do dia seguinte. Cansados e com o clima convidando para o descanso todos adormecemos.

No outro dia ouve-se desespero por todos os lados, eram presentes que não cabiam em malas, eram pertences que não se encontravam, as mulheres estavam no verdadeiro caos. E tudo concorria para que nunca mais houvesse um encontro com Helena.

Já era próximo das 16 horas e Izilda estava à beira da crise, parecíamos que estávamos de mudança e eu para não atrapalhar ainda mais a sua loucura resolvi sair até a capela a qual tantas vezes Helena foi para me encentrar. E lá permaneci por alguns instantes e me coloquei em oração para que meu coração pudesse permanecer harmônico e feliz e que a minha amada, todas as vezes que necessitasse de um encontro comigo, que aqueles santos e santos pudessem nos unir. Fiz orações pedindo proteção na viagem e de agradecimento pela oportunidade de estar novamente com Helena. Por alguns instantes lembrei-me de Preta Silá e pedi a Jesus que desse a ela, onde ela estivesse, todas as coisas que lhe foram tiradas em vida e que nunca me deixara tão feliz e tão protegido como quando sentia os braços a envolver-me por Silá. Era uma proteção para os momentos de despedida. Voltei aliviado e ainda assim queria falar a sós com meu grande amor, mas não fora possível.

Deixei que Izilda fizesse as despedidas iniciais para depois despedir-me da minha grande paixão. Mesmo que Izilda não entendesse disse a Helena:
– Vá à capela todos os dias porque lá todos os dias eu estarei para confortar na sua solidão, para te abraçar em tuas angústias e para proteger-te de tudo que possa te fazer sofrer. Izilda, em tom de brincadeira disse:
– Quero ir para lá também!

Mas não fora possível ouvir o que Helena quisera dizer-me no dia anterior. E assim tomamos, todos com os olhos marejados, rumo aos nossos destinos.

Nós voltamos para Mato Grosso e Helena para sua casa e nossos corações continuavam atrelados.

A MORTE DE JOÃO

Disse a outro: Segue-me; e o outro respondeu: Senhor, consente que, primeiro, eu vá enterrar meu pai. – Jesus lhe retrucou: Deixa aos mortos o cuidado de enterrar seus mortos; quanto a ti, vai anunciar o reino de Deus. (São Lucas, 9:59-60)

Sentia uma dor pungente no coração e não aliviava nada, e nenhuma palavra, nenhum choro, nem meus filhos e nem meus empregados. Permaneci com medo de mover-me e isolado em minha cadeira de rodas permaneci não sei por quanto tempo. Quando deparei que havia as minhas secretárias de trabalho de cuidados pessoais, uma parte de mim movia e eu via meu corpo, via o choro e não havia meios de retornar à vida. Izilda de forma diferente e sempre distante.

Eu falava, ela não me ouvia, buscava a atenção de minha secretária e ela continuava em desespero. Lembrei-me então que a dor que me tocou tão forte o coração já dilacerado permanecia, mas ele estava junto de uma cama, inerte, e eu tocava meu corpo, movimentava-me entre as paredes e via-me cada vez mais frio, impotente, morto.

Havia Silá, havia meus pais e havia outras irmãs que se prontificaram a me socorrer, mas saindo um pouco daquele cenário deparei-me com um alvoroço e com vozes que eu conhecia. Retornei rapidamente para meu quarto e pedi clemência aos meus irmãos de vida, mas eles não me ouviram. Entrei em desespero. Lembro, porém que meus pais, Silá e todos os outros me revelam os contornos, mas como se estivessem como pano de fundo tentava tocá-los. Mas era em vão. Eles tentavam me socorrer com gestos, mas eu não entendia. Não demorou muito, equipes médicas tocaram meu corpo imóvel e frio e eu os vira diagnosticando em seu relatório: um A.V.C. fulminante ceifou a vida de João.

Logo os acompanhei até a sua antessala que dava para a sala principal do nosso casarão e a cada instante mais eu ouvia gritos ameaças, pedidos de justiça. Não sabia como desvencilhar-me destas figuras que me eram conhecidas, pois eu havia sim os destruídos sem piedade na minha caminhada para o poder.

A família concentrou-se na sala e seus corredores, logo o choro e a tristeza se abateram para os mais próximos. Em contrapartida, do lado de fora, gargalhadas, ameaças e espera pacientemente, de todos aqueles que queriam me cobrar pelas minhas iniquidades. O tempo passava rapidamente, logo chegou a funerária e foi solicitado aos presentes para permanecerem afastados do meu corpo, pois eles me preparariam para o féretro.

Entrei em desespero e comecei a rezar pedindo socorro, mas a cada frase de socorro a turba de cobradores revidava com algazarras e com as cobranças. Pude ver pela janela que fora aberta para ventilação que mais e mais me aproximava dela. Gritava para Silá, gritava para meus filhos fecharem as portas e janelas, mas não me ouviam. E mais e mais se aproximavam. Escureceu como uma sombra momentânea todo o casarão e enquanto estavam sepultando o meu corpo inválido eu estava sendo retirado daquilo por que tanto lutara e tanto sacrificara para possuir aquilo que estava sendo invadido e tomado posse pelos meus adversários. Pude perceber antes da minha retirada que alguns desses cobradores passeavam rapidamente sedentos pelo sangue que ainda permanecia nas veias do corpo inerte. Vi também que em todas as paredes de sustentação da casa, uns faziam trabalhos com velas, charutos e uns animais, e ninguém os percebia. Havia uma comemoração festiva porque declinava um homem cruel e vaidoso. Ainda antes pude ver que os meus companheiros que precederam à minha morte não me abandonavam. Muitos inclusive que hostilizei e que trouxe graves problemas para seus familiares e para si próprios.

O desespero atormentava-me, queria abraçá-los, mas não conseguia, quando subitamente um desses irmãos me disse para ter calma e para reagir conforme Izilda havia me ensinado porque aqueles que me amavam estariam ao meu lado e que embora parecesse uma circunstância definitiva havia uma vida toda para aprender, respeitar, amar e surpreender com os irmãos. Dito isso todos que me eram caros, mas que eu via como se fossem eclipsados por um véu transparente, começaram a dar as mãos e foram subindo como se fossem anjos.

Nesse momento o silêncio lá fora foi de forma contundente e meu coração pensou aliviado que estava salvo do meu próprio jugo. Tentava fechar as janelas, mas agora voltaram às palavras pesadas, as algazarras e uma turba de irmãos sedentos pelo meu corpo.

A noite passava de forma cada vez mais crescente e a agonia atormentava-me cada vez mais até que me senti frágil o bastante para sentar-me ao lado de meu corpo e ver corpos disformes, brigas para sugar o meu sangue. Ninguém tocava em mim, todos queriam meu corpo.

Amanheceu e como a casa não ficava muito longe da mansão dos mortos o cortejo acompanhou-me até a cova sessenta e sete daquele pequeno jardim. Imediatamente entre choro e despedida, vi-me tomado pela primeira pá com suas areias quente cobrindo meu corpo que já estava fechado na clausura do caixão. Senti-me subitamente frágil para acompanhar o retorno de todos aqueles que vieram trazer a última despedida do amigo, muitos curiosos, por aquele que estava sendo tragado pelas areias quentes deste campo santo.

Tentei levantar-me e acompanhá-los, mas via cada vez mais se distanciarem. O dia ainda não chegara à sua segunda hora, mas o sol derretia-me por completo. Tentei de todas as formas levantar-me, mas algo como um ímã me prendia às areias quentes que pouco a pouco o pobre Noêncio, que se tornara meu companheiro pelas escadarias da igreja central auxiliando-me em minha cadeira, via-o cada vez mais preenchendo a cova sessenta e sete. Tentava convencê-lo que estava ao seu lado, preso por um ímã que me fazia refém de seguir o cortejo de volta para minha casa. Em desespero, pus-me a chorar vendo meu último companheiro fechando o portão do campo santo.

Comecei então a lembrar que nesta área ficava antes a casa do Coronel Otaviano e que ainda me lembrava dos tempos de Corumbá, onde fiz com a minha faca a sua passagem. Este local me aproximava de forma natural, pois tudo que era de Helena eu queria tomar, sabendo que o coronel tinha essas terras na capital apropriei-me definitivamente e as utilizei como propriedade para desova de meus adversários.

Quando Izilda formou-se a presenteei com uma propriedade que ficava bem próxima dessas terras e não sei o porquê doei as melhores, ficando com essas. Tudo me aproximava daqueles que julguei e condenei ceifando a própria vida.

O sol ardia e me sentia preso, não conseguia me movimentar, quando ouvi vozes que se aproximavam e vultos que passavam rapidamente, porém ainda indefinidos. Começara então um misto de desespero, a chorar e a rezar. Mas o meu soluço e as minhas rezas eram abafados pelo som que minha boca já não mais pronunciava. E os pensamentos voltavam-me de forma abrupta desde a idade tenra dos primeiros delitos até os pensamentos que distorciam caminhos e que causavam dores. Havia conversas atrás, mas nada ouvia. Pedia socorro a Deus, pedia socorro à Jesus, mas eles não ouviam, ninguém me ouvia. Comecei a gritar forte e alto por Silá, mas Silá não havia nem sinal. Chamara por Helena, também não a via. E todos aqueles que conheciam ninguém me ouvia. O sol feria-me de forma cruel e comecei então a duvidar de Deus e tudo aquilo que me ensinara Izilda, e com os pulmões cheios agora meu grito supunha atravessava quilômetros e quilômetros hostilizando Deus e todos aqueles que falavam que eram anjos e ouvia cada vez mais conversas, pedidos de socorro, gritos, todo o pranto, toda a angústia, toda lamentação.

Aproximara-se a noite e os vultos aumentaram, havia um cheiro terrível de enxofre e velas e mais uma vez o desespero brotou em todo meu ser. Começara então no anoitecer barulhos e visões das mesmas figuras que tomaram o casarão enquanto eu jazia velado pelos amigos.

A minha consciência cada vez mais atingia notáveis recordações e era possível perceber que na medida em que vieram as lembranças, mais vultos se apresentavam. As forças eram diminuídas quando pedia clemência e piedade; as palavras não saíam e diante desses fatos revoltava-me, blasfemando em alto e bom tom contra Deus, Jesus, seus anjos, seus santos e até Silá, que me abandonara.

A noite toda me vi cercado de uivos, gritos e o pavor crescia. Amanheceu e os pensamentos continuaram a atormentar-me, trazendo à tona todas aquelas criaturas as quais nem sequer mais lembrava. E com o sol que transfixava com seus raios ígneos o meu corpo, mais atrocidades chegaram-me e permanecia vendo pelas areias quentes como se fosse apenas um véu meu corpo ser tomado por todos os tipos de larvas que jamais havia visto.

As lembranças aumentaram, os vultos aumentaram e também as visões sobre o despojo de um corpo morto. Meus gritos de socorro silenciaram e ninguém havia mais para auxiliar-me. Estava só, estava apodrecendo e ninguém me auxiliava.

Não me lembro muito de quanto tempo se deu essa passagem, mas me lembro muito bem que todos os dias via meu corpo se despedaçando e eu imóvel, cada vez mais pesado, angustiado, cada vez mais atormentado, cada vez mais o cheiro fétido de enxofre e velas, cada vez mais vultos. Isso se deu até que todo meu corpo estivesse consumado com sua carne, seu sangue, seu músculo. Era possível perceber porque contava pelas vezes que nascera o sol, mas parecia uma eternidade as horas diárias, bem como as noturnas, mas lembro-me que foram quarenta e dois sóis e os instantes que permaneci ao lado do chão de que desapropriei vidas dos meus inimigos presenciei a mesma terra que o meu orgulho demonstrou nas escrituras, e vi consumir-me pela luz desse sol incandescente que perpassava a terra até o corpo inerte.

Quando de repente, percebo que o meu corpo voltou a sangrar em alguns pontos que logo não demorou para eu descobrir: eram as facadas que dei em meus algozes pois me lembro bem de todos. Começa então uma nova jornada de minha fase infernal: feridas atrozes com dores que me faziam desmaiar por várias vezes e eu ainda não movimentava as pernas.

Certa manhã aproximou-se uma criatura que à primeira vista não me era estranha e pediu se eu quisera andar. Supliquei que se fosse Deus tirasse-me as feridas que dilaceravam meu corpo e dor que na cessava nos dias infernais de um sol incandescente e que diria de quem eram os gritos de dor e de pavor que atormentavam atrás de mim.

A voz tranquila, forte e inteligível propôs-me uma troca: conseguiria que eu saísse do lado do meu corpo e que procuraria médicos para curar-me as feridas que consumiam todo meu organismo.
Disse ao desconhecido:
– Não tenho nada para doar, nem minhas vestes ensanguentadas, nem as minhas sandálias, mas peça que estarei pronto para trocar.
Retrucou o desconhecido:
– Mesmo que seja sua vida?
– Que me importa se já estou morto?
– Vou dar uma chance para você se recompor e amanhã passarei neste mesmo horário para fazermos o intercâmbio e tirar você deste inferno.
E com uma risada descomunal partiu.

HELENA: VIDA QUE SEGUE

(DITADO POR HELENA)

Vós, que compreendeis a vida espiritual, escutai as pulsações do vosso coração a chamar esses entes bem-amados e, se pedirdes a Deus que os abençoe, em vós sentireis fortes consolações, dessas que secam as lágrimas; sentireis aspirações grandiosas que vos mostrarão o porvir que o soberano Senhor prometeu (O Evangelho Segundo o Espiritismo, Capítulo V, item 21)

Voltando para casa havia em mim um misto de saudade e dor. Esses sentimentos condoíam-me não só a alma, mas como impregnados ao corpo feriam-me toda a estrutura corpórea, provocando em mim uma desarmonia geral. Há alguns dias estava com meu esposo, há alguns instantes com meu amor e no momento só.

Provoquei demora, mas sentia que haveria de chegar à minha casa. E como antecipando minha desdita meu coração apontava pelo vazio dos cômodos, pela ausência de Ingo, pela falta de João. Prossegui em passos demorados, mas a distância diminuía e em meu peito aumentava a dor. Era possível tatear a cama vazia, era possível não ouvir o rádio sintonizado nas estações germânicas de que tanto Ingo gostava. Os pensamentos turvados pelas dores mais agudas e inquietantes me levavam ao nosso jardim onde sempre havia o companheiro que me acolhera no desvario de minha paixão inconsumada. Ele estava presente rodeando-me com suas histórias, com suas peculiaridades, com sua proteção. Nosso jardim, que ficava atrás da nossa casa sempre bem cuidado, sempre bem limpo, já começava a reclamar seus jardineiros.

Com os passos lentos aproximei-me da porta da nossa casa e mais forte ainda invadira aquilo que eu desconhecera durante longos tempos de convivência pacífica, amistosa e, por que não, de amor. Mas como pressentira na vinda, o silencio perturbador assolava o meu peito que reclamava apenas um dono, rogando amanhecer melhor. Mas, não era possível permanecer no silêncio do casarão, sabendo que se distanciava aquele que eu mais amava e que meu coração também teria que desacostumar da presença do companheiro de longos tempos, que também não mais estava.

Sem o sono, com tarefas incertas vaguei pelos cômodos da casa em busca de algo confortador, mas a saudade persistia e já era possível prever dias de muitas inquietações. Não havia sequer um membro familiar neste momento, nesta cidade, para compartilhar da minha dor. Pensei em muitas coisas, mas todas me puniam pela escolha errada, todas eram de conflitos e não me auxiliavam na minha paz. Busquei uma leitura onde também não havia concentração. Comecei a imaginar em que lugar estaria Izilda e João. Permaneci acompanhando, em meus pensamentos, a cada curva das estradas que os levava para o Mato Grosso. Alternando-se meus pensamentos de dor e pranto sentia profundamente a falta de Ingo. Meu choro não havia nada para sufocá-lo e continuei a vagar como alma penada na minha própria casa. Desestimulada pelo cansaço, pela dor, me deitei novamente no leito de nossa cama, mas havia uma lembrança que me aterrorizava. Fui até o quarto de hóspedes, mas as lembranças puniam era perseguida pela fisionomia de Ingo ora pela ausência de João e Izilda. Busquei Deus em oração, mas as palavras não se encaixavam tudo era pesadelo. Pedi ao meu anjo auxílio em defesa da minha coragem, do reequilíbrio, mas estava vencida por todo fardo que me punia. Resolvi retirar-me da casa e seguir vagando pelas ruas afora, onde certamente encontraria alguém mesmo que desconhecido, para ver outros olhos, outro corpo que não de Ingo, Izilda e João. Todos os passos eram em direção a uma busca que eu desconhecia até então, pois me sentia vazia, incompleta, desiludida, apaixonada, mas tudo me era impossível, não havia soluções prontas que eu conhecera apenas lembranças fortes que me angustiavam.

Continuando minhas andanças os pés me levavam, quase sem que eu percebesse, à Capela Schoenstatt. Adentrei-me para repousar um pouco das minhas dores e invariavelmente receber a energia do amor de Jesus para os fracos e oprimidos. Sentei-me em um banco qualquer e pus-me imediatamente de joelhos clamando a Deus paz para o meu espírito em tormento, harmonia para o meu coração aflito. Não sei quanto tempo permaneci ali, mas muitas lágrimas foram derramadas nessa capela e na medida em que o choro avançava, com uma força desconhecida, meu corpo frágil adquiria capacidade de renovação. Mesmo assim era preciso voltar.

No intercâmbio de energia reforcei-me com o sopro do amor e senti-me menos frágil para voltar à minha casa, ainda vacilando nos pensamentos fixos, mas já era possível sentir ar nos pulmões, já era possível receber oxigenação no espírito. E, como sempre havia um pequeno frio nas noites blumenauenses, era possível também em toda região receber a brisa fria como aqui em Jaraguá. Coloquei minhas mãos para aquecer dentro do meu casaco e percebi que havia algo de um papel. Imediatamente o abri e em palavras simples João escrevera:
"Amor da minha vida, como é possível partir se sempre me vejo do seu lado e você ficou? Como é possível seguir se meus pés desistiram da caminhada sem você ao me lado? Como é possível resistir à solidão do meu amor sabendo que não haveremos mais encontros? Amo-te, te espero, e mesmo que eu vá ficarei te esperando porque uma parte de mim vai para mato Grosso, mas meu coração permanecerá em ti todo o sempre. Fique com Deus e até breve. João".

Li este bilhete e o contraste da partida que João descrevera deixava-me ansiosa. Será que ele haveria de fazer algo contra si mesmo? E à Izilda, às crianças e a mim? Por instantes minhas preocupações deixavam de ser com sentimentos de amor e carinho para preocupação com a vida do meu amor.

A passos lentos continuei até minha casa onde restaurada, à proporção das dores que me assolavam, já fora possível desejar um longo banho. Mesmo assim, insistia a saudade no meu peito, procurei afastar os pensamentos de preocupação com João para tentar conformar-me com as lembranças dos seus contornos, das suas mãos, de seus beijos. Deitei-me, não demorou muito e adormeci.

Nas semanas seguintes, encontros nos hospitais, trabalhos comunitários reforçaram-me um pouquinho a minha vontade de viver. Doando-me aos pobres sofredores nos leitos hospitalares e aos carentes dos arredores de Jaraguá o dia era vencido em menos horas, poupando-me de cruciar espada que transfixava meu coração em prantos.

Izilda dera notícias cinco dias após a sua chegada e de João em Campo Grande. Relatara que ele chegara abatido de uma forma que ela desconhecia, sem vontade, exíguo em suas forças, isolado e, seu canto, amargurado no seu todo. João era conhecido por nada temer, por compartilhar de tudo aquilo próprio de seu tempo. Ele respondera que "era devido a idade e que sonhara muito em ter uma família unida e vendo Helena sozinha no longínquo sul do Brasil sentia-se culpado".

Porém, Izilda nada falava nem percebera que o conflito existencial era amor, porque também sentia esses mesmos sentimentos de dor, de saudade, de agonia por deixar-me aqui no Sul.

Meus dias continuavam ainda incertos, o tempo passava, e resolvi desligar-me totalmente das minhas propriedades na velha São Francisco. Por vezes retornei à nossa casa de veraneio na marina e a lembrança inevitavelmente vinha de Ingo, companheiro inseparável de contemplação ao mar e as belas paisagens litorâneas de que tanto gostávamos, nos calçadões da velha São Francisco onde contemplávamos o ir e vir daquelas pessoas que buscavam trabalho, turismo e as belezas do mar. Mas era preciso deixar tudo e consolidar-me num ambiente mais próximo para poder administrar com mais propriedade.

Aos poucos fui me desligando dos trabalhos nas enfermarias e dedicando-me mais às assistenciais, quando também descobri uma outra Helena que gostava de escrever sobre os sentimentos, sobre os amores, sobre a vida, sobre as poesias. Passei alguns anos sempre escrevendo nas páginas em branco da minha solidão por amar demais um homem comprometido, por sofrer demais, por não aceitar outro amor em meu peito. Hoje escrevo com propriedade sobre o que é amar, o que é sofrer porque a vida oscila entre esses dois sentimentos, possibilitando-nos a aprender, a aceitar, a experienciar nossas emoções, que são a mola propulsora da nossa evolução.

Passados dois anos e um mês resolvi visitar minha filha e decidi então retornar para colher informação acerca de tudo que estava ausente de mim e que eu amava tanto. Preparados, porque avisara com antecedência, estavam João, Izilda, Roque, Nélio, João Filho e Claudio prontos e esperando.

Aproximadamente numa viagem de cinco dias foi preciso bastante tempo para a preparação e retorno para olhar nos olhos dos meus amores. E assim segui.

INICIANDO OS TRABALHOS

Ainda quando eu falasse todas as línguas dos homens e a língua dos próprios anjos, se eu não tiver caridade, serei como o bronze que soa e um címbalo que retine; – ainda quando tivesse o dom de profecia, que penetrasse todos os mistérios, e tivesse perfeita ciência de todas as coisas; ainda quando tivesse toda a fé possível, até ao ponto de transportar montanhas, se não tiver caridade, nada sou. (I Coríntios, 13:1 e 2)

Animado com a noite repleta de prognósticos esperava ansioso pela manhã. Afonso passaria para juntos tomarmos o aeróbus e seguirmos o destino dos nossos compromissos. A noite avançava e em meus planejamentos era possível visualizar minha necessidade de contemplar o grande trabalho de Irmã Mafalda. Era conhecida de todos e todos depositavam estima e confiança por sua simplicidade, astúcia e planejamento organizacional nas lides deste departamento.

Havia combinado com Afonso de pilotar a primeira cabine de comunicação entre os irmãos encarnados; receberia então pelo amigo e companheiro a coordenada que iriam ser por um longo tempo o meu posto de auxílio. Vale dizer que neste departamento a base funciona como uma espécie de receptor de campos vibracionais de encarnados. Amiúde, deveria estar consignado em outros departamentos superiores, porém, havia o entendimento com os nossos superiores que esta possibilidade deu-se pela maneira eficiente dos colaboradores dirigentes da comunicação, o que é muito novo, mas funciona na mais perfeita vibração. O meu posto não ficava distante da singela obra em que abrigava os irmãos espíritas que avançaram na condição de desencarnados e se encontravam nesse estágio ainda de desenvolvimento.

Ainda como curioso fiquei imaginando como seria permanecer entre os irmãos nas estações angelicais, se nos é permitido aqui sorver todo o fluido das fragrâncias mais simples de uma flor, se as estrelas cintilam de forma a anunciar todo o reino de Deus que é luz, que os irmãos mesmo divididos em comunidades e respeitando os credos que embasaram sua conduta cristã, estagiam em todas as demais comunidades vibrando com a mesma sintonia dos membros e que podem interpretar todos os sentimentos, porque a linguagem é o Amor. E nesses momentos fugazes volvia meus olhos ao firmamento para tentar compreender o amor de Deus sobre nós.

Não demorou muito chegou a manhã. Como combinado, a risada singular de Afonso me chamou para a obra do dia. Partimos e já havia em todas as avenidas bem construídas, largas e um verde resplandecente, pois iniciara a primavera em nosso departamento. Felizes fomos observando os transeuntes e eu gostaria de rever Irmã Laura, mas ela foi mais rápida que nós, não porque estava com medo do meu primeiro dia de trabalho, mas pela segurança depositada na companheira de toda hora.

Afonso falava desse, daquele e de outro irmão e eu permanecia tentando encontrar Laura na multidão. Resolvemos de comum acordo pararmos na capela onde Irmã Mafalda trabalhava, porque era hábito de todo irmão fazer as orações em seus templos pela manhã e pela tarde. Descemos do aeróbus, andamos um pouco e já avistamos o grande cenáculo que oferecia suas portas para nossa oração. Embora houvesse muitos irmãos seguidores da doutrina católica, esse espaço, por estar no centro, obrigava quase todos que trabalharam nestas proximidades. Entrando, senti-me seguro e renovado. Essas portas que permaneciam sempre abertas, em seu interior produziam uma energia tão intensa e tão aprazível que nos forçava o convite de permanecermos mais tempo. Mas Afonso com seu jeito bastante jovial lembrou-me de nossas obrigações e direcionamo-nos a passos largos o nosso posto já que havia muito mais tempo em outras estações empreendendo conhecimentos mais avançados e mais elevados que este.

Adentramos numa cabana que a princípio me parecia pequena. Tinha a forma de uma casa colonial da Baviera, com seus pés direitos enormes e formato de cabana. Nesse local haviam mais de trezentos irmãos que trabalhavam no intercâmbio entre as orações e vibrações que recebiam. No segundo piso, bem mais amplo e de trabalhadores mais elevados, ficavam todos os irmãos que definiam e permitiam os atendimentos nos polos de força vibracional terrena. Mais ao fundo, neste mesmo cenário de trabalho, ficavam os irmãos ligados especificamente às casas de umbanda, candomblé, vodus e uma infinita quantidade de seitas africanas, sempre condicionadas ao representante hierárquico de cada serviço.

Do meu posto avistava-se um outro núcleo não muito longe do nosso. Como curioso que sou, perguntei a Afonso de que se tratava. Ele respondera-me que ficara por longa data obrando neste setor que era ligado a todos os fluidos magnéticos de centros e laboratórios de pesquisas químicas e biológicas. Mas Afonso chamou-me para as responsabilidades apresentando todo o centro vibracional onde seria o meu primeiro trabalho. Logo se aproximou um irmão que aparentava um notável saber e que era o responsável direto pelo nosso trabalho. Na verdade, já havia levado todas as atividades para casa e tinha uma noção de como proceder no meu primeiro dia de atividades entre as recepções mentais humanas dos encarnados e dos desencarnados e constava em meu planejamento dimensionar o território geográfico onde melhor eu me sentiria. Seria uma surpresa agradável tentar coordenar minhas atividades sobre a região matogrossense. Pensei que não seria elegante, sobre a região onde havia um contato sentimental familiar ou de trabalho, escolhi uma região que havia ainda uma grande fonte escravagista entre o sul de Minas e todo o nordeste do estado de São Paulo, pegando a parte oeste do estado do Rio de Janeiro.

Definidas as posições geográficas, Onofre, nosso responsável direto, posicionou-nos diante de um painel onde havia sete cores e que cintilavam movimentos vitais reproduzindo da região onde requeria socorro. A princípio Afonso riu sem parar pela minha escolha, mas era normal para ele rir de tudo que eu fazia, tive que me render ao auxílio de Irmão Onofre.

NOS CENTROS VITAIS DE SOCORRO

"Amar o próximo como a si mesmo: fazer pelos outros o que quereríamos que os outros fizessem por nós", é a expressão mais completa da caridade, porque resume todos os deveres do homem para com o próximo. Não podemos encontrar guia mais seguro, a tal respeito, que tomar para padrão, do que devemos fazer aos outros, aquilo que para nós desejamos. (O Evangelho Segundo o Espiritismo, Capítulo XI, item 4)

Nos primeiros momentos, ainda embaraçado pela ansiedade e pela turbulência das vibrações de Afonso (pois ficara do meu lado nos primeiros contatos com o dispositivo magnético de receptação fluídica) Onofre, por ser responsável, conduzia-me definindo-me conceitos operacionais, terminologias do sistema e auxiliando-nos para aprender o conhecimento necessário e operar o sistema.

Afonso tinha executado por algum tempo estas mesas receptoras, portanto Onofre percebendo a amizade fraternal entre nós delegou o Afonso que me conduzisse nos primeiros dias de atividade. Lembro-me bem que com seu jeito espontâneo Afonso iniciou dizendo da grande responsabilidade em operar um sistema que liga o mundo encarnado às faixas libertadoras. Explicou-me o riso exagerado pela região que escolhi, dizendo que em todo espaço geográfico há nessa região a miscigenação maior de credos entre os irmãos encarnados e que a responsabilidade seria redobrada, pois haviam mais de mil postos vetoriais de emissores fluídicos (igrejas, candomblé, etc. – denominações religiosas).

Inicialmente tomei as lições mais fáceis no aprendizado do mecanismo e logo percebi as dimensões de credos diversos que chegavam ao meu receptor em busca de socorro: formas diversas, credos diversos com a mesma rogativa-auxílio.

Pela manhã foi possível recepcionar um grande grupo de irmãos romeiros que sofreram das vicissitudes humanas "acidente veicular" e os corações ansiosos por socorro solicitavam dispersos para esse ou aquele anjo guardião e a mãe do curandeiro para que nada houvesse acontecido com este ou aquele irmão mais traumatizado. Embora de pequenas proporções um veículo de quarenta e oito irmãos sucumbia aprofundando-se num grande rio e era preciso mobilizarmos todos os operários de luz para que de lá construíssem uma barreira de proteção fluídica até o socorro humano chegar. Já outra equipe angariava por intuição meios para transporte daqueles feridos. Outros preparavam grandes salas fluídicas de enfermaria e cirurgia que concorriam paralelamente nos hospitais humanos.

Minhas observações eram de sofrimento agudo por meu primeiro dia, mas cruzavam-se em mim também outras rogativas não menos importantes e que demandavam mais irmãos em auxílio em acidentes, em disputas que levavam ao enfrentamento e acidentes com armas de fogo e com armas brancas, com irmãos dominados por essas ou outras entidades desconhecidas da luz, tudo-se dando ao mesmo tempo e causando tremendo embaraço para o principiante operário.

Afonso centrado com sua luz elevada atendia aqui e ali este ou aquele chamamento com mais neutralidade. Havia em mim um desespero brutal, pois durante todo o turno de minha primeira jornada a ansiedade e a imperícia levaram-me quase todo o meu potencial fluídico, onde num intervalo dentro dessa jornada era recolhida numa câmara que lembra um laboratório de oxigenação para reverter o quadro e minimizar as dores e o sofrimento causados pelas atividades. Era dentro das regiões que nesta época, final de novembro e de ano, mais agravava em todo o nosso departamento e eu, inexperiente, fora escolher a mesma que era recusada pelos mais antigos.

Já estávamos no final do nosso primeiro dia de atividades, Onofre ladeou-nos conversando diretamente com Afonso sobre a avaliação da nossa atividade. Nesse mesmo momento chegavam nessa pequena tenda os plantonistas que trabalhariam a noite, que iniciariam logo mais. Onofre, percebendo a minha curiosidade, recepcionou o irmão substituto da noite, que nos presenteou com um grande carinho nos passando segurança e o equilíbrio de quem estava à frente desse setor há muito tempo. Ele assumindo, Onofre liberou-nos e solicitou à Afonso que nesses minutos que faltavam ao término das nossas jornadas aproveitasse para conhecer o espaço que a cada turno comportava trezentos ou mais irmãos. Seguimos por diversas salas onde pude perceber que meu estágio nesse departamento, embora muito importante, estava no início. A cada novo piso novas salas, mais responsabilidades, mais luz. Andamos em alguns dos espaços mais próximos a minha sala de operação de intercâmbio fluídico e Afonso percebendo a densidade emocional do dia convidou-me a passar em alguns outros pontos desse departamento para contemplar outras paisagens e recuperar a energia perdida. Mas, a minha cabeça estava ainda nas crianças vitimadas pelo acidente e em seus pais apavorados por perdê-los sob as águas. Tentei perguntar à Afonso.

Ele, para melhorar a minha postura espiritual, riu e falou-me sob as leis que regem o mundo dos encarnados... Mais: disse-me para aproveitar a contemplação dos irmãos que trocavam os turnos e a alegria de ter servido em mais uma jornada enquanto outros felizes davam início as suas jornadas noturnas. Senti um desejo intenso das palavras de Silá, mas já se fazia tarde e Afonso tinha outros compromissos de modo que o acompanhei até o aeróbus, pois descíamos ao mesmo local, onde certamente esta noite o meu repouso seria pesado.

No trajeto de volta Afonso alertou-me para que não aumentasse a minha ansiedade com este ou aquele irmão que perdera nas estradas da vida, pois o objetivo era captar as vibrações emitidas de socorro e enviar recursos que diminuíssem o sofrimento por meio das proteções espirituais.

Indaguei sobre as fortes orações que irradiavam uma luz violeta e que por diversas vezes captamos em nosso equipamento. Respondeu-me bondosamente o nobre irmão companheiro:
– Irmão João, são as luzes de agradecimento e quando elas tomarem

conta de todo o nosso painel não haverá mais as torpezas da dor e sofrimento que abastecem em todos os cantos os nossos irmãos encarnados. Mas é possível da mesma forma que recebemos essas singelas formas de agradecimento retornar a esses irmãos com nossas mais elevadas propostas de amor e paz, orando por todos. Mas não se engane João, pois nossos equipamentos são ainda grosseiros para captar essas frequências. Aqui nada mais é que um laboratório filtro de socorro espiritual. Há em esferas superiores outros irmãos que abraçaram a causa do amor e da cooperação entre encarnados e desencarnados.

– Mas onde ficam essas sintonias?

– Normalmente amigo, ficam num outro plano, mas em alguns desses polos energéticos como o da Irmã Mafalda e de outros tantos que irá conhecer, é possível retornar o mesmo fluxo de energia num intercâmbio de amor.

Maravilhado com tudo isso, consolei-me em lembrar-me dos pequenos pontos lilases que penetravam nessas telas e fiquei imaginando de onde procediam. Sem a resposta, nosso tempo de trajeto acabara. Afonso, da sua mesma forma alegre seguira para seu destino não longe do meu, enquanto retornei para o meu aposento para um descanso que certamente demoraria a chegar.

Como havia necessidade de dialogar para inteirar-me de toda a atividade do fantástico dia de hoje mentalizei já em meu aposento de repouso Irmã Laura, pois certamente ela passaria maiores detalhes sobre o sofrimento de meus irmãos que sofreram o acidente. Como que num toque mental eis que chega Laura com um sorriso fraterno e disposta a palestrar acerca de minhas dúvidas; sem notar que eu já havia deixado as câmaras frias, surpreendi-me porque apenas pensei em Laura e ela já se encontrava presente. Laura, sabendo de tudo, sorriu retrucando meus pensamentos obtusos:

– Já não precisamos de algemas para comunicação, João!

Rimos com o meu jeito de ainda interpretar os fatos novos desse maravilhoso departamento de comunicação. Ela foi dizendo sem nenhuma imolação de minha parte:

– Os centros vitais de socorro estabelecidos em vários pontos nesta colônia estão intimamente circunscritos a algumas atividades afins, entre elas a de dialogar com os irmãos caravaneiros desencarnados que agem sob a mansão do amor, intuindo os irmãos encarnados. Mais que isso, criando redes de proteção para aqueles que requerem auxílio do alto recebam, mesmo que de forma que eles desconhecem. Já sobre os pontos de atividade religiosa, o que te chocou muito, João, existe uma relação muito intensa entre esse departamento e eles, portanto requer menos definições e mais ações, que no desenvolvimento empírico haverá de sanar algumas de suas dúvidas.

Mas, nesse caso específico de toda sorte estava em uma casa de Umbanda onde lá compreendiam irmãos aptos a auxiliar, outros a servir e outros tantos a inspirar àqueles que o dirigiam nos trabalhos. Quando aquele ser rogou ao responsável do trabalho piedade aos céus, paciência na espera, amparo na necessidade, justiça no trabalho e libertação dos caminhos amarrados pela escuridão das trevas sua ação de amor e esperança no Criador moveu uma intensa corrente fluídica de nossos irmãos socorristas, que revitalizaram todo o espaço do terreiro e todo aquele chamamento que produziu uma rogativa aos céus e o amor dos Caboclos e Pretos Velhos fez ressoar nossos equipamentos para mais força chegar aquele irmão o qual bem o fêz enviando uma equipe em auxílio. Gostaria também de pedir a você que não se preocupe com o dia de amanhã.

Como é o início, ninguém lhe falou sobre suas atividades por completo, nesse primeiro exercício estará juntamente com Afonso que já esteve tão perturbado e ansioso como você agora e hoje já é possível exercer a atividade, retornar para seu descanso e ainda assim vibrar com o auxílio nas câmaras frias por amor. Sendo hora avançada e precisando você, João, de descanso peço-te que feches os seus olhos, confie em Jesus e receba este passe para que revitalize todo fluxo magnético desprendidos pelos trabalhos no dia de hoje. E assim prosseguiu Irmã Laura com uma oração inicial antes do passe: "Senhor da Luz, gratos lhe somos por nãos nos abandonar na imensa multiplicidade de pecados que levamos em nosso espírito, mas que rogamos sua luz iluminadora da alma e da mente para que João por este primeiro dia receba por vós, Mestre dos Mestres, o pagamento do descanso merecido e do aprendizado recebido. Em seu nome lhe entrego paz, João, agora e sempre, que assim seja!"

Essa oração foi me tomando por completo e dissipando toda aquela energia que contemporizava as dores dos meus irmãos encarnados, os socorros nem sempre atendidos e as poucas luzes lilases captadas como agradecimento a Jesus. Laura se afastou para certamente com Afonso atender noutro nível nas câmaras frias outros irmãos tão necessitados quanto eu e pus-me em repouso rogando à Deus e à Jesus bênçãos de agradecimento por todo trabalho realizado.

MOMENTOS DE ANGÚSTIAS

Amai-vos uns aos outros e sereis felizes. Tomai sobretudo a peito amar os que vos inspiram indiferença, ódio ou desprezo. O Cristo, que deveis considerar modelo, deu-vos o exemplo desse devotamento. Missionário do amor, ele amou até dar o sangue e a vida por amor. Penoso vos é o sacrifício de amardes os que vos ultrajam e perseguem; mas, precisamente, esse sacrifício é que vos torna superiores a eles. Se os odiásseis, como vos odeiam, não valeríeis mais do que eles.
(O Evangelho Segundo o Espiritismo, Capítulo XII, item 10)

As chagas continuavam e a tentação do convite instigava-me por completo. Já não estava mais conduzindo os meus pensamentos, era como se estivesse sendo conduzido.

Ao iniciar a noite cenas de terror, impressões de medo, feridas abertas, tudo me fazia mutilado. Esta mutilação devia ter um sentido e todo esse tempo em que pereci sofrendo na alma as sensações de um corpo tomado pelas chagas fez-me ora um analista de tudo o que fiz e tentava por todos os mecanismos de aprendizado que tivera com Silá, com Helena, com Izilda, com meus filhos, sorver paciência e renunciar, mas já não aguentava mais e decidi escutar o convite do irmão que a princípio me passava medo, mas me oferecia condições de não mais sofrer.

Na noite longa repetiram-se os gritos e invariavelmente sentia que meu corpo sangrava em alguns pontos, com dores insuportáveis. Nessas condições pude desejar outros caminhos que certamente distanciariam de tudo que aprendera com minha família. Como eu tinha de dar respostas apenas na noite seguinte tentei esconder em mim mesmo todo o meu passado, assimilando de forma lúcida o tombamento de Coronel Otaviano, de Ingo e de outros mais que em épocas de juventude tombaram sob minha mão opressora.

O dia raiou e era quase como um templo que havia ao meu lado e que era visitado por quase toda a manhã por uma senhora idosa que fazia o terço canônico para seu ente falecido. Como esse templo havia-se do meu lado instalado, acompanhava-a para passar o tempo e percebia que nas horas seguintes instalara-se em mim um pequeno bem-estar e sempre pensava em onde estaria nesse momento Helena. Nos trinta e sete anos e meio em que tivemos oportunidade de nos encontrarmos, não realizamos, onde estaria ela agora? Havia falecido exatamente dez anos após a minha estada em sua casa e o seu sorriso doce ainda era possível perceber.

Tão logo a idosa retirava-se voltavam as dores, juntava-se uma turba de irmãos que provocavam medo e pavor, mas eu permanecia apenas com a atmosfera da chegada da noite para livrar-me dessas dores e tentar me engajar a esses irmãos que me chamavam.

Aconteceu um fato quase que ao entardecer que tudo mudou, pois havia ambientado a minha vontade a servir aquele senhor de feições macabras, mas que prometia tirar-me dessa cova sem fim. Era próximo das 16 horas e eu estava sentado ao lado da cruz edificada sobre a tumba sem forças para locomover-me quando começo a ouvir vozes de angústia, mas que me passavam uma impressão que essas dores que carregava não tinham nenhuma ligação com este palco de desencarnados. As conversas aumentavam e pude perceber uma voz conhecida. O medo aumentou; sem conseguir voltar-me para a viela em que essas comunicações chegavam aos meus ouvidos pus-me a tentar defender-me com algo que deixavam sempre na tumba da vizinha, pois meus pés permaneceram sem movimento e não havia ninguém para tirar-me desta angústia, de sorte que apanhei um madeiro para minha proteção, pois agora era nítida a voz do Coronel Otaviano. De longe se ouviam os gritos e as ameaças intensas:

– Agora é minha vez, João. Vai ter a resposta que não me permitiu dá-la em vida!

Como o som vinha da parte de trás de onde eu me encontrava, eu sem mobilidade, apenas compreendi que a noite seria maior que as demais.

Cada vez mais próximas, ameaças mais incisivas, risos de deboche, turbas de violentos pude pressentir. Respondi heroicamente, pois nada mais me restava:
– Se está me procurando, Coronel Otaviano, pode chegar que ainda não acabei com o que queria fazer com você! Pois a desgraça de não ter Helena é culpa tua!

Risadas pesadas, provocando medo e o pavor se acercava, mas nada via, sentia como uma energia que me fazia esquecer inclusive dos ferimentos. O campo santo parecia um palco de guerra, eu estava experimentando o meu primeiro enfrentamento com meu rival. De súbito, comecei a tomar pontapés e se atingido por algo cortante pelas costas sem poder me defender e o coronel rindo disse:
– Como sente agora em que por trás como me fez, traindo o meu direito de defesa vitimou-me para roubar a minha família? Como se sente traidor?

As dores aumentaram, o medo tomou-me por completo, pois a energia em que me era permitido sentir não ilustrava nem um traço dos meus opositores, mas a presença de Coronel Otaviano, até o cheiro de sua contumaz piteira era possível sentir. Quando se arrastando ferido pôs-se a minha frente da mesma forma do nosso último encontro, respondi com altivez porque não me restara outra opção:
– Agora começou a ser o coronel que conheci: velho, gordo e agora ainda assim traidor também.
Respondeu o coronel:
– Procurei-o todo esse tempo para lhe mostrar o que aprendi com traidores.
Retalhei:
– Se permitir que acertemos nossas diferenças é só falar mais alguma coisa.
Coronel devolveu:
Ainda frangote querendo cantar de galo no meu terreiro!
– Não sabia que seu terreiro só tinha fantasmas como você!
Mas havia também neste momento de disputas imperfeitas, nesta tarde, algo que dava um frescor que aliviava as minhas chagas, mas era ainda indefinido.

O coronel aproximou-se bem de frente e bem perto de meu corpo dilacerado e ferido, mas que restava uma dignidade de não temer quem quer que fosse apenas adentrava em mim o medo desconcertante, mas tudo que se materializava era para perder ou ganhar.

O coronel não se fez de rogado: com uma adaga, da mesma forma que o vitimei, transfixou o meu peito e tive a sensação que dele jorrava quantidade enorme de sangue, mas há muito já não existia, mas era visível, minhas mãos tocavam e sentiam o calor e a textura se esvaindo de meu peito. Uma turba de malfeitores gargalhava sem parar. Aos poucos foram chegando outros irmãos de disputas que foram vítimas das minhas mãos. Alguns se apresentavam de forma amistosa e de como eram quando do nosso último encontro. Fiquei imóvel, sentindo o sangue esvair-se enquanto o coronel completava seus desejos. E vinham cada vez mais irmãos conhecidos que há muito partiram.

A noite já estava quase iniciando quando a voz daquele que me propunha libertação prenunciava sua chegada, mas a turba do coronel permanecia chibatando-me e até então não valia a pena nenhum esforço, pois todos os membros inferiores não aceitavam nenhum movimento. Nesse momento de pavor e dor ouviu a voz novamente:
– Se quer se curar dessas chagas e agora livrar-se desses agressores, entregue-se a mim!

Quando de repente quase convencido a segui-lo para não sofrer mais, uma voz inconfundível que sempre sonhei em tê-la em vida, chamou pelo meu nome e ordenou que se afastassem de mim todos aqueles que violavam meu corpo incompleto nos movimentos, dilacerado pela consciência e ferido pelos algozes. Ordenava que parassem de açoitar-me. Não pude vê-la, mas senti suas mãos protegendo-me e o seu calor me refazendo. Eram mais, mas não conheci nenhuma das vozes que me curavam as chagas e eu pensei que fui tão valente, tão forte, tão opressor, hoje sou socorrido pela doce e frágil Helena, que dois anos e meio antes partira sem se despedir. Uma das mulheres que a acompanhava ordenou a retirada de todos e prometeu que quando eu estivesse em condições elas voltariam e que não era mais possível o encontro com esses mesmos irmãos que se divertiram me agredindo.

A noite foi chegando de vez, meus ouvidos contemplavam aos gritos, mas nada via, só vultos que incessantemente passavam por trás do meu corpo, mas não era possível ver ninguém. Não pude falar muito com Helena, mas só sua presença me deixou novamente vivo.

Permaneci uma noite, a única noite depois de tanto tempo, com um pouco de paz. Elas partiram prometendo voltar, todos os sentimentos que efervesceram para tomar caminhos como aquele senhor de feições demoníacas cessaram e a esperança de encontrar novamente Helena e essas irmãs mantinha-me vivo e pude adormecer por alguns instantes.

CONFORTO ESPIRITUAL

Bendito seja o Deus e Pai de nosso Senhor Jesus Cristo, Pai das misericórdias e Deus de toda consolação, que nos consola em todas as nossas tribulações, para que, com a consolação que recebemos de Deus, possamos consolar os que estão passando por tribulações. (Coríntios 1:3 e 4)

A expectativa de que elas voltariam dava-me um pouco de encorajamento para enfrentar o problema que me ocorrera no dia anterior. Havia também o encontro com o irmão misterioso que prometera tirar-me desta grande cova que deteriorava meus sentidos e amedrontava todo o meu ser.

Com a chegada das mulheres e Helena, Coronel Otaviano e sua turma retiraram-se e o frescor que elas deixaram impresso na lápide, limpando, aromatizando e colocando as flores astrais deram-me certo descanso, pois jazia há muito com o fétido cheiro dos corpos cadavéricos, vendo decomposição de cada irmão desencarnado. Uns eram imediatamente retirados por pactos firmados ainda enquanto encarnados. Esses, tão logo se fechavam as tumbas, vinham turbas de espíritos e imediatamente os retiravam e não mais era possível vê-los. Outros acompanhavam silenciosamente numa espera que demorava a chegada do socorro e partilhavam dos momentos de agonia e pavor.

De todas as oportunidades a que mais me deixou fortalecido era agora a esperança, esperança em Helena, esperança nas mulheres que deveriam regressar a qualquer momento. Esses maravilhosos momentos que tivera nesta tarde devolveram-me o sentido de pensar na proposta recebida, mas a noite, ainda no início, dava sinais de que alguém se aproximava.

De repente gritos, pedidos de socorro, choros e a gargalhada que era intensa desse que prometera me tirar deste mundo de dores. Mas meu espírito buscava o conforto de Helena ao mesmo tempo em que não queria eu permanecer nem um minuto neste local e esse senhor comprometera-se em levar-me desse inferno. Mas havia duas opções e essa era mais uma decisão que eu teria que tomar para minha vida tão dilacerada.

Meus pensamentos canalizavam o rosto das mulheres, a fragrância que amainava o cheiro fétido de antes de sua chegada e a condição de sair desse tormento antes da chegada das mulheres era-me certa. Por isso, não motivei a pensar noutra condição senão aquela de restabelecer um contato, mesmo que por um só instante, com aquele que há muito tempo resolvi dedicar o meu tempo em conhecê-lo: Jesus. Porque na agonia de minha enfermidade, nos cinco anos em que esculpi os corredores com minha cadeira desejei imensamente conhecer o Galileu que restaurava a vida, que perdoava os pecados, que repartia o pão e os peixes, consolava as viúvas, sarava as feridas, multiplicava os pães e o vinho e que mesmo quase morto, no madeiro crucificado, perdoava com um imenso amor.

E remetendo os meus pensamentos naquele tempo dessas buscas sobreveio-me quase que como um clarão de que eu não deveria seguir com esse senhor, que me prometera liberdade dos meus sofrimentos, mas que eu esperasse que um anjo viria me buscar.

De repente, na minha frente e com a decisão pronta estava eu negando a proposta recebida, mas ele insistia em dizer que eu havia concordado e que era preciso partir com ele. Suas feições alteravam-se com o humor, apresentando-se inicialmente de forma humana e bem-comportada para mais tempo depois tomar formas demoníacas. Mas, agredido mais uma vez pela turba desse senhor, permaneci em silêncio por causa da vinda desse anjo. Depois de horas e tentativas infrutíferas, quase raiando o dia eles se retiraram e eu acuado roguei a Deus para não deixar sofrer mais o meu espírito porque havia encontrado o meu amor e não queria perdê-lo novamente, pois tivera uma reflexão de que deveria sofrer para compensar o sofrimento que causei. Mas que esperava dele a oportunidade de não mais perder aquela que sempre amei.

O dia amanheceu e no cansaço da extensa noite adormeci ainda encharcado com sangue e com toda a sorte pude não ter mais agressões que provocavam dores terríveis. Mas era possível sentir agora choques vibracionais no meu corpo, que doíam menos que as perfurações recebidas e as surras que sempre levava. Já passava das 9 horas da manhã, porque era esse o horário em que chegava a senhora à tumba de seu ente querido. Acordei vendo-a no trabalho de todas as manhãs, limpando e envolvendo a tumba de seu ente com flores e velas quando mais uma vez o frescor e um aroma delicioso pairavam e que vinham aumentando de uma das ruelas que davam ao Cruzeiro do Sul.

Pude reconhecer mais uma vez Helena e suas mulheres. Helena chegara chorando e agradecendo a Deus por minha decisão. Atordoado, disse-lhe:

– Qual decisão que a faz tanto sofrer?

Com o mesmo tom de voz e com o mesmo afeto de amor ela disse:

– Da escolha da luz!

Mesmo não havendo a comunicação porque eu não as percebera não saíram do campo santo e permaneceram no Cruzeiro em vigília e oração para que não adentrasse no mundo das trevas com tratos bisonhos dos quiumbas.

Ainda chocado pelas condições em que me vira e vendo Helena sempre bem-apessoada com seu jeito meigo, senti-me triste quando uma das senhoras disse:

– Viemos João, para trazer o conforto não das vestimentas que empobrecem muitas vezes nossos irmãos encarnados; mas o conforto espiritual para que te encontres consigo mesmo na trilha do amor.

Logo, a senhora companheira das manhãs percebeu a presença das minhas visitas e pediu de joelhos para que fizessem uma oração por todos que cuidavam de mim, o qual imediatamente, mesmo sem poder perceber o amor que acercavam de minha tumba, estávamos em oração e assim falávamos: "Mãe Imaculada, que chorava aos prantos vendo seu filho vergado na cruz e que assentida pela promessa divina mostrava-se feliz porque além da vida derradeira para nos salvar e que juntamente com esta flâmula de amor roguemos ao senhor, vem nos abençoar. Mãe de amor, onde estiver suplicamos a ti, mãe e mulher, não deixe seus filhos sofrerem assim, pois mesmo que erremos mostre-nos o fim onde está o teu filho Jesus, os anjos, os arcanjos e os serafins.

Mãe, cuida de mim!”

TRABALHO DO DIA: IRRADIAÇÕES

O obreiro da última hora tem direito ao salário, mas é preciso que a sua boa vontade o haja conservado à disposição daquele que o tinha de empregar e que o seu retardamento não seja fruto da preguiça ou da má vontade. Tem ele direito ao salário, porque desde a alvorada esperava com impaciência aquele que por fim o chamaria para o trabalho. Laborioso, apenas lhe faltava o labor.
(O Evangelho Segundo o Espiritismo, Capítulo XX, item 2)

Os gritos me eram familiares. Afonso e seus berros aqueciam meus passos para adentrarmos e tomarmos assento no aeróbus que nos levaria ao destino do nosso trabalho. Antes, era costume que pelas manhãs todas as criaturas fizessem as suas orações nos seus polos; Afonso e eu fazíamos sempre no templo de Silá, onde carinhosamente chamavam de Mafalda.

Como não distava muito rumávamos rapidamente para nossos postos. A bem da verdade eu sabia que Afonso laborava neste departamento, mas não propriamente em que local.

Despedimo-nos rapidamente e ele ascendeu a um nível superior e eu hoje mais preparado, resolvi ainda conduzido pelo superior do nosso setor pilotar esse painel vibracional só. Fora inevitável não lembrar das agonias das crianças sucumbindo sob a imersão na água. Lembrei também de outro caso tão forte de um acidente e de socorro, mas era hora de iniciar novas etapas. Como em minha região havia polos de rogativas era uma das mais trabalhosas de nosso setor. Mesmo trabalhando individualmente, sempre além do nosso superior um ou dois companheiros nos auxiliavam. Eram casas rogando para irmãos desencarnados, eram irmãos encarnados rogando para outros irmãos desencarnados e vice-versa.

Dentro de um cenário onde era possível aproximar as duas energias nós canalizávamos uma foto-emissão radioativa que nada mais é daquilo que acontece nas trocas de energia do passe. Como era um setor em que canalizava energia de todo o departamento em prol dessas rogativas a energia era enorme e tínhamos que dosar para que o médium não sofresse nenhum distúrbio orgânico. Isso era até fácil, o duro era quando havia as festas pagãs, o departamento superior e mais uma parte do nosso, onde nossa Irmã Norma estagiava, operava sem parar montando equipamentos, hospitais e abrigos socorristas para aqueles que se perdiam na sexolatria e no alcoolismo, bem como em drogas químicas psíquicas.

Há um outro departamento bem acima do nosso que irradiavam fontes fluídicas para os médiuns substituindo-nos nesse momento onde nossas energias se ocupavam para esses fins para a compensação da harmonia da Terra.

HELENA: TRISTES LEMBRANÇAS

Não sou feliz! A felicidade não foi feita para mim! exclama geralmente o homem em todas as posições sociais. Isso, meus caros filhos, prova, melhor do que todos os raciocínios possíveis, a verdade desta máxima do Eclesiastes: "A felicidade não é deste mundo." Com efeito, nem a riqueza, nem o poder, nem mesmo a florida juventude são condições essenciais à felicidade. (O Evangelho Segundo o Espiritismo, Capítulo V, item 20)

Após a partida de João e Izilda resolvi caminhar a pé tateando as calçadas com meu pisar leve e a alma pesada. Foram passos incertos, com uma direção que revelava futuras dores, tormentas, saudades, pois já não estava mais meu companheiro de longos anos e meu coração vazio pedia a João para voltar. Tudo em vão! Era minha sina que se iniciava agora de forma inexorável para dores maiores.

Lembro-me bem que havia nesta ladeira um ponto onde homens levados às jogatinas viraram a noite bebericando, jogando, fumando; teria que passar em frente porque encurtava caminhos, muito embora a escolha de vir a pé fosse para ver pessoas e me sentir segura com o silêncio que cobrava saudades. Caminhando em frente desse ponto de jogatina alguns desses homens gritaram:
– Lá vai a viúva!

Aquilo para mim era o sinal do martírio que iniciara. Outros assoviavam porque na época uma senhora viúva ainda jovem ou pelo menos com feições jovens caminhar sem o véu negro do luto por qualquer das ruas era um sinal de atividades baratas da noite. Mas, isso não era tudo: o meu coração embora flechado por essa aviltante palavra doía menos que a saudade do que sobrou de minha família partindo quem sabe para sempre.

Com os pés sem vontade de seguir rapidamente, ia ao meu destino com as dores, com os amores estraçalhados dentro do meu peito. Levava também a imagem do companheiro Ingo que não estaria mais com as suas rosas costumeiras que dava quando fazia alguns dos cursos em Blumenau e na chegada sempre estava com um botão de uma rosa, tudo para agradar, tudo para dar boas-vindas. Desta vez era diferente e a vontade de chegar a casa era muito pouca porque embora tudo eu tivesse de material faltava a essência que nos equilibra, que nos devolve a possibilidade de continuar a viver.

Como não havia muita distância entre a rodoviária e minha casa não demorou muito estava eu novamente em frente ao portão que tantas vezes Ingo havia me recepcionado. Tentava me convencer de que essa era minha vida, tentava compreender que eu não nascera para ser feliz. E fui entrando quando a porta principal se abriu e o meu coração sentiu a primeira flecha da solidão, era uma solidão e um silêncio profundos como um fim, uma morte. Mas, eu embora sentindo essa condição estivesse viva para experimentar as dores que feriam que dilaceravam todo o meu ser. Dirigi-me ao quarto onde por longos anos o bom companheiro sempre preocupado com a minha vida, com a minha alegria tentara me alegrar. Ele também não estava lá. Sentei aos pés da cama e como já havia derramado um rio de lágrimas pranteei copiosamente não lembro por quanto tempo, mas minha alma gritava, o choro sempre me fizera bem, mas me faltavam as lágrimas por ter de uma vez só derramado por tanta tristeza. Clamei a Deus duvidando até de sua existência porque sentia o abandono do amor e das pessoas que eu amava. O tempo parecia não ter fim, tentei levantar-me e na parede via minha filha querida em foto de sua união com o homem que mais amei; eles estavam felizes e lembraram-me o porquê teria que acontecer isso comigo. Quanta tristeza, quanta solidão e questionava Deus:
– Por que tudo comigo, por que não repartir tantas dores para cada um dos que estariam vivos, assim ninguém sofreria muito como eu!

Mas a foto que espelhava felicidade para eles trazia para mim quase que a loucura da tristeza; vagueei quando consegui apoiar-me nos trincos das portas e corredores da nossa grande casa, para perceber como eu estava só. Apenas o eco do meu choro era mais forte que eu, ele persistia e desvairada até pensei em morrer. Dirigi-me novamente ao quarto de hóspedes de onde pela última vez meus lábios tocaram os lábios com paixão do homem que amei. E esta solidão somada à perda de Ingo, ao silêncio e à dura realidade me fizeram estirar sobre a cama em que um dia pude ser feliz por alguns momentos e fiquei a pensar: “Por que, meu Deus, desde pequena, quando nosso pai, capataz de meu marido tivera morte ainda jovem e Coronel Otaviano tutelara-nos, minha Irmã mais velha fora vendida para um fazendeiro do norte do nosso estado e nunca mais soube notícia. Uns diziam que estariam mortos, pois eram sonhadores com os ciclos da madeira. Muito nova ainda Coronel Otaviano, agora eu só, sem meus pais e sem minha única Irmã, prostrava-me rendida a esse mesmo choro que me devorava a alma, que tirava minhas esperanças e me fizera refém do coronel. Ele dera fim em suas ex-mulheres para poder ter-me como esposa. O meu corpo ainda menina exposto à virilidade do Coronel Otaviano, mas não havia como porque nada me restara além do presídio da grande mansão em que me fiz esposa. Lembro-me que eu rezava à Virgem Maria porque minha mãe ensinara que havia uma mãe maior que ela e que se chegasse a faltar tanto o pai quanto a mãe, mesmo assim eu estaria com a outra mãe. E eu ficava nas tardes controlando o meu choro compulsivo em uma das janelas da grande mansão onde o coronel desposara-me ainda muito nova. Eu não poderia sequer sair nas varandas que davam acesso à estrada que nos levava ao centro da cidade. Havia também os pássaros que me faziam companhia e somente eles cantavam para meus ouvidos, pois eu, refém de um velho que utilizava de suas forças para brincar com suas fantasias, não me dava o desejo de viver como agora. Então, com a partida do coronel bem cedo e quando as criadas reivindicavam o quarto para as limpezas normais eu me dirigia a essa janela para ouvir os pássaros cantarem, e agora nessa casa nem os pássaros eu tenho.

Ainda muito jovem sem a experiência da vida tivera Izilda, mas eram duas crianças que ficaram na mão de um coronel sem escrúpulos. Quando pensei na possibilidade de me fazer liberta tentei com algumas trouxas e minha filha nos braços fugir para a estrada que jamais conhecera porque nunca me deixara ir além das portas do casarão.

Com as trouxas e filha nos braços, um cantil de água e algumas frutas avancei estrada afora porque pensava comigo: "o coronel fará minha filha como esposa" e eu não admitira jamais essa condição. Mas, duas crianças não demorou muito para os capangas do coronel entregarem sob sua fúria. Foram noites de violência e castigo, pavor e medo e eu questionava como agora: "onde está a minha mãe, onde está Deus?".

Passaram-se duas semanas, as feridas nas minhas costas, nas minhas genitais, aos poucos cicatrizaram, mas eu havia conhecido a estrada agora e mesmo correndo o risco de morte, pois coronel avisou-me que não haveria segunda vez, e a determinação de conseguir fugir mesmo refazendo-me das dores com as cicatrizes expostas pela minha filha eu iria voltar à estrada.

O tempo ia passando e o coronel nunca mudara, minha vida era um vazio, apenas alguns criados da confiança do coronel traziam-me notícia do mundo que nada mais era para eles também, das fronteiras das fazendas conquistadas. Havia um serviçal que tinha a mesma idade que eu e ele passava todos os dias logo bem cedo descrevendo passo a passo como estava o mundo do lado de fora. Aquilo durou quase oito anos nesta época. Izilda já ameaçava também fugir e num dia desses Cabral, que me dava todo o panorama dentro das fazendas, disse-me que coronel colocaria uma das fazendas à venda para o tal de João. E, mesmo sem conhecer, qualquer nome era uma luz para minha fuga. Izilda adotara até esse nome para seu pequeno cão, mas nunca de ver esse João e nem a venda da fazenda, quando um belo dia, dois ou três anos aproximadamente (não o sei exatamente) coronel preparando-se para recepcionar um amigo deixou escapar o nome João. Nunca soube por que, pois sempre houve vários nomes, companheiros de jogos e fazendeiros vorazes no desmatamento de madeiras nobres e nunca fixei nenhum desses nomes, mas João era diferente.

Quando ouvi esse nome preparei-me com a melhor roupa, mas coronel percebendo que eu também gostaria de recepcionar os seus convidados agrediu violentamente a mim e a Izilda, trancafiando-nos em um dos aposentos no porão. Permanecemos ali por seis ou sete horas, pois já era bem de tarde quando as visitas rumaram para seus destinos. Com a partida das visitas uma das empregadas nos libertou. Soube pela boca dessa empregada de que uma serpente venenosa havia na noite anterior fulminado o meu companheiro de notícias e Izilda me cobrava:
– Mãe, agora não temos mais notícias e não saberemos se as visitas irão voltar para nos levar!

O tempo passou e a angústia e o sofrimento permaneciam. Eram tempos difíceis e chuvosos na região, o Pantanal jorrava água. Foi quando o coronel nos levou pela primeira vez à capital. Fora um passeio demorado e cansativo, fizemos exames junto aos médicos, compramos vestidos e retornamos duas semanas após. Coronel era um homem de poucas palavras e muito enérgico, nunca podíamos indagar sobre qualquer assunto, sob pena de castigos duros. Cansadas da viagem, Izilda e eu adormecemos por mais de doze horas, coisa que antes era impensada, pois coronel tinha que tomar seu café com a família ao redor, mesmo que essa não tivesse direito à fala, e bem cedo se retirava para o campo ou às matas em busca de madeira. Ainda comentávamos sobre a luz de uma lua maravilhosa na mesma janela em que aprendi a ver o mundo, o meu mundo e o mundo da minha filha, e Izilda indagava sobre seu pai que já não agredia mais a ambas, mesmo assim a dor que mais compunha o meu ser era a dor de não ter, além de minha filha, alguém para amar, nem para sonhar, pois não possuía o meu corpo, posto que coronel fizera refém. Meus pensamentos não poderiam ir mais além do ângulo de uma janela e minha filha tornara-se adolescente e o que seria de nós, onde estava a segunda mãe que iria cuidar dos nossos passos, onde estaria Deus que desejara que todos os seus filhos fossem felizes e livres?

De repente, na estrada bem em frente uma carruagem levantava poeira e aproximava-se do casarão. Descemos rapidamente porque o coronel estava preparando uma nova recepção. Juntas começamos a pensar se não era João. Mas já haviam passado dois anos e nada de conhecermos aquele que nos libertaria. Não demorou muito a visita estava sendo recepcionada aos gritos efusivos de alegria do coronel. Resolvemos pela cortina que separava o portilhão maior espiar o nosso João, mas havia quatro homens e nada de João. Quando de repente um moço único entre os mais velhos, levanta e diz:
– Coronel, sei que está aumentando suas terras junto às fronteiras para as Guianas e eu me interesso por aqueles que dão acesso á estrada pantaneira.
Retrucou o coronel:
– Pois bem, João...
Nesse momento não consegui ouvir mais a palavra, pois meu coração disparara. Não era velho, era alto, era bonito e parecia educado. Foi quando Izilda indagou-me em tom alto:
– Mãe, nós poderíamos casar as duas com ele!

Mas hoje é como uma história viva desse acontecimento. Só me lembro que coronel pediu que fosse apresentado à sua filha e pediu a uma de suas criadas para chamar Izilda.

Izilda, nessa época embora ainda muito jovem (doze anos e alguns meses) possuía um corpo esguio e sem modéstia era toda formosura, mas vivia um mundo muito aquém de sua idade. Foi quando pelas frestas da porta vi os olhos de João brilhar pela primeira vez e a conversa encerrou rapidamente e senti a primeira vez a forma sublime do amor. Mesmo sendo de impossível fiquei inquirindo Izilda, mesmo o vendo pelas frestas da porta, como ele era, como ele cheirava, como ele a tratava de perto e outras tantas perguntas para preencher um pouco mais o vazio da minha vida que começou a conhecer o amor.

Não demorou muito e as vindas tornaram-se rotineiras, sempre João ensejando namoro com Izilda. Era de costume na época que os pais encontrassem no meio comercial os pares para seus filhos, sob o intuito de aumentar o patrimônio. Era de coronel esse desejo. João era um solteiro errante, havia ganhado de seus pais uma fazenda pequena, mas bem organizada, era reconhecido por todos, pois era um homem justo, um fazendeiro bonito e jovem, mas de temperamento bastante truculento para aqueles que atravessassem seu caminho. E nessas idas e vindas Izilda também foi ganhando essa simpatia a ponto de contar-me que havia sonhado com o seu príncipe e que ele levaria a nós duas para bem longe e seríamos as damas de uma grande fazenda.

Mal sabia ela que esse sonho teve seu momento real. Logo após esses seis meses de negociação. Coronel convidara João para os jogos que sempre fazia seus carteados nas sextas-feiras, num salão enorme que dava acesso às garagens. Foi num dia desses em que alterado pelas bebidas alcoólicas João fora envolvido num carteado com cartas marcadas para que perdesse seu patrimônio, porque dias antes pelo valor expressivo de suas fazendas Coronel ouvira da própria boca de João que não havia mais interesse. Mas João apaixonara-se por Izilda, porque seus olhos buscavam-na em todas as portas que nunca mais foram abertas para vê-la. Desejoso desse sentimento de contrair matrimônio fora até nossa casa e após várias rodadas de bebidas Coronel logrou numa cartada todos os bens de seu pretenso genro. Como havia no salão capangas do Coronel, tão ébrio quanto ele João não pode reagir mesmo com a certeza de trapacear retirou-se rapidamente com seu corcel desesperado. Não tardou duas horas quando já estava preparando-se para repousar, mas ainda continuava vibrando com as novas propriedades. João retornou com alguns de seus valentes e fez tombar o Coronel, rasgando a cortina para a vida feliz de Izilda e para uma paixão eterna na minha vida.

***

As palavras da mulher, proferidas junto à minha tumba dando-me incentivo a permanecer na linha do amor, fortaleceram-me. Já era em tempo, pois vivendo nos últimos anos com as limitações físicas cresci em espírito porque busquei a Jesus e seus feitos nobres tão elevados e tão simples que era estar entre os irmãos menos favorecidos não só em bens materiais, mas maior ainda em bens espirituais.

E com a tristeza da partida de Helena fiquei a pensar esperando pela manhã seguinte, em como falar diretamente do que sinto a ela, do que foi possível aprender e do que foi possível encontrar neste jazigo que me ateou as formas no madeiro para libertar-me, mas pela inobservância de meus atos embrenhei-me na mais escura das sombras vendo chegadas e partidas de irmãos vencidos e vencedores. Vi esperança nos olhos de entes que buscavam seus familiares e amigos e pude aprender nessa estreita tristeza pela incompreensão daqueles que ficam e daqueles que partem na eternidade do espírito. As fraquezas tomaram-me por alguns instantes e me levaram a pensar na mesma liberdade que sempre me fora dada em vida e que agora reclamava junto aos espíritos das sombras, que resisti pelo amor e pela esperança e talvez me fosse dado esse direito desse particular. Queria dizer tanto e tudo que não disse que me faltaria tempo, pois sua passagem matinal eivada de amor me era curta para dizer o tanto que ainda a amo.

Esses pensamentos liderados pela esperança faziam-me mais forte embora ainda permanecesse enjaulado na minha prisão do covil fúnebre em que me enterraram. O dia avançando ficava imaginando os encontros com meus filhos, com a querida Izilda, porque todos foram responsáveis pela transformação a partir do martírio das minhas limitações, com palavras ricas de amor e de carinho encheram-me de esperança neste mundo e agora atado a esse sombrio campo santo floresce-me este aprendizado de que às vezes falimos em nossas estações purgatórias, mas que há esperança, porque apenas pensando no amor minhas chagas se fecharam, minhas dores diminuíram, meu equilíbrio retomou seu destino que sempre fora e por mim não observara aquele junto com o meu amor verdadeiro.

TRANSFIGURAÇÃO

De duas uma: ou a morte é uma destruição absoluta, ou é passagem da alma para outro lugar. Se tudo tem de extinguir-se, a morte será como uma dessas raras noites que passamos sem sonho e sem nenhuma consciência de nós mesmos. Todavia, se a morte é apenas uma mudança de morada, a passagem para o lugar onde os mortos se têm de reunir, que felicidade a de encontrarmos lá aqueles a quem conhecemos! O meu maior prazer seria examinar de perto os habitantes dessa outra morada e de distinguir lá, como aqui, os que são dignos dos que se julgam tais e não o são. No entanto, é tempo de nos separarmos, eu para morrer, vós para viverdes. (Sócrates aos seus juízes.)

Mesmo distante, neste dia bastante trabalhoso me fora possível conduzir adequadamente e com maior envolvimento racional aos clamores solicitados das casas. Afonso, que subira ao amanhecer, pelo tom da conversa aproximava-se; iríamos fazer a visita que não houvera tempo pela manhã à Silá. Queria contar-lhe da minha atividade e reforçar a ligação de amor que tenho por ela. Companheiro de ensinamento Afonso prontificou-se em atender o meu pedido e seguir comigo à grande cabana que abrigava Silá. Como todos a conheciam pelo nome de Mafalda não me foi difícil adotar para minha grande companheira esse novo nome.

Com a chegada do meu sucessor caminhei ao encontro de Afonso e decidimos caminhar pelas ruas arborizadas da nossa Colônia. Contando para Afonso sobre minha atividade citei algumas delas para ilustrar esse grande controle divino que Deus oferece aos seus filhos. Nesse tempo também sentia mais impelido às descobertas desse Jesus maravilhoso que nos assistia em todo o nosso trabalho e perguntando à Afonso como dava as respostas daqueles filhos que pediam em nome de Santos, principalmente nas igrejas oriundas de Roma, pois nos dias em que operei o sistema de absorção de pedidos, quase setenta por cento deles provinha de intermediários que levados à causa de benfeitores em determinadas épocas os irmãos os chamavam de santos. Perguntando à Afonso sobre porque deveria endereçar para outros irmãos essas rogativas, que não em nosso departamento, ele redarguiu:

– Caro amigo, é desses espíritos encarnados creditarem valores quantitativos de toda ordem para aquilo que não conseguem alcançar nas suas provas, muitas vezes santificando aqueles que mais precisam ser santificados e eles passam a intermediários desses irmãos reconhecidamente caridosos, mas tão pecadores quanto eles e muitas das vezes isso decorre porque eles próprios já não estão no plano onde julgam estarem os santos, mas de volta ao palco das expiações e provas. Por isso, não podemos desperdiçar este pedido de socorro, mesmo que por intermédio e em não estando mais em condições espiritualmente para atender às súplicas dos seus seguidores nós aproveitamos essa energia e redirecionamos aos espíritos mais preparados para que sejam atendidos.

– E como, Afonso, se passa aquele que era santo e hoje se encontra encarnado?

– Conforme as suas condições espirituais quase sempre se tornam ratificados à sua passagem, porém nem sempre num mesmo plano de vibração; sendo isto, João, temos que também direcionar irmãos capacitados para cuidar desse espírito encarnado, pois normalmente são presas fáceis do fanatismo e do egocentrismo. E tudo isso se opera neste nosso departamento, por isso João, toda a rogativa que procede do coração em nome de Deus e de Jesus, seja por vias diretas ou indiretas, retorna a resposta. Como os encarnados interagem pelo livre-arbítrio as energias têm fontes individuais, mas nos chegam coletivas. Daí, conclui-se, irmão, que quando orares invoque em nome do Criador todos aqueles que bem querem e em reunido com eles, peça por aqueles que não sentem afinidade com você.

E seguindo na trajetória discorremos sobre vários assuntos e chegamos à cabana onde Mafalda estava nos esperando. O meu primeiro contato foi de umas lembranças saudosas das ajudas e auxílios em prol de mim e da minha família, mas no final com suas ações sociais, sonho continuado neste plano. O meu coração envolvido por esse amor via a minha mãe Preta, era uma relação que por mais que direcionassem na esfera de auxílio pelas palestras mais notáveis de irmãos que abraçavam a causa cristã ainda residia em mim a ligação filial com Silá. Abraçamo-nos e senti uma força sem precedentes em todo o meu corpo. Afonso vibrava, pois seu sorriso reemitia para todos a minha alegria.

Ela nos convidou a um local reservado para mostrar-nos alguém de que eu me sentiria muito feliz em rever. Pensei em minha mãe, em meu pai, pensei em um dos nossos filhos, pois soube pela Irmã Norma que eu ficara muito tempo nas regiões gélidas e poderia ser qualquer um, mas para minha surpresa fomos conversando sobre meu trabalho, em que interferia em rogativas das casas espíritas, das igrejas e todas as organizações religiosas e que Afonso me presenteou com uma região muito complexa.

Mafalda atenta como sempre me dissera que só estava nessa condição porque ela julgava que eu fosse capaz. Foi quando me apercebi que sobre todos nós quem nos conduzia com as responsabilidades era ela. Eu disse que estava satisfeito embora quisesse aumentar um pouco mais esta atividade em horário, porque muitos dos irmãos não conseguiam receber resposta pelas suas rogativas.
Ela disse-me:
– Tudo é divino e nem todos conseguimos tocar o coração, mas meu bom filho, já fez muito nos dias de trabalho devolvendo o equilíbrio e a oportunidade de refazimento de nossos irmãos queridos e haverá tempo suficiente para doar-se por completo a todos que reclamarem auxílio e dividir com todos que te convidarem para brindar alguma angústia.

Fomos adentrando a sala reservada e a aproximação fazia-me sentir uma vibração de muita paz, de muito equilíbrio e esperava pela grande novidade. Afonso na ocasião trouxera-me Norma, Lúcia e mais outros companheiros de nossos trabalhos que se tornaram amigos irmãos nas orações matinais e nas orações no final do dia.

Fomos entrando e a minha curiosidade não superava aquela do encontro com Silá, mas esperava ver os meus pais, meus filhos, ver Helena... Entramos. Mafalda pediu para sentarmos, fez uma oração agradecendo à Deus e à Jesus por estarmos reunidos e em família. Nesse momento tive a convicção de que veria minha mãe ou meu pai. Interessante é que as minhas saudades mesmo neste plano permaneciam e o desejo de compartilhar de alguns desses momentos fazia-me em alguns momentos frágil, mas sabia, porque Norma dissera-me lá nas câmaras, que tudo tem um encontro e conforme o merecimento se dá no tempo certo. E eu pensava: "Quando será esse momento certo para ver a quem muito amei, a quem me deu a vida e a quem vivi por ela?"

De repente, ao lado de Mafalda, eu vejo a companheira dos meus dias, Laura, transformando-se na minha esposa Izilda!

REENCONTRO COM IZILDA

Se perdoardes aos homens as faltas que cometerem contra vós, também vosso Pai celestial vos perdoará os pecados; – mas, se não perdoardes aos homens quando vos tenham ofendido, vosso Pai celestial também não vos perdoará os pecados. (São Mateus, 6:14 e 15)

Parecia que meu corpo perdera os sentidos e o pranto não demorou a chegar. A transfiguração de Laura me fez ver a companheira de gestos tão nobres que me ensinara o amor.

Por alguns instantes retomei em reflexões que derivavam de duas fontes que embora tão próximas, estavam tão distantes de compreensão: como Izilda nunca soube do meu sentimento pela sua mãe? Como Laura sabia de todo esse sentimento da minha vida?

Um misto de vergonha e um misto de dúvida que logo foi esclarecido por Afonso, meu companheiro querido sempre pronto a esclarecer-me diante dos embaraços de minha ignorância.

Lúcia aproximou-se e fiquei imaginando quem era... Olhei rapidamente Afonso: quem seria Afonso? E quem seria Silá, que se apresentava de uma forma tão nobre e com tantas atribuições, com tanta elevação? E por que eu entre eles?

Ainda amparado pelo bom amigo e pela Irmã Lúcia sentei-me enquanto o sorriso de Izilda permanecia e seus olhos marejados começavam a derramar lágrimas pelo encontro propiciado por Silá. Sem palavras e em prantos, eu estava feliz por estar novamente com Izilda. Pensando em silêncio com a minha alma e ofuscado com a vergonha de tantas tramas e tantas traições para com Izilda e com sua própria mãe falei

em pensamento comigo mesmo: "o que será que ela pensa de mim?". O bom amigo respondeu-me, porque desde sempre todos liam meus pensamentos, com seu jeito peculiar espontâneo e desembaraçado:
– Pensou que estava escondendo de quem?
E dera uma gargalhada.
– Está aí a sua esposa, como se sente?
E com seu jeito malicioso sorrindo acalmou-me:
– Querido João, não se aborreça com pensamentos de fracasso, mas jubile-se em poder reencontrar quem muito te amou e que mesmo não sabendo nada em vida sobre você e Helena não deixou de compreender as razões porque tudo se deu.

Enquanto isso, sem nenhuma palavra, Izilda voltou a ser novamente Laura e se aproximando ainda em silêncio me abraçou com um grande vigor e alegria. Não sei por quanto tempo permaneci assim em silêncio e abraçado. Também não sei qual o sentimento que mais sobrepujou: da grande companheira de toda uma vida ou daquela que me ensinara que me curara, que me trouxera para a luz. Tanto uma quanto a outra deveriam me ser caras de igual forma.

Ainda pensando quem poderia ser Helena dessas minhas companheiras, Laura interveio em meus pensamentos dizendo:
– Tudo a seu tempo, que tudo será concedido àquele que espera e confia.
Mas diante de todas as emoções recebidas queria compartilhar com Silá, queria dizer por que não me havia dito!
Silá sorria ao mesmo tempo em que me orientava a exercer a paciência. Após esse instante maravilhoso confesso que fiquei como se estivesse reconquistando todas as minhas riquezas em vida, que levei muito tempo para descobrir que se tratavam daquelas que viviam à minha volta. Mesmo assim, passamos mais que uma simples visita a Silá.

Sem desembaraçar de Laura fomos conhecendo todos os aposentos que antes não havia conhecido. Lúcia pedira-nos para apenas contemplarmos este momento de reencontro e que abordássemos dúvidas de interesse de ambos. Mas eu sabia que ela pedira diretamente a mim para em outra oportunidade Laura e eu sermos agraciados com a revelação de quem éramos e quem somos.

Com a curiosidade no ar e conhecendo os aposentos de Silá pudemos ouvir da grande amiga sobre os preparativos de uma festa patrocinada por uma grande colônia de excelentes oradores do Evangelho do Amor e que se daria em breve neste grande templo espiritual.

Despedimo-nos das irmãs: Lúcia era uma auxiliar direta de Silá e permanecia com a residência nas imediações; Laura e Afonso residiam próximo da minha casa e estagiavam num departamento gélido em outro turno. Sendo assim, voltamos, eu ainda com a curiosidade de sempre e Afonso na sua declarada risada habitual.

Seguimos no aeróbus, pois o dia fora indescritível. Apeei e dirigi-me para o descanso, Afonso e Laura seguiram alguns metros a mais para seus aposentos.

Entrara e de uma forma bastante diferente permaneci de joelhos agradecendo à Deus e à Jesus por experimentar um encontro tão bonito com uma Irmã que tanto amei, mas rondava a minha cabeça quem seria Helena e porque todo esse mistério e quando se revelaria.

Fiz as preces de agradecimento ao Pai e procurei descansar para o outro dia motivado pela alegria e o amor, esperar oportunidade para ver Laura.

ONDE ESTÁ HELENA?

Há, pois, duas espécies de famílias: as famílias pelos laços espirituais e as famílias pelos laços corporais. Duráveis, as primeiras se fortalecem pela purificação e se perpetuam no mundo dos Espíritos, através das várias migrações da alma; as segundas, frágeis como a matéria, se extinguem com o tempo e muitas vezes se dissolvem moralmente, já na existência atual. Foi o que Jesus quis tornar compreensível, dizendo de seus discípulos: Aqui estão minha mãe e meus irmãos, isto é, minha família pelos laços do Espírito, pois todo aquele que faz a vontade de meu Pai que está nos céus é meu irmão, minha Irmã e minha mãe. (O Evangelho Segundo o Espiritismo, Capítulo XIV, item 8)

A noite propunha descanso, mas o espírito buscava incessantemente quem desses meus irmãos era Helena. E se Izilda pudesse me falar? E por que Afonso não me dissera? Por que Silá não me dissera?

Todos os pensamentos chocavam-me porque refletiam meus sinais de conduta enquanto encarnado com Izilda, e Laura tudo sabia e com o mesmo amor de Izilda sempre corrigira meu destino. E por que nunca a amara de tal forma como à Helena?

Carregado nestes pensamentos a noite passara em vazio e a manhã inundava-me com a voz de Afonso novamente. Meio em silêncio sentei ao lado de Afonso e logo mais chegou também em nosso aeróbus Lúcia; sentando-se ao lado em silêncio seguimos para os destinos de nosso trabalho. Afonso sempre falante sentenciou:
– Não fique assim, Irmão, mesmo que soubéssemos não seria possível esclarecer antes do seu tempo, pois o livre-arbítrio prevalece no espírito; enquanto isso sirva-nos de nossa companhia e amizade, quem sabe não seja eu a Helena?
E debochadamente riu.
Lúcia, mais reservada, foi me dizendo:

- Não se martirize amigo, porque ainda não está entre nós a sua amada! Com Lúcia era mais fácil perguntar sobre sentimentos, pois Afonso poderia levar para os rumos das brincadeiras, poupando-me de sofrimento. Então, dirigi-me à Lúcia:
- Irmã, Laura sabe do meu amor por Helena?
Nesse momento ambos riram e Afonso respondeu:
- Não se perturbe amigo, no seu tempo chegará uma explicação e ela fará de você liberto de longos processos encarnatórios e de aprendizado que resolveu nessa última passagem para o plano físico.

Mesmo assim, continuava inconformado e minha mente chegou à Silá. Eles, que liam minhas vibrações mentais, responderam juntos:
- Silá não vai lhe responder!
De certo era verdade, mas minhas dúvidas e energia eram em profusões mais complexas, pois temia encarar Laura, que fora minha mulher sabendo sobre meu caso com Helena, sua mãe. Era um misto de dor e de sentimentos confusos, mas Afonso redarguiu dizendo:
- Amigo João, poupe teu sofrimento, pois aqui já não tem mais as ligações como tiveras enquanto encarnado.

De fato, eu nunca me vi como esposo de Laura, jamais passou em minha cabeça qualquer que fosse esse sentimento; sempre amparava minha condição precária em suas mãos poderosas de auxílio, nas suas palavras esclarecedoras de amor e luz e na sua amizade fraterna que descobrira desde as câmaras frias. Mas Helena perpassou todos os estágios e quem era a minha amada?

Não demorou muito estávamos na praça central e como de praxe adentramos na cabana de Silá para nossas orações matinais. Lúcia deveria permanecer o dia todo nas organizações para as palestras que haveriam de iniciar noutra semana, auxiliando Mafalda e suas assessoras diretas para que tudo desse com o mais nobre presente de organização sempre a gosto desses irmãos.

Afonso e eu dirigimo-nos para os nossos postos de trabalho e no trajeto permanecemos em silêncio, pois cada vez que pensava que Afonso poderia me auxiliar ele beliscava-me, numa sintonia que eu deveria exercer a paciência.

Chegando ao meu posto de trabalho e na expectativa do final do expediente voltar à cabana de Silá e saber onde estava Helena fazia o dia passar em horas gigantes. Por várias vezes Afonso descera para conversar um pouco sobre o trabalho, mas eu sabia que era para a aplicação de passes magnéticos para controlar minha ansiedade.

De modo que na última vez que ele chegou trouxe meu substituto e ainda não havíamos terminado nossa jornada. Sendo assim convidou-me para que nós fôssemos substituídos para conversarmos um pouco mais sobre Helena.

HELENA: PARTIDA PARA O MUNDO ESPIRITUAL

Vinde, vós que desejais crer. Os Espíritos celestes acorrem a vos anunciar grandes coisas. Deus, meus filhos, abre os seus tesouros, para vos outorgar todos os benefícios. Homens incrédulos! Se soubésseis quão grande bem faz a fé ao coração e como induz a alma ao arrependimento e à prece! A prece! ah! como são tocantes as palavras que saem da boca daquele que ora! A prece é o orvalho divino que aplaca o calor excessivo das paixões. Filha primogênita da fé, ela nos encaminha para a senda que conduz a Deus.
(O Evangelho Segundo o Espiritismo, Capítulo XXVII

Passados dois anos e um mês a saudade debruçava sobre meu peito e ainda sentia a presença forte de Ingo ao deixar-me nessa estação quando partira só aos balneários aqui do Sul. Ainda com medo de recair todo pranto que derramei por longos dias após a partida de João e Izilda não titubeei e segui em frente.

No início, quando avançávamos a longa viagem algo parecia desconsiderar sobre o que estava fazendo. Andamos cento e poucos quilômetros e fomos avisados de que não mais deveríamos prosseguir. Épocas de enchente e que nada atravessava a região pantanosa a qual escolhera o destino. Ainda permaneci longas quatro horas até retomar novamente retorno ao ponto de partida. A preocupação era que João e Izilda e os filhos aguardavam impacientes pela minha chegada e essa preocupação crescia porque havia demora em comunicá-los, mas não tardou e foi possível conversar com Izilda e relatar sobre a viagem abortada. Ela compreendeu, pois que lá havia um tempo muito atípico pelo início da chuva, o que tornara todas as estradas intransitáveis e já marcamos para quatro meses seguintes quando já era possível trafegar sem os sobressaltos da natureza. No retorno decidi repensar um pouco sobre a minha vida e relatando à mim mesma todos os fenômenos trágicos e inalcançados. Refleti sobre destino, não havia resposta para que eu pudesse atender todo esse sofrimento, atender toda a dissensão entre sonho e realidade.

Chegando a Blumenau procurei imediatamente retorno à Jaraguá para colocar essas reflexões sob novas perspectivas e assim se deu. Em chegando a minha casa destinei horas a me descobrir; não havendo outros meios programei a conversar na capela de orações com N. Sra. de Schoenstatt. Mas havia uma inquietação nesse local devido à mudança repentina que abrigou outra denominação capuchinha. Foi quando conheci um frei que estagiava em nossa cidade e que acolheria todo meu histórico de tristezas e derrotas, de vitórias e frustrações.

Era possível então ter alguém para desabafar após dois anos e pouco sobre a partida daqueles que amava. Antes havia progredido em muitos campos na minha vida, fui deixando aos poucos as obrigações ordinárias e criando outros mecanismos de superação do vazio não preenchido pelas ausências. Porém, não foi muito diferente daquele sentimento que nutria por João com essas mudanças, mas o enfrentamento sozinha me deixava infeliz por isso agora haveria em quem poderia confiar os meus medos, meus segredos, minha vida.

E assim se deu nos três meses subsequentes, onde acabei aprendendo sobre a vida após a vida em que eu encontraria as respostas para meu sofrimento e que era preciso triunfar no mundo das provas para colher após a vida as notas qualificativas das provas vividas. Antes de um frei encontrei um confidente em que não poupei ao sabor de toda tristeza falar da desdita dos meus amores, recebendo como medicação estimulativa sempre palavras doces do amigo frei e que haveria de ser recompensada por toda a renúncia, por toda a dor, noutro momento. Mesmo assim a vontade de um abraço, o desejo de sentir-me amada, a vontade louca de abraçar meus filhos, porque os adotei, mesmo não os conhecendo pessoalmente, todos os filhos de Izilda. Mas, havia o compromisso de retornar ao Mato Grosso e passados quatro meses segui agora sem o contratempo e as perturbações iniciais. Galvanizada pelas palavras reconfortantes de frei, pude reaquecer e ponderar meu coração frio e amargurado. Antes de partir visitei meu amigo confidente, abracei-o e senti o vazio de uma despedida. Era como se estivéssemos partindo para pontos distantes sem volta. Embriagada pelos sentimentos da amizade conquistada acordei para que cuidasse de minha casa e dos negócios herdados de Ingo.

Havia uma manhã de sol, de temperatura amena e mais uma vez preparei-os para minha chegada. Após a tranquilidade dos primeiros quilômetros a vida de caminhadas difíceis, de pegadas marcantes, de sofrimentos indeléveis de sete pessoas que trafegavam sobre o mesmo ônibus, incluindo a mim, deixara o corpo físico num violento acidente. As percepções de um encontro que não se deu, a curva dos sonhos que jamais atravessou o arco-íris, os sonhos de uma menina que desejava conhecer o mundo estavam inertes sob rodas e ferros dobrados de um acidente fatal.

Vendo meu corpo e sentindo a sensação ainda fria, mas sem dor, foi possível lembrar dos poucos tempos de ensinamentos que recebera de frei Alípio sobre o sentido da morte e o sentido da vida. Busquei forças para não recuar sobre tudo que aprendi, mas era inevitável não ver um corpo estranho, indiferença e naturalidade dos policiais socorristas para com os corpos que jaziam no desastre. Aos poucos tentei acompanhar, mas não era possível; com uma sensação de impotência nas pernas e a lucidez no corpo e na mente não pude permanecer por muito tempo acordada. Era como se eu estivesse embriagada e sentia todos os movimentos em velocidade menor que a real. Nesse momento pensei em minha filha, pensei em João e resisti por alguns instantes de que ocorrera a morte física. Ainda foi possível lembrar de quantos sonhos perdidos, de tantas resignações, de tantas frustrações e iniciei uma revolta porque parecia eu estar onde eu queria estar, ao mesmo tempo diante da minha filha, na minha casa com meu amigo frei, mas eu estava só e a torpeza dos sentidos cada vez apoderando-se mais e mais até que não resisti e num sono profundo permaneci por um longo tempo. Queria de qualquer forma antes deste sono poder avisar para que eles não sofressem, para que eles não me esperassem. Eu nascera para a dor e para não ter o que todos teriam: uma família, um amor para viver e compartilhar os dias bons e ruins enquanto viva estivesse.

Havia passado já um ano ou mais, não aguentava mais viver assim em torpência toda a esfera espiritual e busquei socorro em orações, quando fui socorrida por irmãs que já ouvira em meu estado letárgico, mas não fora possível vê-las. E a primeira pergunta que fiz a elas:
– Como estão os meus filhos que deixei esperando? – Pois jamais conheci os filhos de Izilda.

Declinei por mais algum tempo sob os cuidados de uns servidores da paz até me encontrar no regaço de um conforto de minha bisavó que jamais conhecera em vida, mas que muito me era familiar nos últimos tempos. Foi ela então que me levou novamente àqueles que deixei esperando numa estação.

HOSPITAL GERAL

Estando Jesus à mesa em casa desse homem (Mateus), vieram aí ter muitos publicanos e gente de má vida, que se puseram à mesa com Jesus e seus discípulos; – o que fez que os fariseus, notando-o, dissessem aos discípulos: Como é que o vosso Mestre come com publicanos e pessoas de má vida? – Tendo-os ouvido, disse-lhes Jesus: Não são os que gozam saúde que precisam de médico. (São Mateus, 9:10 a 12)

Eram aproximadamente seis horas da tarde quando nosso horário normal para recolhimento se aproximava das oito, mas Afonso detendo os meus conhecimentos e sensibilizado pela minha ansiedade apressara-nos para palestrar sobre Helena. Eu ainda eufórico porque queria saber por todas as formas quem era Helena.

Caminhando até o núcleo central onde Silá coordenava sua multidão de irmãos partimos com esta missão de compreender qual é o papel que estará pronto para o entendimento de muitas coisas desconhecidas por mim. Lúcia antevira na véspera que Helena não estava entre nós e que Laura sempre soube das minhas fraquezas por Helena, então tinha dois desafios pela frente: encontrar Laura e desculpar-me pela insensibilidade e traição e descobrir Helena. Com passo lento e sintonizado em minhas vibrações Afonso respondeu-me:
– Querido irmão, não se consuma, já assim o dissemos. Ao seu tempo todas as respostas chegarão a você e quando elas chegarem outras perguntas também chegarão, mas não se puna sem conhecer a graça divina que pelo seu amor infindo oportuniza encontros e partidas de resgates e aperfeiçoamento. Izilda foi a mulher de resgate e você, amigo irmão, o instrumento para que ela pudesse chegar onde está. Então, todos foram agraciados com o amor de Deus.
– Mas eu me sinto, Afonso, com vergonha de encará-la. A traí a vida inteira não só com o corpo, mas com a alma.

Com sua costumeira risada Afonso tocou-me no ombro e sem esforço reproduziu:
– Tenha calma que ela própria explicará para você. E não pense que Silá, como você assim a chama Irmã Mafalda, vai revelar-lhe o seu grande amor! A questão do amor como nos atos dos encarnados é uma descoberta, é um crescimento, é um amadurecimento e respeito porque o amor ultrapassa o sentimento egoísta da paixão movido pelas fraquezas de instintos primitivos. E quando se sentir tocado por esta força poderosa que retoma trajetórias interrompidas, que laceia nós de saudade e que irrompe caminhos desconhecidos, quando tudo isso ocorrer, João, você encontrará a sua Helena.
– Mas como, Afonso, se eu tenho as minhas atividades pautadas por horários e rotinas, sem modificações?
– Por enquanto, irmão, é preciso ser assim. Lembre-se de que é apenas um iniciante nesta grande Colônia de Comunicação e como ao seu tempo as coisas assentam, espere e participe com os seus sonhos lindos de amor e trabalho.

De repente, Afonso muda o tom da conversa e começo a perceber a grandeza do espaço onde caminhamos lentamente. As estrelas me parecem brilhar muito mais aqui que em qualquer outro lugar conhecido, as ruas verdejantes lembram as vezes que me dirigi ao Sul, com suas matas e cascatas, mas o verde parece mais lindo. Os irmãos transeuntes têm no semblante a simpatia, as edificações de uma beleza rara, a paz reina sem interrupções. Avistamos nosso aeróbus, mas Afonso prosseguiu caminhando:
– Afinal saímos cedo, João, para tomar ciência da grandeza e beleza da nossa Colônia e faço um convite para conhecermos o nosso departamento de saúde, que não dista longe do nosso trabalho.

Caminhamos. Era interessante perceber que todos se saudavam uns aos outros, todos se cumprimentavam pelo nome. Eu sabia de todos que deparava em minha trajetória e todos sabiam de mim. Queria que Laura estivesse ali, mas logo temi e pensei:
– Agora que sei o quanto a fiz sofrer e nas reminiscências, se eu perder a minha amiga por lembranças do que a fiz passar?

Afonso ligado a tudo interveio em pensamento com a voz que incomodava um quarteirão:
– Além de grande, é cabeção!
E ria da minha fragilidade.

Os passos lentos possibilitaram-nos o aproveitamento das belezas da nossa Colônia. Ao longe avistara uma espécie de igreja, mas com um formato misto de um grande salão que contemplava a mesquita e outras construções parecidas do plano carnal. Mas isso ficava um pouco distante e Afonso disse que noutra oportunidade seguiríamos para lá.
A Colônia oferecia neste departamento uma enorme variedade de flores que deixavam em muito para trás as flores que Helena cultivava no seu jardim. Afonso interveio dizendo:
– Querido irmão, são as mesmas, apenas seus sentidos multiplicaram a percepção delas. Como nas câmaras frias somente via o branco inicialmente para logo mais compreender todas as cores contidas por lá, assim também o é e essas maravilhosas flores também não exalam cheiro de fragrância diferente. A densidade magnética menos pesada permite que a fragrância e a doçura exalem em quase sua totalidade.
– Afonso, acima de nós o que poderá ainda ter?
Tirando a tarde para rir, gargalhou novamente:
– Se Deus é o infinito, está contido num departamento? Coloque sua cabeça grande para pensar.
E sorria. Afonso era assim, parecia que conhecera de todas as vidas passadas, era um presente para todo o sempre, sempre de bem com a vida, sempre com suas obrigações realizadas e brincando sempre mais. Indaguei sobre os trabalhos, se após os nossos árduos trabalhos nos módulos de atendimento fluídico eles, Helena, Izilda, Coronel e todos que conheci, se eles pudessem ver pelas percepções das câmaras.
Ele sorriu e disse:
– Olha a ansiedade de novo!

A intenção era saber onde estava Helena, porque Izilda era Laura. Mas não obtive êxito no meu intento. E mais uma vez caminhamos para o Hospital Geral da nossa cidade. O Lar Irmão Luiz, também chamado Colônia Irmão Luiz tinha dimensões imensas e havia um plano para conhecermos vários setores dentro da Comunicação em várias cidades e Afonso dissera em outra oportunidade que em determinado tempo os irmãos desta cidade dirigem-se à outra num intercâmbio de aprendizado e vice-versa. Pensando nisso ele já respondeu:

– A seu tempo iremos mesmo, João, vamos conhecer todos os cantos que até eu não conheço do nosso departamento e vamos aprender muito mais sobre nossos irmãos.

Comecei a descobrir as belezas da nossa cidade, a sintonia das vibrações das irmãs e irmãos e por alguns instantes Afonso fez-me esquecer da minha amada. Logo avistamos o Hospital e conversamos sobre a construção dos edifícios e sobre a beleza e formosura das construções. Afonso respondeu-me:

– Nem parece com aqueles conhecidos por você, não é, João? Esses matizes de encantos tão nobres e sutis revelam a notável beleza da perfeição divina. Mesmo sendo um hospital todos os aspectos negam comparações com o melhor hospital dos encarnados pela pujança, pela beleza e, mais importante, pelo trabalho praticado pelos irmãos abnegados, trabalhadores na seara cristã da nossa Colônia.

Fazendo uma comparação para o entendimento dos que apreciarem essas escolhas, este hospital possuía dimensões de três quadras do seu mundo encarnado, sem considerar o trabalho de materialização espiritual que alberga noutra cidade os serviços complementares daqui. Defronte do majestoso hospital Afonso parecia ser conhecido de todos. Chegando à recepção fomos acolhidos por irmãos que pareciam nos esperar e era impressionante que diante dos passos lentos da nossa caminhada ia criando em mim uma energia fluídica leve que parecia interagir com todos os que cruzavam nossos caminhos. A química desta relação fluídica dava-me um prazer enorme, sensação essa que há muito tempo não sentia mesmo estando a algum tempo neste departamento. Esse momento se refletia nos irmãos, pois todos denotavam simpatia e afinidade para comigo. Logo Afonso sugeriu conhecermos as dependências enormes e caminhamos voltados na conversa das câmaras frias, onde estagiei por longo tempo. Com comparações bem diferentes do ambiente espiritual era possível perceber a frequência que cada paciente propusera a modificar-se quando lá apenas nos últimos salões era possível ter um pouco desses momentos de sensibilidade. Esses irmãos que lá estavam já estagiavam por algumas horas nesse departamento.

Seguimos com as mesmas sensações vibratórias nas fileiras sempre bem limpas, espaçosas e com a higiene fluídica que dispensava todo o envolvimento desse hospital. Depois de rodarmos por vários minutos retomamos ao ponto inicial e Irmão Nestor, responsável por uma das alas de que visitamos mostrou-nos a sala de irmãos trabalhadores. Comecei a buscar alguns nomes afixados no portal de entrada, se conhecia alguns, mas nada foi lembrado.

Então, Nestor apresentou-nos alguns chefes setoriais que numa comparação grosseira no mundo encarnado seriam como enfermeiros chefes: esses com muitas responsabilidades materiais e aqueles além das materiais, para o bom andamento harmônico do hospital, com atividade fluídica. Permanecemos então por alguns instantes e como tínhamos o compromisso da oração final resolvemos nos despedir de Nestor e de alguns irmãos que chegavam para a troca de turno. Afonso e eu saímos felizes por ver toda resposta de organização neste hospital. Ao sairmos, no envolvimento dos irmãos que chegavam para o trabalho e os que saíam tive uma sensação de que uma aproximação diferente estava acontecendo em mim. Afonso abraçou-me e disse:
– Tenha paciência porque o amor é paciente e tudo perdoa e tudo completa para o crescimento do espírito até Deus.

Olhando para trás para ver se conhecia alguém, Helena, por exemplo, nada vi e a sensação impregnou o cheiro e as lembranças de Helena. Fomos andando até o aeróbus mais próximo para retornar aos nossos aposentos e aquela sensação permaneceu em mim até o final de nossa viagem. Quando desci, ouvi Afonso dizer:
– Quer voltar ao hospital, João?

Era meu desejo e disse sim.

CULPA E PERDÃO

Prestai, pois, ouvidos a essa resposta de Jesus e, como Pedro, aplicai-a a vós mesmos. Perdoai, usai de indulgência, sede caridosos, generosos, pródigos até do vosso amor. Dai, que o Senhor vos restituirá; perdoai, que o Senhor vos perdoará; abaixai-vos, que o Senhor vos elevará; humilhai-vos, que o Senhor fará vos assenteis à sua direita.
(O Evangelho segundo o Espiritismo, Capítulo X, item 14)

Adentrando em meu aposento meus pensamentos resistiam naquele frescor diferente que vibrava naquele centro de educação e hospital. Quem seria que emanava tanta energia que meus sentidos pouco desenvolvidos captavam e tranquilizavam-me? Quem seria e onde estaria agora?

Afonso prosseguiu para seus aposentos e antes de deitar-me coloquei mais uma vez meus pensamentos agora com mais intensidade como fazer para merecer a compreensão neste plano? O que poderia ser feito que me foge no movimento de minhas ações que ainda não vejo à percepção necessária? Como Afonso a possui?

Com os pensamentos mais coordenados me senti tão bem que a proposta de Afonso em retornar ao hospital passou a ser os meus propósitos. Como no dia seguinte eu teria folga nas minhas atividades pensei em convidar Laura, Lúcia e Afonso para irmos até Norma para uma visita à minha amiga Silá e depois reencontrar essa vibração que inebriou os meus sentidos e que harmonizou os meus pensamentos. O que seria isso tudo que eu não compreendia? Seria a minha fraqueza, a minha obstinação fortuita em saber quem é Helena? Nessa enxurrada de pensamentos compreendi que o que me fazia bem é que não mais havia uma só necessidade e as outras, como a busca por Helena, era também importante. Mas ainda em pensamento o sono não vinha e os pensamentos foram a Laura. Imediatamente distribuí a companheira de todo o processo encarnatório, Izilda.

Pude ver as primeiras presenças de minha querida esposa até o fim na minha despedida, sempre guardando um sorriso triste, atribuições e agendas lotadas talvez por não compartilhar da minha desdita de traí-la. Lembrei de Laura, das suas primeiras aparições, cuidando das minhas feridas, instruindo-me, vibrando com o meu progresso, apresentando-me aos amigos e eu, quem era? Por que recebera tanto de quem tanto magoei, por que tanto amor para comigo, tanta dedicação, tanta ternura? Minhas preocupações instalavam-se noutras pessoas, noutros desejos, ficava lembrando do rosto de uma e de outra, agora sabendo serem as mesmas. E um misto de remorso por não dar a Izilda o amor que me deu, por não retribuir a Laura a saúde, a partilha, os cuidados, a educação que me deu. Era um misto de comparações de duas mulheres, serviçais de um errante. O porquê tudo isso era permitido? Meu Deus, o Senhor tende piedade de mim, sou um pecador e necessito de vós para libertar-me da prisão em que me encontro!

A noite propunha descanso, mas ainda precisava desse encontro a sós com Laura para ouvir da sua boca que me perdoava para eu dizer qualquer coisa que amenizasse essa dor que não acaba. Fechava os olhos e na solidão vinha-me todo o processo de recuperação nas câmaras frias e num súbito movimento de amor decidi que pela manhã eu me daria todo o propósito anterior para visitar Laura e pedir uma oportunidade para com ela ir até os irmãos das câmaras em auxílio já que ela, Lúcia, Norma e Afonso ainda prestavam serviços neste departamento. Orei a Jesus, o Cordeiro, para aproveitar os minutos e descansar a mente e o corpo.

Pela manhã ainda cansado, pois me detivera toda a noite em pensamentos e recordações que geraram preocupação e desprendimento de energia. Afonso estava de prontidão como sempre e sorrindo disse:

– Pensar ou não pensar é decisão sua, mas com esta cara de quem não dormiu passa a ser minha. Fique mais um pouco no repouso porque se pediu este encontro com Laura então espere.

Sem explicar, já se retirou e fiquei contemplando: "Como será que ele filtra todos os meus pensamentos?"

Mas lembrei-me do Irmão Nestor, que ao chegar próximo deste parecia sentir a vibração dos pensamentos do irmão responsável pelo hospital. Concluí que deveria ser assim, bem mais apurado, é claro.

Retornei ao meu aposento e descansei um pouco, agora validado pelo censor Afonso. Mas, não demorou muito, com o seu jeito simples, com os seus passos inequívocos, senti a presença de Laura. Enquanto me preparava para o diálogo com a Irmã, ela gritava na anteporta:
– Pode levantar porque ouvi teu chamado!

Meio sem jeito porque queria pedir perdão, desculpas, qualquer coisa que tirasse do meu peito as lembranças tristes que me agonizavam, por traí-la em vida e em espírito, mas ela não se deixando abater pelos meus sentimentos de remorso desconversou buscando outros assuntos ligados às adaptações no departamento de Comunicação.

Nesse momento dirigimo-nos ao cômodo onde chá, bebida habitual das manhãs, era preparado e sentei à mesa para o diálogo mais difícil neste plano. Sempre amorosa Laura passou a mão pelos meus cabelos e disse:
– Deixe o seu coração dizer o que tem a dizer que eu estou aqui para te ouvi-lo, te perdoá-lo e lhe pedir perdão.

Como era a primeira vez que a encontrava a sós depois que soube que ela era Izilda procurei lembrar-nos dos tempos bons da nossa vida de encarnados. Mas o meu coração estava angustiado porque não compreendia a dor de ver nessa grande Irmã que eu produzi, mesmo que não fosse assim. Mas eu alimentava esse sentimento, então retornei aos palcos das geleiras. Ela toda ouvidos atentamente soluçava sem nenhuma palavra. E minha coragem de buscar o cerne das minhas angústias estava muito próxima; foi quando Helena passou pelos meus pensamentos e retornei: porque Laura, por que Izilda?
Com os olhos marejados ela mais uma vez abraçou-me e disse:
– É uma longa história, amigo, companheiro, amor. A vida tem várias

facetas e todas elas repercutem. Quero ouvi-lo mais, mas não se sinta culpado e nem culpe ninguém, pois Deus preparou uma saída para todos nós e como é bom vê-lo aqui comigo, como é bom poder sentir novamente você perto de mim!

Aqueles momentos deixaram-me confuso, porque sentia meu coração apertado e não era possível correr mais deste problema. Resolvi então imergir na causa das tantas dores geradas porque até por solicitação de Laura eu devia falar para ela ouvir. Todos estávamos muito emotivos e comecei perguntando porque fui tão fraco, porque a traí tanto. Por que para amar precisei matar? Por que nunca senti o amor por ela diante de Helena? Por que a tolerância, sempre com os cuidados e se ela não sabia do meu amor por Helena. Por que nunca fui feliz, com o coração em paz, sendo que tudo me era dado? Por que tantos cuidados em toda a vida e agora aqui?

Os olhos marejados aumentaram para lágrimas copiosas. As lágrimas retratavam a dor que eu provoquei, eu pensava. Mas eu continuei com as perguntas diretas: por que tanto tempo e nunca me dissera que era Izilda, minha mulher? Nesse momento, um aparte de Laura, disse com a clareza das frases trabalhadas:

– Porque eu nunca fui a sua mulher, apenas fui a mãe dos nossos filhos. Porque havia o sentimento de retorno ao palco das expiações, o que lhe adiantarei João, é que nós sempre estivemos juntos.

E pediu para eu prosseguir.

– Mas quem é você, Laura? Por que tanto amor? Me responda! Por que tanta dedicação? Eu não me lembro de ter feito algo que enobrecesse sua aura para propor alegria!

– Como não, João, nossos filhos! Como marido nunca me faltou nada, como esposo nunca desejei mais porque não merecia mais do que me deu.

O meu coração aflito, confundido, querendo respostas, mas sobrando perguntas. Foi uma explosão de sentimentos até que minha boca unida com todo o cerne do amor pediu "perdão, piedade, desculpas." E Laura mais e mais chorava.

Perguntei então depois o porquê, se eu teria direito a alguma dessas indagações e às respostas. Laura refeita pediu para eu ter paciência porque era preciso retornar a algum tempo atrás e pediu-me para trabalhar a respiração bem profunda e assim o fiz. E como uma música que nos envolvia os meus sentidos foram se desprendendo e envolvido num campo luminoso como um neon senti desprendendo-me de mim mesmo e sendo carregado por Laura.

OUTRAS VIDAS

Ao nascer, traz o homem consigo o que adquiriu, nasce qual se fez; em cada existência, tem um novo ponto de partida. Pouco lhe importa saber o que foi antes: se se vê punido, é que praticou o mal. Suas atuais tendências más indicam o que lhe resta a corrigir em si próprio e é nisso que deve concentrar-se toda a sua atenção, porquanto, daquilo de que se haja corrigido completamente, nenhum traço mais conservará. As boas resoluções que tomou são a voz da consciência, advertindo-o do que é bem e do que é mal e dando-lhe forças para resistir às tentações.
(O Evangelho segundo o Espiritismo, Capítulo V, item 11)

Aos poucos fui perdendo os sentidos e dominado por uma luz que tomara as emoções ora enfrentadas pelas perguntas sem respostas e respostas sem perguntas, Laura e eu fomos levitando a um tempo desconhecido. Inspirados por uma luz que nos iluminava parcialmente, vinda do firmamento. Fomos como flutuando, sendo sugados por uma energia em que nós aos poucos nos transformava e aos poucos víamos nitidamente nossos corpos sendo modificados por essa força etérea que mudava nossas feições, que mudava nossas sexualidades e que nos remetia embrutecidos num campo de batalhas. De difícil assimilação porque ora estava entorpecido por uma luz que nos acolhia, ora por um sentimento que nos repelia; fomos imergindo para um local de situações grotescas, cenários lúgubres, ecos, choros, gritos, tudo era possível ouvir.

De repente adentramos num plano como aquele em que vivíamos como marido e mulher, bem distantes das regiões conhecidas, mas com o mesmo cenário de quando encarnados. Ainda sob os cuidados de Laura e da luz providencial que nos guiava pude perceber dois irmãos e eu me cingia e sentia as emoções deles como se fora eu próprio. Numa circunstância de difícil discrição, era eu mesmo sendo visto por mim, mas o que chamava a atenção era que eu era do sexo feminino e Izilda do sexo masculino. Difusa compreensão, sentimentos turvos, a voz

que ainda inebriava vinda da luz transcrevia o episódio enquanto nós ficávamos passivos. Eram lavradores, imigrantes europeus, traziam nas dificuldades a esperança das conquistas e os vícios da cidade. Um jovem camponês havia desembarcado juntamente com uma bela professora e disputaram nos campos das experiências circunstâncias diferentes: ele era de família bastante abastada, ela ainda desenvolvendo os primeiros passos na escalada próspera da riqueza material. A presunção e o poder, aliados à prepotência fizeram algoz duas criaturas que demandavam poder e ambição. Por um instante pedi à Laura para não ver mais as coisas que estavam sendo vistas aos meus olhos e ela disse:
– Se vires mais um pouco compreenderá o porquê fui a esposa fiel, abnegada, companheira: para restaurar as feridas que lhe causei e não obstante deixaram ser feliz com quem amava. Portanto, vamos ver um pouco mais para nos conhecermos e compreendermos.

Interessante é que a luz sempre iluminava um pouco mais à Laura que eu e percebendo esta vibração ela respondeu:
– É porque nestes campos de vibração menor, enquanto aqui estamos eu me tornei responsável por você e preciso estar envolvida nesta dimensão maior para que retornemos sem avarias e sem lembranças.

Eu era então na ocasião uma jovem desmedida, arrogante e que fora de certa forma tolhida por não ter ainda aqueles que queria. Devido a isso, a jovem não outorgou outros poderes pelas suas mãos, criando obstáculos para si mesma e para seu amado, fazendo-o refém porque amara outro irmão.

Esses cenários eram de uma paisagem que se caracterizava pelas lutas do poder, em que havia os que mandavam e aqueles que obedeciam e nem sempre os que obedeciam curvavam-se para seus mandantes. Por isso tudo que me acontecera foi o reverso do que produzi nesta passagem por este campo de aprendizado. Aos poucos, foram passando cenários que não permitem formalizá-los, mas como numa tela de memórias eu me conheci melhor e conheci melhor Izilda e hoje sei que Deus provê em tempos mecanismos de reparação mútua, colocando nos lares aqueles que por laços afetivos ou não trilhávamos em outros planos.

Assim sendo, pude ver todo o histórico de ligação que não me permite revelar porque traria apenas circunstâncias infelizes de um passado desditoso e impróprio para a evolução. Portanto, aos poucos fomos novamente sendo trazidos à tela do ponto de partida com a luz que nos acompanhara em todo processo de retorno ao passado. Refeitos e com um pouco de decepção Laura abraçou-me e disse:
– Quando cerceei direitos de contrair família também criei para mim um carma que, pela bondade divina, fora possível reviver com você. Portanto peço perdão pelo que lhe fiz antes e agora compreenderá porque hoje não tenho nenhuma mágoa do sentimento que nutri por minha mãe.

UM PASSO ALÉM

Bons espíritas, meus bem-amados, sois todos obreiros da última hora. Bem orgulhoso seria aquele que dissesse: Comecei o trabalho ao alvorecer do dia e só o terminarei ao anoitecer. Todos viestes quando fostes chamados, um pouco mais cedo, um pouco mais tarde, para a encarnação cujos grilhões arrastais; mas há quantos séculos e séculos o Senhor vos chamava para a sua vinha, sem que quisésseis penetrar nela! Eis-vos no momento de embolsar o salário; empregai bem a hora que vos resta e não esqueçais nunca que a vossa existência, por longa que vos pareça, mais não é do que um instante fugitivo na imensidade dos tempos que formam para vós a eternidade.
(O Evangelho segundo o Espiritismo, Capítulo XX, item 2)

Nessa noite adormeci mais tarde e aproveitei para contemplar as estrelas. Afonso tinha me sugado as energias com suposições para que eu despertasse para o conhecimento do amor verdadeiro. A bem da verdade quanto tempo havia passado? E como uma busca sem fim, quase que obsessiva eu procurava Helena em todos os lugares que visitávamos. Era improvável ser uma do nosso meio, mas à medida que o tempo passava os trabalhos somavam-se às expectativas, as expectativas criavam uma ansiedade a qual sempre deixava sob todos os cuidados dos irmãos de toda hora.

Resolvi apreciar as belezas das estrelas, contemplar o universo e dedicar um pouco mais de meu tempo à beleza que o pai nos concedeu. Nunca é demais falar que embora as lembranças do Pantanal, as riquezas do orbe em que se comprazem os encarnados, pouco se aprecia com tamanha clareza, a não ser com lunetas apropriadas, a beleza estelar. Passei horas visitando com os meus sonhos o firmamento decorado com nebulosas e enriquecido com estrelas fantásticas. Nada se compara e jamais havia percebido tanta grandeza à disposição de meus olhos. Era também uma fuga porque horas a fio era importunado pelo pensamento fixo em Helena. Resolvi mudar para novas buscas consoladoras desse objetivo

Ainda era possível ouvir as gargalhadas de Afonso em que preconizava chamar de “bichinho obsessivo”.

Era um codinome carinhoso, mas que fizera vergar outros prismas para manter-me em processo evolutivo. Na verdade, eu não queria fugir deste pensamento porque queria a todo custo a revelação daquela que amo tanto.

A noite se prolongava, as estrelas transferiam de lugar, meu objetivo com tantas luzes parcialmente fora atendido. Diferentemente de outras noites logo adormeci sem pensar em Helena.

Pela manhã, havia combinado anteriormente que iria com Irmã Lúcia ao meu posto, porque Afonso teria compromissos nos departamentos inferiores. Aproveitei na caminhada até os nossos postos de trabalho para conversar sobre coisas desconhecidas até então pelos meus sentidos com Lúcia. Relatei sobre a noite e suas fantásticas estrelas; de antemão ala corroborou no progresso da conversa dizendo:
– Até que enfim mudou o foco, mas o que de bom aprendeu?
Lúcia era assim, desde a chefia das câmaras frias pouco falava, mas muito exemplificava.

Era tida como uma obreira de primeira hora, apagando o fogo, fazendo o rescaldo e criando tudo de novo. Diferente de Laura que impunha um corpo com um coração, sempre amável, com seu amor indescritível era possível transformar a agressividade dos iniciantes da câmara até a bondade da governadoria. No lume dessa estrela de amor, as comparações com Lúcia nunca haviam sido pretensiosamente discutidas, pois o que uma representava no campo afetivo e sentimental, a outra laborava na racionalidade e na praticidade deles.

Então a palestra sobre as estrelas foi enriquecida pela notória capacidade e conhecimento sobre a grandeza se Deus por esta querida Irmã. Disse-me que ainda o desprendimento me levaria a ver outros mundos que, ainda obrigado pela condição em que me encontrava, não era possível, mas a oportunidade de receber funcionava exatamente com a capacidade de dar.

Fiquei imaginando com todas as minhas dificuldades como eu poderia descobrir o meu próprio ambiente se não conseguia livrar-me ainda de um sentimento. Com um contato fluídico respondeu amorosamente sobrepondo as mãos sobre as minhas:
– Tudo à seu tempo, João, ainda ontem o via naquelas câmaras e hoje está aqui, amanhã nos departamentos superiores e assim é a nossa vida, até sermos chamados com outras oportunidades para exercícios da perfeição em todo esse universo que seus olhos maravilhados contemplaram esta noite.
– Lúcia, por que não podemos ver como aqueles que estão nos departamentos superiores? É por que somos incapazes de compreender ou por que não estamos preparados para o que nós iremos ver?
– Talvez, irmão, não seja mais apropriado para responder a profunda pergunta, mas na oportunidade em que estiver com "sua Silá" (dando uma risada) busque a transferência desse conhecimento, mas muito ainda, se posso te encaminhá-lo para o endereço das respostas gerais, é que tudo está implícito em nosso merecimento e alicerçado por esta base inolvidável. Remontemos a nós próprios no passado, se a oportunidade nos foi dada de auxiliarmos uns aos outros é porque já merecemos termos uns aos outros. Mais adiante talvez chegaremos a possuir as estrelas, mas Deus em sua sabedoria divina conforta-nos com todas as possibilidades, que vamos desfraldando de tempos em tempos para que todo seu esplendor, como esse do seu firmamento contemplativo, passa ser desfrutado e aprendido sobre o amor de Deus sobre nós.
– Como é possível, Irmã, você estagiar nas câmaras e aqui?
– Na verdade, João, são tempos diferentes e em breve nosso departamento lá reclamará sua presença para que, juntos, possamos trazer mais irmãos neste abençoado canteiro de trabalho.

Sem sustentar maiores delongas, a Irmã sempre buscava respostas convincentes para um aprendiz desajustado e sempre aprendi a gostar das elucidações de Irmã Lúcia, porque além do encanto havia um sentimento de gratidão. Laura era diferente agora, não havia mais aquele sentimento que tanto nos avivou quando encarnados, mas que permaneceu maior ainda pela compreensão, pela dedicação, pelos cuidados repetidos no meu processo evolutivo. Laura era simplesmente indispensável para minha vida. Certa volta de meu ofício em que nem

Afonso nem ela estavam de companhia adentrei-me em pensamentos profundos e busquei-me em Laura: talvez seria um mundo sem chão, sem cor e sem esperança, isto para sintetizar o que ela representava para mim e ainda representa. Afonso, dispensando maiores comentários, era necessário sem ele nada acontecia. Era o que mais me incomodava, mas quanto mais eu via mais aprendia. Figuras da minha vida, que jamais deixarei de caminhar entre eles.

Era o fim do nosso trajeto e comumente íamos ao santuário fazermos a oração matinal e nesse dia senti-me um pouco mais observado pelos irmãos que ao meu lado sentavam para as orações diárias. Mas na busca de quebrar um pensamento que não se esgotava em Helena, firmei nas preces que Norma iniciava para que nós pudéssemos dar sequência e pude perceber que a própria palestra de Norma falava de riquezas espirituais, quase que incompreensível, mas sensível ao meu entendimento.

Ao término da mensagem segui ao posto onde me debruçaria as próximas horas. Mas havia algo modificado em mim era como se eu estivesse feliz sem saber o porquê, era mais leve tinha vontade que ao acabar a jornada pudesse reencontrar na volta Irmã Lúcia, para mais uma palestra de elucidações.

Nesse dia, na transferência de posto de trabalho, minha vontade estava diferente das demais, não que antes ela não se traduzisse em alegria mesmo com dias intensos de rogativas e petições de irmãos encarnados, mas enchia-me o coração de uma vontade diferenciada; lembro-me bem que se aproximava o dia da homenagem ao Círio de Nazaré, data comemorada por milhares de irmãos, agora que minha região também compreendia todo o Norte e Nordeste do Brasil. A vontade dos peregrinos e a missão do encontro com o socorro davam-me uma vontade gigante de fazer um pouco mais por eles, o que reverteria para todos nós, mas logo fui acionado pelo coordenador das atividades para não influenciar em decisões próprias dos cortejos e procissões dos devotos e féis. Minha vontade nesse dia era abraçar um a um, dizer o que é ver um céu estrelado e como é lindo trabalhar a superação dos erros e fracassos, mas era impelido apenas a receber os processos petitórios das

Casas, dos Santuários e de todos os pontos desse manancial de petitórios de encarnados.

Fora um dia feliz, fora um dia maravilhoso. A passos lentos deixei esse posto satisfeito com o dia e feliz por sentir a vibração de pontos diversos dos setores onde minhas atividades atingiam, que estavam felizes e agradecidos pelos festejos.

Com um ou outro tropeço eram computadas mais vitórias que derrotas. Já havia se passado sete meses desde o primeiro dia em que Irmã Mafalda delegou-me este posto e a aprendizagem nessa condição em que me encontro não é como se fosse mecânica, ela enriquece o coração e o coração pulsa ensejando maiores vibrações fluídicas, e alinhadas ao orbe é possível compreender um pouco mais as criaturas.

Portanto, é um espaço que, depois de sete meses, comecei a compreender e a me compreender. A passos lentos continuei voltando e todos me cumprimentavam e eu me sentia como numa grande família.

Passei um dia e uma tarde sem pensar obsessivamente em Helena. Ao retornar no aeróbus com destino ao meu posto de repouso sentei-me com um dos colaboradores do hospital em que estivéramos Afonso e eu, tempos atrás. Deixaram-me um tanto perplexo suas perguntas, porque ainda não eram do meu conhecimento as respostas, mas ele iniciara:
– Ainda hoje, João, conquistou um degrau a mais na sua condição de servidor desta causa.

O certo era que nunca havia tido conversas além de saudação inicial, mas ele trazia no bojo conhecimentos íntimos da minha vida. Fomos a direção aos nossos aposentos, enriquecendo com as descobertas minha própria atividade. Ele prosseguiu e eu parei desejando que Laura estivesse para contar sobre este dia maravilhoso.

Não demorou muito, com suas risadas atônitas, Afonso e Laura também chegaram para um merecido descanso e reflexão. Detalhei o dia e a noite e todos os seus encantos, e mais uma vez pude receber o carinho da companheira de sempre e os ouvidos atentos do irmão necessário. Todos ficamos felizes, repartimos as emoções e esperei que a noite vencesse o clarão do sol para mais uma noite aprender das belezas irrefutáveis de Deus.

Na medida em que a noite avançava meu coração equilibrava-se quanto à Helena e encontrava-se com a aurora boreal, com todos os planetas, e ia tecendo os pensamentos que me faziam transportar a um paraíso desconhecido.

AINDA EM BUSCA DE HELENA

A fé sincera e verdadeira é sempre calma; faculta a paciência que sabe esperar, porque, tendo seu ponto de apoio na inteligência e na compreensão das coisas, tem a certeza de chegar ao objetivo visado. A fé vacilante sente a sua própria fraqueza; quando a estimula o interesse, torna-se furibunda e julga suprir, com a violência, a força que lhe falece. A calma na luta é sempre um sinal de força e de confiança; a violência, ao contrário, denota fraqueza e dúvida de si mesmo.
(O Evangelho segundo o Espiritismo, Capítulo XIX, item 3)

Ainda me sentia leve, havia uma compreensão instintiva das percepções sobre o firmamento. Tal beleza que engrandecia os meus olhos ávidos por verem a grandeza de Deus num cadinho menor também queria ver Helena. Por uns instantes refreei os impulsos dessa percepção maravilhosa e maior, descerrei novamente a cortina das percepções humanas e foi esse o instante em que pude compreender que havia algo que mesmo diante das companhias dos irmãos amigos, algo que eles conheciam e eu ainda não. Foi esse momento o possível em toda esta jornada de decifrar os pontos frágeis da evolução em que me encontro. Fixando os objetivos pontuais sem considerações das consequências desses objetivos quase sempre é processo obsessivo.

Nos instantes em que me achava contemplando todo o sistema estelar eu propunha a mim mesmo um mundo novo, circundado de energias desconhecidas por operar em pensamentos fixos. Mas havia um gigantesco desafio: como controlar meu coração? Talvez fosse o início de um exercício que suprimia vícios antigos e ascendia para um mundo maior, equalizado, sintonizado nas mesmas vibrações que meus amigos sustentam. Daí, porém, que eles ensejam os trabalhos de auxílio tanto nesta dimensão de comunicação como nos porões gélidos com o mesmo amor, com a mesma alegria e o entusiasmo que os faz diferentes. Com esta compreensão foi possível dilatar um pouco aquilo que eles tanto indicaram com suas sugestões de equilíbrio e harmonia e somente agora pude perceber tal esforço que eles dedicaram a mim. Minha luta não acabava porque dentro do meu peito havia uma busca pelo grande amor de minha vida. Não também que eu devesse abandonar esse sentimento bonito, mas que eu deveria compartilhar toda a beleza desta cidade tão plural, tão rica e tão necessária para minha felicidade.

Já de manhã, com o espírito renovado, segui novamente para nosso veículo de transporte com um olhar bem mais risonho do que os perturbados dias de buscas infrutíferas de Helena. Como o trajeto era constante nos mesmos horários, tomei por um instante anterior para conhecer novos irmãos e compartilhar desse dia maravilhoso. Pude observar também, nessa viagem, a mesma de todos os dias, templos novos, flores novas, pessoas novas. Parecia algo desconhecido, mas havia um ângulo diferente do meu pensado. Foi possível também dirigir-me aos aposentos de Norma porque queria rever a amiga de todo tempo: Silá. Direcionei-me até esse templo onde como por encanto ambas me esperavam em recepção festiva e amistosa.

Contando com algum tempo antes do meu posto de atividade relatei à Silá que nos três últimos dias, mesmo com amor incompleto pela ausência de Helena havia conseguido ver as estrelas, sentir o aroma das flores, perceber a presença dos irmãos mais intensamente.
– Acrescido de um ânimo redobrado pude vir até você, minha amiga, para convidá-la a uma nova visita ao hospital Irmão Luiz. Pediria esse imenso favor à Irmã Norma, sabendo de suas atividades tão intensas, para que pudéssemos juntos percorrer aqueles corredores de irmãos sofredores e ajustarmos nossas conversas porque como bem sabes amiga Silá, perderíamos uma vida toda encontrando momentos felizes e de desafios sempre em harmonia e paz.

Silá, com um sorriso festivo, levantou-se de seu aposento, dando meia volta sobre meu corpo, pôs sua mão sobre meu ombro afagando-o; era uma energia que irradiava todo o meu ser. Norma olhava com um silêncio feliz. Seus lábios semi-abertos propunham um sorriso

indescritível, foi possível ver duas lágrimas percorrendo sua face e Silá tranquilizando-me pelo convite disse:
– É um prazer poder partilhar da sua caminhada no novo ciclo que alcançaste.
Por um instante minha razão grotesca, indelével e superficial de conhecimentos espirituais pensou em como seria tal conquista se continuava o mesmo.

Ainda repousando suas mãos sobre os meus ombros e minha cabeça fora-me tomando uma energia que parecia compreender as respostas pronunciadas, ouvir as palavras não saídas das bocas silenciosas e perceber todos os meus amigos ao meu redor. Era Afonso, era Lúcia, era Laura, que acabavam de chegar neste pequeno e feliz encontro. Meus pensamentos levaram-me a um tempo atrás, nas filas brancas dos corredores gélidos quando indagava Laura sobre o porquê sabia dos meus pensamentos e como numa mágica, sem explicação plausível para exemplificar este sentimento, no mesmo instante em que eu lembrava das perguntas que fizera à época eu recebera as respostas agora. A minha comunicação estava pronta antes que meus lábios abrissem com o sopro da voz. Pela primeira vez pude ver Afonso chorar, notável desvelo pude apreciar pela manhã tão significativa neste cadinho de mundo chamado comunicação.
Com as mãos sobre minha cabeça Silá pronunciou:
– Filho meu, como é bom perceber seus passos certos nesta caminhada que abraçamos há muito, muito tempo atrás para que houvesse esse entendimento!

Meu silêncio perturbara-se por pensamentos sobre o que seria. Com esta percepção Silá redarguiu com as simples formas:
– Permita-me, filho, ouvir apenas, para que possamos avançar nos propósitos.
Agora todos choravam.
– Como eu dizia querido João, há muito tempo saímos em sua busca; quantas vezes nos fugira, tomado pelo entusiasmo, pelo seu orgulho, mas vigiado por nós, ora encarnados, ora desencarnados, com o mesmo amor e desvelo de sempre. Podemos dizer que somos uma equipe que

o saúda com a vitória de ter concluído as etapas que ainda existirão por algum tempo, mas não prevalecerão sobre teu espírito.

Eu a tudo ouvia, às vezes com o controle que pedira Silá. Meus pensamentos tentavam imaginar os próximos passos que deveria eu conduzir nesse mundo em que a percepção mental conduzia a um diálogo, mas Silá não parou:
– Entre nós, João, já estivemos várias oportunidades juntos e enquanto o foco das suas buscas estava contagiado com o amor perdido de Helena nós erigimos as preces para que pudesse deixar vir até nós sem as lembranças do jugo e nem as fantasias do egoísmo, mas antes com a compaixão de irmão buscando a felicidade. Aqui está a minha esquerda este amigo que muitas vezes zombou de suas fraquezas, dando gargalhadas não para zombar, mas para animar teu coração contrito. Ele e você tendes muito mais que uma afinidade. Essa que está a sua frente, Lúcia, tão logo saberá o quanto da sua vida por abnegação e amor cedeu, por querer ver-te, João, neste momento. Essa que está a sua esquerda, Laura, nunca deixou nem um só instante permanecer desencarnada enquanto você também assim o fizésseis. Por ela damos o nosso agradecimento a Deus por tê-la enfrentado imensos desafios para que você não dispersasse. Essa companheira que está segurando as suas mãos, Norma, é um capítulo à parte em sua vida, João, e se estamos aqui hoje, em pequeno momento de confraternização, devemos muito a ela. Contigo estive também, filho querido, em momentos em que o silêncio se fazia necessário para não erigir gritantes movimentos de energias densas.

Mas o que vale é que Deus, que é nosso Pai, pelo seu filho Jesus, permitiu que nós estivéssemos juntos em doze processos encarnatórios até que conseguíssemos trazê-lo até nós. É a vontade de Deus manifestada pela ação do amor e que hoje regozijamos.

Os meus pensamentos eram, com essas palavras, o porquê de tanto desprendimento para comigo. E todos na mesma sintonia desse mesmo pensamento responderam:
– Já está regredindo!

– Não retroceda o teu raciocínio, erga a sua luz e nessa vontade de ir ver nossos irmãos e estar com eles ensejando curas e companhia, és o remédio por ora. Se for possível que neste pequeno trecho possamos esclarecer algo que aqui não podemos dizer será para todos nós uma realização especial.
Já estava dando o horário para assumir o meu posto de trabalho.
Lúcia disse:
– Não se apresse, tudo está funcionando, tenha calma, pois esse momento também é nosso e em nome de todos que junto de você circundamos agora queremos fazer uma prece à Jesus, nosso governador maior.
– Jesus amigo, preside nossa celebração neste momento com teu amor translúcido que perpassa nossa alma e que nos ascende a um degrau de entendimento. Deixe impresso sobre nós a tua calma, a tua paz e ensina-nos a te enxergar a todo instante para lembrar-nos que é o nosso guia. Que a tua paz nos inspire à prática do teu evangelho e que ele nos dê a direção certa para a morada do Pai. Obrigado Amigo.

Depois dessa confraternização parecia que o ar era mais leve, que os sorrisos das pessoas que iam e vinham eram de antigos companheiros de reencontros, era como se nós pudéssemos ver entre as telas da escuridão o luminoso propósito de Deus. Aceito o convite ficou para a semana seguinte irmos e agora todos estávamos com o nosso objetivo: irmos ao Hospital Irmão Luiz. Retornei ao trabalho porque já avançava o dia com uma energia renovada por aumentar em minha faculdade a percepção de sentimentos alheios. Iniciando no trabalho proposto para este dia retornei meus olhos aos céus e disse:
– Obrigado Pai, por permitir mesmo sem entender a grandeza de seu amor. Sente ao meu lado e compartilhe comigo mais este trabalho.

Com o trabalho bastante intenso e retocado por uma energia tão boa o dia passou como se um eco e desejei intensamente caminhar esta tarde, mesmo com Lúcia acenando para que eu não perdesse o aeróbus e Afonso berrando como costumeiramente. Acenei com o propósito de caminhar dançando como um menino. Este retorno para casa foi um outro aprendizado.

Quantos irmãos maravilhosos, quantos novos amigos, quantas formas que nos presenteava Deus neste departamento de reequilíbrio do espírito!

E esta vontade de auxiliar e esta ausência que antes dominava o meu pensamento com sentimentos de extremo amor por Helena passaram, mas havia também um cadinho de saudades, de perguntar para quem pudesse responder o porquê esta a quem tanto amei que doou sua vida para ver filha, esposa e a mim, felizes, não estava entre nós. Mas havia esse entendimento agora que o tempo certo retornaria para compartilhar nossa caminhada. Também ensejei convidar Laura para que nós pudéssemos colocar aquilo que ainda não fiz de maneira clara, transparente, do fundo do meu coração de nossa última encarnação, onde a traí, onde produzi efeitos que me inquietam e desabam minha harmonia.

O trajeto ainda estava distante do destino do meu repouso e as reflexões tomavam-me juntamente com o encanto das belezas naturais pavimentadas entre os jardins naturais da nova cidade. Já era quase noite, com estrelas no firmamento, nesta região que hoje se denomina Estado do Rio de Janeiro avistávamos um grande campo estelar denominado Nosso Lar onde dali como estrelas cadentes invertidas subiam e desciam luminosas e intensas.

Percorria meus olhos mais a distância e via outros fachos de luzes e todos eles me eram interessantes, mas antes não os via nem os compreendia. Queria conhecê-los, tomar ciência dos propósitos que ali se irradiavam na composição da transição do ser e do planeta. Era como se pudesse ter preparação nova, ter sentido novo, onde a espera por Helena existia, mas estava descerrado um novo tempo na minha trajetória nesta cidade. Já alcançando os primeiros metros de meu posto de descanso percebi que lá estavam os mesmos amigos, todos risonhos e felizes, recepcionando-me. Era interessante porque atravessavam paredes, passavam de energia para energia, o que sempre o fizeram, mas nunca pude ver a não ser quando do ingresso neste local de repouso. E mais uma vez aproveitamos para celebrar em família este novo momento da minha vida.

Mas ainda me ocorria uma pergunta mental, a qual todos rindo responderam em uníssono:

– Não vamos falar quem somos para você!

DOZE VIDAS

Meus bem-amados, não creais em qualquer Espírito; experimentai se os Espíritos são de Deus, porquanto muitos falsos profetas se têm levantado no mundo.
(São João, Epístola 1a, 4:1)

Enriquecidos com o ambiente familiar todos gozávamos da plenitude da amizade e dos objetivos que vinham sendo alcançados desde muito em pequenas proporções. Com um olhar diferente jamais pensei em ser agraciado com tanta luz compartilhada pelos bondosos companheiros de seara cristã.

Afonso, Lúcia e Laura retiram-se juntos, pois avançava a noite e por mais belas que se aproximassem as claridades das estrelas era preciso recolher-se para reequilibrar as energias e direcioná-las ao campo fértil do dia seguinte. Mais uma noite que meus sentidos aproveitaram para descobrir na beleza das coisas simples a grandeza de Deus, reconhecer nos irmãos a força de união e de ensejo de agregar em mim os valores de que precisava para entender a missão desta caminhada. Ainda era um processo novo, mas tão real e tão oportuno que meus pensamentos se distanciaram e direcionei-me ao Hospital. Nunca soube o motivo, mas algo lá me prendia sem que eu jamais conhecesse pelas reminiscências de minhas lembranças alguém para ter afinidades estreitas e vibrações cristalizadas.

Como deveríamos retornar a este local em companhia de meus irmãos de toda hora iniciei vagarosamente um processo de como poderíamos, além da visita de aprendizado, levar um pouco do nosso esforço em auxílio àqueles que certamente necessitavam de apoio. Tracei alguns objetivos e cansado pelas andanças de retorno adormeci. Havia, porém esse compromisso que era para em breve, mas reunidos para celebrar mais esse passo no progresso a morada santíssima do Pai decidimos ir após o trabalho do dia seguinte. Era consenso estabelecermos que de antemão colocássemos nossos esforços em palestras de revitalização fluídica.

A noite passou. Enriquecido com esta força mental recebida dirigi-me ao posto de trabalho e como no dia anterior havia mais sintonia entre aqueles que buscavam com o coração e aqueles que buscavam com os lábios. Era possível perceber quantos famintos, mesmo com o corpo sovado pela ausência de alimento, cultivavam dentro de si o germe do orgulho e como uma força atávica apenas sucumbiam nos passos incertos de rogativas costumeiras. Pude observar também neste pequeno módulo de assistência espiritual o que o Cristo, o Cordeiro Santo, falava pelas parábolas, que "muitos viriam, falariam de mim e até curariam, mas estavam com o espírito cobertos de pecados". A sintonia, que dilacerara apenas com a mudança do foco mental, reabriu um leque de oportunidades e com ele chegaram rapidamente às responsabilidades.

O que antes era apenas um ciclo de análise de merecimentos petitórios, agora além da análise eu teria de decidir a liberação de mensageiros às casas e aos templos. Não que já não houvesse acontecido antes, mas sempre havia na retaguarda os supervisores ancorados na lei maior e com um acompanhamento bem de perto para que não saísse deste setor nenhum refluxo de energia vibracional. Após algumas horas com esta responsabilidade dilatada já foi possível perceber a proliferação de petitórios que as bocas aprenderam a pronunciar sem questionar merecimentos e era possível distinguir a obra sagrada da obra que ainda continha no decidir a pequenez e a ganância de bens materiais. Eram irmãos, muitas vezes, que numa caminhada estavam dando os primeiros passos para mais tarde quem sabe avaliar os valores contidos na prática da caridade. Exortados por multidões muitas vezes esqueciam da grande missão de evangelizar pagãos e desesperados de fé. Não obstante, havia os proscritos, aqueles que julgavam estar aquém das possibilidades igualitárias na marcha cristã e por julgarem assim abandonavam todo o credo, subjugando aqueles que trabalhavam à frente das multidões.

Todos esses cenários novos me fascinavam porque em cada um deles eu me vestia por completo e pude me ver na escuridão das esquinas, na mendicância dos prazeres momentâneos da carne, nas imersões infrutíferas do alcoolismo. Outra vez sentia-me gigante açoitando os menos favorecidos, enriquecendo a soberba e o orgulho dentro de mim. Quando ensaiei o espetáculo da família não obtive o êxito porque não adentrei pela forma do amor e se após isso consegui o mínimo de respeito a altivez do meu orgulho floriu com dor. Havia sentimentos de toda sorte ligados entre o meu trabalho e a minha vida, como um assistente de mim mesmo vivenciando o espetáculo das possibilidades com suas recaídas, com seus insucessos, mas, sobretudo com o tempo a favor. E com esse tempo, obra que o Pai concede a seus filhos, é educar, recebendo das hostes sagradas o convite divino no aperfeiçoamento.

Portanto, aqui aprendi nos últimos dois dias muito mais que nos meses anteriores. Tudo me dava o prazer por começar a entender e interpretar a vida em movimento, a criação dos valores individuais de cada um pelo esforço e resignação.

A tarde se aproximava e a inquietação aumentava por reunirmos mais uma vez os amigos de sempre na primeira oração coletiva em visita ao Hospital São Luiz. Organizamos nosso encontro onde Silá já nos esperava. Aos poucos fomos nos encontrando e como se em pensamento agora que também faço parte dessa possibilidade ativa de organização, enquanto íamos nos aproximando da Capela, íamos refazendo nossa pauta de trabalhos. Todos juntos, Norma como sempre oferecera a prece jubilosa para nos conservarmos na serenidade e nos direcionarmos ao campo de visita e de trabalho. Assim o fez e direcionamo-nos com o consentimento da nossa responsável Irmã Silá.

Silá ordenou-nos que permanecêssemos juntos e antes de iniciar os nossos trabalhos que déssemos a atenção e solicitude a todos quantos lá estivessem e que o norte de todas as nossas palestras seria na promoção do crescimento espiritual.

Não distanciava muito da Capela onde Silá dirigia esta grande cidade, mas era necessário tomarmos o aeróbus, o mesmo que nos trazia aos postos de nossas atividades e que seguia em direção a esse grande centro de recuperação.

Reunida agora toda a equipe que permaneceu unida doze encarnações unidas num sentimento de recuperação e amor, seguimos felizes por oportunizar àqueles o encontro da visita e o auxílio aos seus dirigentes. Já na entrada mais uma prece e todos estávamos preparados para esse encontro. Havia uma expectativa maior em mim e sem a orientação necessária, pois aprendi que no tempo em que era possível as coisas aconteciam para mim, mas havia uma ligação muito forte entre mim e este hospital e era sem a consequência de fatos pretéritos e sim de algo que eu queria desenvolver. Tudo isso era uma avaliação de meu entendimento e bem próximo o meu peito explodia de ansiedade e era possível perceber hoje que minha visita anterior aqui os propósitos eram outros, quando pensei que estava descobrindo o universo das atividades dessa colônia, Afonso com seu amor e sabedoria estava fazendo os últimos tratamentos que eu precisava para novos entendimentos.

Se hoje tenho a consciência disso, avaliei que esta aproximação festiva de pensar em estar aqui estava condicionada a propósitos de trabalhos oportunamente. Heitor viera nos receber como de praxe, mesmo nós com poucos entendimentos era como se encontrássemos um grande amigo; em toda a colônia era assim, imaginava-se o local e neste local os irmãos eram como velhos conhecidos e Heitor bonachão parecia um desses, que de longas datas nos havíamos habituado ao sorriso amistoso e a chegada festiva, mesmo sendo num centro de recuperação espiritual. Logo foi nos conclamando para tomar parte do corpo de auxílio de todos os seus internos. Silá mais uma vez, com seu olhar de amor e deferência para os humildes, tratou de nos oferecer primeiramente em apresentação. Mas sua presença trouxe inúmeros irmãos internos já no hall de entrada. Nós nos sentimos verdadeiros contributos de auxílio, porque diferentemente de uma visita qualquer, nossos abraços refletiam para eles uma troca tão intensa de energia que muitos ali mesmo livraram-se de suas enfermidades. Não que tivéssemos a luz necessária para curá-los, mas que na presença do amor e na divisão dos irmãos colaboradores, assistentes deste centro de recuperação espiritual, havia a bondade de Deus que os ligava aos mecanismos divinos, dando a eles o remédio para alívio de suas dores e a nós a satisfação de poder levar harmonia e equilíbrio a quem necessitasse.

Aos poucos fomos adentrando e particularmente meu coração apertava com um ganho de emoção jamais vivido; mesmo com a sintonia dos pensamentos eu não conhecia formas de penetrar nos internos nem na direção do cento de recuperação espiritual, apenas nos meus irmãos de jornada, mas sentia algo que vinha aumentando a cada instante e era preciso sustentar entre notáveis companheiros de trabalho, esta compreensão.
Encostei em Laura e ela festivamente disse:
– Não venha, que agora é com você!

Silá olhando-me, pois percebera a intenção de minhas dúvidas e perguntou sorrindo amistosamente. Heitor que também percebera, comentou:
– Se precisar de médicos, divirta-se!
Afonso, como sempre, gargalhou, mas havia um aperto se agigantando dentro de mim.

O GRANDE REENCONTRO

No espaço, os Espíritos formam grupos ou famílias entrelaçados pela afeição, pela simpatia e pela semelhança das inclinações. Ditosos por se encontrarem juntos, esses Espíritos se buscam uns aos outros. A encarnação apenas momentaneamente os separa, porquanto, ao regressarem à erraticidade, novamente se reúnem como amigos que voltam de uma viagem. (O Evangelho Segundo o Espiritismo, Capítulo IV, item 18)

Essa inquietação prenunciava algo desconhecido, mas com uma sensação boa. À medida que avançamos os corredores adentro, de relance percebi que Norma e Silá sorriam demoradamente observando-me; era a sensação de estar sendo observado como primeira oportunidade de trabalho voluntário já que antes sempre fora convidado pelos nobres amigos. Partindo dessa premissa de vontades era possível perceber nos companheiros a felicidade e eles mal sabiam que se iniciava ali minha grande missão. Mas também me sentia como um menino lisonjeado que seguindo em frente procurava mostrar conhecimento e era observado pelos seus pais. Neste caso aumentava a cada instante uma sensação desconhecida.

Afonso ficara como companheiro do novo dirigente desta casa e nós seguíamos corredores adentro observando os traumas dos irmãos e pela prece tocando-os para que pudessem sentir um pouco de nosso amor. Laura era a mais feliz e eu começava a ter sensações cada vez mais fortes. A cada quarto encontravam inúmeros irmãos enfermos, mas todos como estes que você conhece no mundo dos encarnados; estavam felizes e isso me intrigava. Lúcia socorrera-me com a orientação precisa:
– João, como este departamento é repositório energético todo tratamento está na base do corpo fluídico e intoxicado por ciúmes desmedidos, por pensamentos obsessivos, ainda se vinculam com a força quase intransponível para cada enfermo. Daí essas palestras e essas trocas

vibracionais fazem-nos refeitos, trazendo para dentro de si a porção necessária da autocura.
– Mas por que não pode ser tudo feito nas câmaras?
– Porque as câmaras, João, repõem o conteúdo da matéria, reajustam o equilíbrio espiritual com o fluido universal e reparam a matéria. Daí ao adentrarem esse segundo estágio da comunicação, até pelo nome, você percebe que não se muda muito a sintonia do que trouxera da esfera anterior. Em sendo assim, dá-se o fenômeno da transferência fluídica para reingresso na harmonia da razão e da emoção.
– Então é por isso que a última vez que Afonso me trouxe aqui me senti super revitalizado?
– Agora você compreendeu que não foi apenas um passeio, mas um tratamento.
– Até aqui vocês me passam para trás, sempre vocês mulheres.
– Não vamos brincar disso, pois a sua cruz é mais pesada que a minha.

Laura e Lúcia sorriram com a brincadeira, mas aquele aperto permanecia intenso no meu peito e avançávamos. Laura sempre ao meu lado, Lúcia um pouco mais atrás dando atenção nas despedidas de cada compartimento. Silá, agora Afonso e mais nosso irmão transferiram animada conversa bem mais atrás. Nascia em mim uma energia tão boa, tão completa que quanto mais adentrava os aposentos deste grande centro de recuperação espiritual mais a alegria e mais motivação eu adquiria. Na medida em que avançava já percebia algo, porque neste momento sintonizei os pensamentos em Afonso e ele dizia: "mais próximo João vai precisar de mim, então vou apressar meus passos, com licença", deixando Silá e o novo amigo em animada palestra.

Sem olhar para trás fui sentindo sua presença, Lúcia também se aproximava quando adentramos num aposento maior envolvidos por um frescor como das flores primaveris do novo tempo encarnado.

Nesse momento senti toda a emoção de rever aquela que meus pensamentos também buscaram, mas que fora obstruído por conta desse mesmo processo em que se encontravam os demais irmãos. Helena estava de costas, seu cabelo semi-longo parecia voar sobre os ombros, vestida com roupas de médico e foi volvendo-se misteriosamente devagar, pois em meus pensamentos sempre pousava uma corrida, um abraço imenso, choro de alegria. Com o mesmo frescor daquela que conheci no pantanal, aos poucos me volvia o seu rosto, seu sorriso e sua prancheta com o mesmo nome que seu crachá deixava transparecer: Doutora Helena.

Seu sorriso incompleto tragava a saudade, mas eu percebera que aquele encanto tão elaborado, cheio de paixão fora substituído por uma alegria em rever um amigo importante. O meu sentimento agraciado pela paixão que me vinculou a pensamentos quase obsessivos notadamente também não era de tal proporção. Nossos passos endereçados um ao outro diminuíam a distância da saudade, do amor, das lembranças até o abraço quase que emergido num sulco de lágrimas.

Permanecemos assim abraçados por alguns instantes, não me lembro quanto. Quando os nossos corações se afastaram um pouco, Silá apresentou-me uma nova Irmã que trazia de braços dados um irmão com um sorriso ímpar. Antes de apresentar-me, porém, Afonso que jamais vira chorar, jogava lágrimas copiosas no chão, abraçando as irmãs Lúcia e Laura. Momento indescritível em que todos nos abraçamos. Como Silá estava mais afastada, porém dentro do grande quarto, eu próprio a puxei para agradecer à Deus esse nobre momento. Nesse momento também os irmãos permaneciam abraçados mas abriram espaço para que eu pudesse ver transfigurados os meus pais.

A emoção tornou-se maior que minhas forças; nesse instante fui atendido pelo grande amor da minha vida que era a médica responsável por toda esta ala. O meu pai envolvido por um sentimento de amor maior que o meu pouco falava, mas as emoções diziam tudo. A mãe cooperava com o que podia e conseguia pelas palavras, sobre os cuidados que recebera da Doutora Helena e que depois iria dizer o porquê deste encontro tão esperado.

Silá permanecia feliz como sempre fora. Afonso, que sempre fora mais forte, transformara-se em meu avô. Lúcia era minha avó.

MAIS UMA GRANDE SURPRESA!

Respondeu Jesus: "Ame o Senhor, o seu Deus de todo o seu coração, de toda sua alma e de todo o seu entendimento". Este é o primeiro e maior mandamento. E o segundo é semelhante a ele: "Ame o seu próximo como a si mesmo". (Mateus 22:37-39)

Não estava preparado para tão forte emoção, mais uma vez reclinei sob os braços de Helena. Não tive a inteligência de compreender esta presença amorosa desses auxiliares que me direcionaram para a luz que ora aflora em forma de amor nesta família.

Com os pés trêmulos, agora Lúcia me amparava, Afonso me amparava, Laura me amparava, Norma me amparava, Silá me amparava. Meus pais davam-me o suporte para eu compreender a grandeza de todo esse amor eu vinha do céu sem que eu ao menos merecesse. Aos poucos foram revitalizando meus movimentos sensoriais.

Meus companheiros ainda continuavam emotivos; Afonso sem parar de chorar resistia a me abraçar. Senti minha mãe me envolver com os braços e foi muito bom, porque sentia esse desejo, além de Helena estar comigo, rompendo dias e noites na solidão das câmaras. O meu avô, meu amigo, a minha avó me amparava, permanecia sentado; Helena preparou um composto fluídico para que minhas energias estivessem ativas para suportar a causa da fraqueza que envolvia meu ser. Todos sentamos enquanto Helena me abraçava e enquanto Silá retirava-se corredor afora e vinha mais rapidamente com outros irmãos que com um sorriso fitavam-me sem parar. Mais uma vez, os irmãos abriram espaço para receber mais uma criatura que esteve comigo e eu não compreendi: o meu instrutor que tudo me ensinou neste departamento de trabalho era Ingo! E eu tirei-lhe a vida...

Tomado por mais essa surpresa vendo agora voltar ao corpo todos que conheci encarnados não pude deixar de pedir desculpas e perdão, quando Silá interveio, repousando sua mão sobre meu ombro e disse:
– Não se ensoberbeça nem se deprecie filho, nada neste templo acontece sem a bondade de Deus e se encontraste todos os seus familiares que também são meus neste templo neste momento é porque era a hora desse encontro. Haveremos de encontrar outros e muitos mais que você pensa aqui mesmo em nosso setor de comunicação. Os seus antepassados mais longínquos quase todos se encontram em acessos superiores, mas todos nesse momento regozijam com esta possibilidade de retorno ao nosso lar.

Eu fitava Ingo sem parar e lembrava dos primeiros dias após Afonso deixar-me operando o aparelho receptor de mensagens. O companheiro bondoso, auxiliador, amigo que tudo estava pronto ao auxílio não só a mim. Logo reparei em mim mesmo olhando para Helena com seus cabelos sobre os ombros, um sorriso de chegada ampliado com uma saudade. Perguntei "Como é possível?" Ela disse com um carinho:
– Tudo será explicado e tudo teve um tempo para que chegássemos juntos neste mesmo encontro.

Izilda como sempre abraçada à mãe, parecia me aquecer com seu jeito apaixonado, repleto de outras formas de energia, indescritível para traduzir em palavras. Ainda cabisbaixo eu que aprendi a ver esse amigo (Afonso) sempre festivo, brincalhão agora estava prostrado como aquele velho amigo que me ensinara a cavalgar, que apanhava frutas, que me ensinara a ordenhar, que me fizera aprender a ser homem e de quem não tive tempo de despedir-me, pois se mudara enquanto eu ainda era menino para Cuiabá.

Meu pai e minha mãe vieram apenas para dizer que o mundo continua e que o amor não se acaba com o fechamento dos túmulos e senti uma força tão agradável ao abraçá-los, ao revê-los, ao lembrarmos dos nossos momentos difíceis superados pelo amor materno e paterno. Lúcia tão abençoada nas suas lidas comigo na estação de trabalho, tão centrada, era minha avó e eu perguntava no meu silêncio por que tinha que ser assim.

Silá respondia, porque copiava meus pensamentos decodificando-os em amor e respostas:
– Filho, viemos mais cedo porque teríamos que trabalhar para sua apreciação a estes planos, tivemos que nos encontrar muitas e muitas vezes, filho, juntamente com esses benfeitores irmãos que te resgataram nas câmaras frias e que o trouxeram de volta para nossa casa. Esses irmãos que às vezes nas câmaras frias ascendiam ao acesso superior na verdade estavam reunidos analisando seu progresso. Queremos agora, filho, apresentar dois voluntários muito importantes para você estar conosco.

O diretor desse hospital e seu assistente também adentraram ao espaço ampliado da Dra. Helena. Pude lembrar das suas fisionomias da primeira vez que aqui estive. Com sorriso amplo, com os braços estendidos e com uma energia que me fez voltar novamente a este hospital fiquei na curiosidade de saber e aos poucos todos envolvidos com o tempo do meu desencarne, as vestes brancas desses bondosos diretores transformaram-se em dois caboclos índios que me buscavam nos enfrentamentos difíceis. Lembrei-me das primeiras atividades desse encontro com esses notáveis irmãos que nada me falavam, mas em todas as minhas transformações lá estavam eles. Não sei se meu avô ou Afonso (mais parecia Afonso porque gargalhava) dissera:
– Logo mais saberás que somos uma grande família.

Até então Helena estava quieta, apenas abraçada sobre o meu pescoço envolvendo-o e eu sentado amparado por estes irmãos de caminhada. Aos poucos voltaram à situação deste departamento Afonso (agora Afonso), Lúcia (agora Lúcia), Laura (agora Laura), Silá ainda permanecia. Helena continuava Helena dos tempos de Corumbá, de Jaraguá, de São Francisco do Sul. Linda, sempre determinada a auxiliar. As feições não modificaram apenas seus cabelos cresceram, seu sorriso ampliou para uma beleza infinita, quase indescritível.
– Laura, quanto fizeste por mim e como sabias da minha vergonha!
Ela própria disse:
– Todos nós nos envolvemos em algum ponto e se hoje nos é permitido estarmos felizes não pense em nada que não seja em alegria!

Silá, com o mesmo encanto de sempre foi dizendo para me acalmar:
– Querido filho, encontraremo-nos em minha sala de audiência para lá sim traduzirmos todo o processo que nos conferiu estarmos todos novamente juntos.
Explicou que a vontade de Deus sempre esteve em nós porque sempre quisermos estar juntos para dar continuidade em nossa caminhada. Foi modificando como a última em Mafalda, tão querida, tão decidida e tão responsável por todos nós. Helena segurava minha mão e pedia um tempo para conversarmos nos jardins do hospital. "Ingo, meu amigo de trabalho, onde entrava nessa história?"
Mafalda do lado de fora disse:
– Apenas lá, tua ansiedade não pode comprometer-nos mais ainda.
Todos saímos, Lúcia abraçara-me fraternalmente, eu já não sabia como chamá-la, de vó ou de Irmã Lúcia, pois seus abraços me aquietavam e me colocavam refém como um menino em seus braços de amor. Afonso, ao abraçar-me, mais uma vez, sucumbiu num choro compulsivo o que Helena rapidamente o envolveu e retornou ao sistema de harmonia para também eles seguirem em direção ao gabinete dos nossos diretores.

Helena agora era mais comedida, sua voz ainda aveludada falava-me próximo ao ouvido:
– Quanto tempo te esperei, quanto tempo você esteve fora! Espero que agora possamos avançar nos desígnios de Deus sem um prejudicar o outro, apenas com o amor que nos circula aos vínculos celestes e vivenciar a paz que não tivemos enquanto encarnados.
Sem falar, mas pensando, Izilda era um propósito divino para nos aproximar.
– Aqui, João, vai poder conhecer que toda peça movimentada no tabuleiro da vida tem propósito pacificador e que o tempo é a bondade divina agindo sem impor, para que, amadurecidos do coração, possamos resgatar os valores que dão imprescindíveis para se dizer "eu te amo".

Saímos por uma porta que dava acesso aos fundos desse grande hospital. Eu que antes queria falar tudo de uma só vez, faltaram-me palavras, mas abraçado ao grande amor da minha vida desci as escadas apreciando flores, arbustos e plantas pelos jardins internos que, iluminados por

todas as formas estelares, davam um brilho que desejava meu coração refletir.
A noite avançava, pois após o trabalho decidimos ver a esse grande encontro, mas Helena dizia:
- Ouça o silêncio para enxergarmos a luz do nosso amor!

Abraçamo-nos e permanecemos mudos um grande tempo. Por ser de uma compleição pequena e eu, ao contrário, coloquei-a no colo e comecei a correr nos canteiros floridos primaveris. Como outrora, ela batia carinhosamente em minhas costas para que eu a descesse. O amor, a flor e as estrelas davam-nos a plena felicidade que nunca tivemos. Depois de algumas conversas tentei perguntar sobre Izilda, ao qual redarguiu imediatamente:
- Vivamos agora, esclareceremos juntos com Mafalda.

ENAMORADOS

Bem-aventurados os pacíficos, porque serão chamados filhos de Deus.
(São Mateus, 5:9)

Retornando com a experimentação do amor Helena apontava mais para um cadinho onde a presença de um pequeno vegetal rompia o solo fértil que em breve daria esse colorido tão intenso que meus olhos jamais viram, eram sementeiras de um colorido inigual. Permanecemos ali desfrutando apenas das belezas que a noite nos propiciava com os reflexos de todas as estrelas tocando as frondosas copeiras das matas que nossos olhos contemplavam. O cenário montanhoso contemplava-nos instantaneamente às serras do sul, onde encontramos com infortúnios. Passados os pensamentos que me ligavam, era possível ver também ao longe, como nossos olhos de encarnados as contemplavam sentados à beira do mar naquela ocasião. Impressionante dizer era a quantidade de estrelas não como nossos olhos contemplavam quando encarnados a grande Via Láctea, mas eram imensas Vias Lácteas que tornavam o firmamento como um todo e pareciam sorrir para nós. As mãos de Helena sempre segurando as minhas, deixando apenas para apontar uma maior que à outra em nossas comparações, outras com mais brilho, era a plenitude da noite neste departamento.

Os outro haviam seguido à sala inicial onde seu diretor e assistente, em momento como esse agora não como índios, nos chamavam ao retorno, pois precisavam despedir-se. Por um instante pensei e Helena respondeu o porquê era sempre assim, em momentos de transformação sempre os dois no silêncio rompiam e mudavam o paradigma do meu pensar e agir.

Agora confortavelmente em roupas brancas, com olhares paternalistas nos chamavam nesse mágico momento. Ainda sem compreender e percebendo que Helena tinha as respostas indaguei em pensamento. Com um belisco forte em meu braço disse carinhosamente:
-Tenha calma porque ansioso eu interno!

Respeitando a Doutora Helena caminhamos alegremente ao convívio dos irmãos amigos. Antes de despedir-nos sentamos em uma bancada de espera num amplo corredor que se alargava entre os setores de responsabilidade de Helena e que em seu centro possuía uma pequena biblioteca consorciada com produtos naturais a qual todos tinham acesso.

Vendo Silá, Afonso, Lúcia, Norma, Laura e Ingo (porque trazia ainda na memória esse nome) iniciamos uma palestra que sugeria uma longa conversa. Pedi para que dissertássemos sobre todo esse planejamento. Afonso do outro lado, aos berros, gritava:
– Deixa que eu falo!
Lúcia pediu um aparte e disse:
– Eu falo!
Mas todos queriam mostrar-me o quanto é bom viver na harmonia de Deus, passeando de tempos em tempos em corpos diversos, esperando o milagre da transformação através de toda a reforma em que as sinfonias das ondas fluídicas possam identificar.

Silá ordenara um novo encontro para que ela pudesse preparar-me o espírito para toda estrutura que convergiu nesse encontro. Com a mesma ansiedade de outrora pedi para Helena dizer do fundo do coração se havia me perdoado. Beijando-me sorriu e disse:
– Foi preciso convencer antes a mim mesma que minha filha encarnada me devolveria você.
Laura, a quem respeitava muito e a quem fizera no passado sofrer muito sempre estava à frente de meu entendimento. Com seu sorriso enigmático, sem que nós percebêssemos, estava ela ao nosso lado dizendo:
– Por isso, João, precisará de uma conversa longa para conhecer o

significado de tudo que nos sucedeu. Ainda não ouvi de seu coração perguntar sobre nossos filhos!

Nesse momento vieram-me lágrimas aos olhos e como numa tela de trabalho pude ver um deles ainda encarnado que através do tempo e pelas dificuldades das condições em que vivia o país quase tudo perdera, mas continuava lúcido nos objetivos de se iluminar pelo trabalho. Outros possuíam uma condição ainda melhor, mas já estavam desencarnados.
Laura disse:
– Iremos aventar novas lembranças para que retomemos o caminho do recolhimento fraterno, mas agora temos que seguir nosso destino, pois amanhã iniciaremos a mesma atividade em nosso auxílio aos socorros dos encarnados.

Como Helena residia neste hospital despedimo-nos com um ósculo amigo e a saudade que tanto nos fizera buscar um ao outro agora dava espaço à compreensão de estarmos juntos para sempre.

Assim, saímos para retornar à capela central onde Silá também se despediu e seguimos festivos para nossos lares. Confesso que na ida procurei lembrar de todos os momentos que meus olhos contemplaram com Helena, a beleza e o esplendor de toda criação divina.
Afonso sem perder a pose:
– Agora que sabe quem sou eu "Deus te abençoe!"
Lúcia tocava censurando amigavelmente, Laura ria. Eu ainda mudo, mas feliz como nunca antes estivera. Eles continuaram sua jornada e eu segui para meu lar quase com o coração cantando e agradeci a Deus por esse encontro ímpar em minha vida. Impressionante era sentir que em todas as minhas orações eu sentia a presença quase física de meus companheiros. Então adormeci.

PRECE DE GRATIDÃO

Se, portanto, quando fordes depor vossa oferenda no altar, vos lembrardes de que o vosso irmão tem qualquer coisa contra vós, – deixai a vossa dádiva junto ao altar e ide, antes, reconciliar-vos com o vosso irmão; depois, então, voltai a oferecê-la.
(São Mateus, 5:23 e 24)

O sono refeito dava graças a um dia interminável de perguntas: como seria a partir de agora esse envolvimento que nos familiarizou, nos envolveu à ponto de constituirmos uma família? O que mais poderia acontecer com toda revelação amparada na força do amor dos irmãos? Pela manhã ainda refletia sobre os acontecimentos revelados no dia anterior; o dever nos chamava, mas os pensamentos ainda tragavam uma atmosfera que enclausurava toda a felicidade, pois como haveria de recomeçar o trabalho com Ingo? Como seria encontrar Helena? O que estava reservado para nós?

Coloquei-me de joelhos como sempre fizera, mas de antemão roguei por Jesus, esse Galileu que tanto quis desconhecer e que veio ao meu encontro através dos meus irmãos. Em oração pedi que mantivesse a harmonia, a amizade e a paz com todos deste departamento, mas que aumentasse o meu amor por todos os que fiz sofrer, como forma de pagamento pela desdita que causei a eles. Pedi também ao Mestre Jesus que me inspirasse a conservar o sentimento elevado do amor para eu poder devolver àqueles que tanto esperaram de mim um pouco do muito que recebi. Laura, com sua paciência, seu zelo de alma ditosa conservou-me por todos os tempos de encarnado e desencarnado. Lúcia, que revelava um amor desprendido por um desconhecido de quem agora se revelou a avó que nunca conheci. Afonso, sempre iluminado com seu sorriso de forma singular, o que poderia eu fazer para devolver tanto amor que recebi das mãos e do coração deste companheiro? Devolver a Silá a oportunidade de fazer a manutenção deste elo de amizade por tanto tempo? Considerava impagável, mas eu teria de exprimir este sentimento de gratidão.

Envolvi-me numa oração especial para que Jesus pudesse afortuná-los de bênçãos porque eu jamais conseguiria. Enquanto orava o sol vencia as montanhas e aquecia todo o lar. A luminosidade parecia irradiante como Deus erguendo um troféu no além de onde todos nós éramos premiados. Era um sol radiante corroborado com luzes que nos alcançavam a alma e que voluntariamente aprendíamos a reverenciar Deus com tanta beleza.

Prontos para o trabalho já ouvia os irmãos a me chamarem. Encerrei minha prece pedindo para os irmãos que eu iria atender no dia de hoje. Coloquei-me em direção do aeróbus onde se encontravam Lúcia, Afonso, os irmãos companheiros de trabalho, e Laura. Ao entrarmos no aeróbus Afonso abraçou-me como outrora, ao invés de rir levantando sorrisos dos companheiros de jornada, seu rosto deixou transparecer as lágrimas. Meio sem querer compreendi que acompanhavam a minha oração. Ainda abraçados agora Lúcia segurando minhas mãos disse:
– Querido João, para Deus todos estamos caminhando e ninguém erra, pois o erro também é oportunidade de aprendizado. Agora não precisa se desculpar, o ponto de partida é o amor porque depois que despertar para o amor nunca mais haverá trevas em seu coração, porque Deus construiu sua morada definitivamente em ti e aprendemos dele pelo caminhar, pelo trabalho, pelos passos lentos dos idosos na grande caminhada, pelo choro do rebento que inicia o espetáculo da transformação, tudo é Deus em forma de amor. Nós apenas o esperamos para dizer também o quanto te amamos! E olha que nos deste trabalho! Mas agora emanados desse sentimento preparamo-nos para o serviço de auxílio aos nossos irmãos, aqueles a quem mais cerceamos a caminhada, sem ignorarmos que as leis divinas nos oportunizam o conforto da bem-aventurança dando as respostas àqueles que as negamos anteriormente.

O amor que cristaliza os olhos de toda a criatura apaixonada é este amor que operamos em prol dos menos favorecidos com as leis divinas e a partir de hoje também poderás conosco levantar os caídos que se encontram nas câmaras geladas. Este amor não se mede com os sentimentos pueris, pois ele é o encontro da verdade consigo mesmo. Estás preparado para este novo desafio?

Pensei em todos aqueles a quem ofereci o lado inverso do amor e acenando com a cabeça afirmativamente disse "sim", com o coração.

Laura, que via à frente disse:

– Como começarei contigo, Irmão querido?

E sorrindo me abraçou:

– Hoje após o expediente do atendimento fraterno iremos contigo, João, a Irmã Mafalda para que ela possa te colocar a parte de todas as vezes em que trabalhamos em conjunto para estar agora entre nós.

Já estávamos quase chegando ao ponto onde descíamos para nossas atividades. Lúcia seguira para a cabana de Mafalda juntamente com Afonso. Laura seguiu-me pela primeira vez depois da apresentação da casa para o meu posto de trabalho e aproveitamos para dilatar nossa amizade conquistada há muito nestas condições de reorganização fluídica. A minha cabeça, porém agitava-se entrementes com o Irmão superior Ingo, pois como haveria eu tê-lo feito o que fiz e ele continuar me ensinando?

Como se fora um convite era ele quem nos esperava à porta de entrada, com os braços abertos e sorrindo:

– Não fale mal de mim, que estou ouvindo tudo!

Ainda sorrindo me abraçou e eu pedi perdão, pedi desculpas e ele disse:

– Há muito te desculpei, porque quis que fosse assim para que definitivamente voltasse aos braços daquela que te ama tanto!

Mais uma vez os olhos marejados encharcaram-se de lágrimas sendo amparado por Laura e Ingo. Despediu-se, pois havia de seguir um pouco mais adiante a Irmã Laura e entrei ao meu posto abraçado com meu irmão antes adversário agora instrutor.

O dia amparado na oração matinal parecia voar, eram tantos irmãos necessitados, cada um recebendo conforme suas obras porque nada além disso era possível fazer. Já pela tarde o turno ia se preparando para o encerramento e Ingo pediu-me que o acompanhasse até Mafalda que desta forma haveria mais tempo para que ela pudesse esclarecer o que já era de meu conhecimento, mas que não pairasse jamais dúvidas acerca do amor de Deus por cada um.

Assim fomos, como dois irmãos que de longa data presenciavam sentimentos de saudade e alegria multiplicados em esperança. O interessante em tudo era que aquele amor desmedido coroado com insígnias de prepotência havia se diluído nos dias de trabalho na comunicação. O amor se estendia sobremaneira a todos os irmãos caminhantes. De dias para cá já era possível mentalizar ensejos de boas novas aos irmãos desconhecidos e receber deles a aceitação do mesmo sentimento.

Fomos caminhando e Ingo fora me esclarecendo o quanto é importante o tempo de Deus em nossas vidas, porque muitas vezes por ignorância achamo-nos no direito de entendermos das leis divinas, mas desconhecemos seu tempo, e desconhecemos até mesmo o porquê de daquilo que passamos e que não conseguimos, e aos poucos Deus tira as perdas para que o rio de amor vá inundando nossos corações até ele poder construir definitivamente a sua morada. Essa e outras tantas elucidações recebia deste Irmão por meio do pensamento reflexivo.

Adentramos o templo de Silá onde como sempre havia espera, pois todos gostariam de ter uns instantes com ela. Suas atividades notadamente transcendiam ao nosso plano de comunicação. Como responsável diretamente pela liberação daqueles irmãos capacitados pelo amor de subir à categoria ascendente no plano espiritual urgia um tempo para ela também. Em sendo assim, todos tinham sentimentos de ser breves e objetivos. Essa percepção também se deu em mim, mas como fora um convite dela própria para que eu viesse receber dela maiores detalhes estava pronto e todo ouvidos para consumir o precioso tempo de Silá. Ingo não entrou, pois seguiu numa missão de esclarecimentos em templos que revelavam sobre funções biológicas em nossa estrutura de comunicação. Afonso também iria mais tarde, Lúcia e Laura estariam comigo no retorno para o lar.

Depois de alguns irmãos serem atendidos Silá estava ávida em receber-me porque havia entre nós um sentimento que nos estendia quase como mãe e filho. Já era próximo das 16 horas, Silá através da Irmã Lúcia chamou-me sem demora. Entrei feliz porque agora para mim eu poderia estar com Helena, com Silá, visitar meus pais; embora estivessem um pouco distantes de onde eu fixei meu templo do lar era possível tê-los junto ao menos em pensamento e meus irmãos de caminhada revezaram com a família legítima e rodeavam-me a todo instante.

Não era muito bem acomodada a sala onde Silá e eu estávamos então ela convidou-me a nos dirigirmos até a sala de seu posto oficial. Surpreendentemente parecia estar no pleno Éden, havia um perfume desconhecido que pairava no ar, de fragrância de tal excelência e de difícil memorização, pois jamais havia sentido o odor, tão excelente. Sobre as mesas dois grandes vasos de rosas vermelhas e brancas, o que me remeteu forçosamente à casa de meu pai enquanto encarnado, onde ela cultivava em seu jardim flores vermelhas, brancas, amarelas, rosas e a que mais gostava eram essas que aqui se encontravam. O lustre iluminado pela luz do sol, como alabastro que continha os raios do dia armazenando-os em placas sobrepostas de folhas ultrafinas que com o aquecimento multiplicavam-se as energias, fazendo um campo magnético que iluminava a noite toda. O ambiente claro, cores claras, aroma indescritível, a música não era como antes pensava dos anjos com suas harpas, era o som de uma cítara que repetia acordes graves com agudos numa melodia envolvente de paz. Havia um som por trás dos acordes que lembrava um piano muito afinado, remetendo os clássicos que harmonizavam todo o ambiente.

Acostumada a servir Silá em suas missões, Lúcia se agarrou em meu braço dizendo:

– Esta é a casa onde tudo era estudado para que nós pudéssemos trazê-lo de volta.

Logo Silá chega por uma outra porta a qual se dava pelos fundos onde também havia sua residência. Lúcia brincando disse:

– Nesta sala ela só atende os irmãos que vêm dos departamentos superiores.

Silá responde já chegando à sua poltrona principal e completa dizendo:

– Mesmo aqui, João, a variação das energias desprendidas da

atmosfera em que não tendo preparado o qual por dias, semanas afins exaustivamente trabalhamos, não podemos receber irmãos superiores, pois com nossa vibração os desequilibraríamos, por isso preparamos este espaço para que pudesse servir para todos que quiserem, desde os administradores das câmaras gélidas até a governança, todos podem vir, embora só por uma vez aqui estivera nosso Governador e nesse tempo não era eu quem aqui estava.

Sentei-me enquanto Lúcia retirava-se para deixar-nos a sós embora soubesse que tudo o que pronunciava aquilo o ouvido atento dos meus irmãos captava.

Silá sentou-se à sua mesa principal e duas mesas compunham a frente onde me encontro sentado agora. Ela convidou-me para uma oração enquanto senti uma presença física ao meu lado, mas permaneci com o coração aberto, porque aprendi a tornar-me diferente daquele que antes eu era. Silá ofereceu a Deus o agradecimento do tempo que nos concedia sentar para discutir o seu amor e explicar um pouco de sua justiça. O ambiente aromatizado favorecia a permanecer ali por horas a fio, mas ao encerrar a oração sobre minhas mãos Helena repousava as suas. Senti-me invadido de tal frescor, de uma beleza tamanha, mas deixei envolver-me com a oração de Silá com a música da cítara e com o calor de Helena. Diferentemente de ontem se apresentava de uma forma jamais vista, seus cabelos sempre longos, seu rosto de beleza perfeita, estava com uma sintonia tão boa que senti estar no céu, pois o pouco em que juntos estivemos fora possível perceber o quanto é bom amar, não apenas com os lábios e com os instintos, mas amar com o sentimento de amor e ser correspondido por ele.

Silá terminou a oração, retornei a olhar à Helena e em silêncio compreendi um sorriso que dizia "É bom ter voltado". Silá começou inicialmente dizendo sobre as dificuldades que tivemos nos primeiros momentos em que era do conhecimento ainda encarnado e descreveu revelando em tempos de doze as formas que nos envolveram até esse momento e as pessoas as quais se revezaram em participar do nosso crescimento. Também falou acerca do porquê de estarmos neste ciclo incompleto até agora. Fora possível passar estes instantes aprendendo os segredos do amor de Deus para com todos nós.

A primeira pergunta que fiz:

– Onde comecei a amar esta mulher?
– Ah, João, teríamos que ter muitas horas para dizer a história do início até agora. Mas, muito antes de conhecer esta que está a seu lado, ela já esteve em lados opostos contigo em tempos onde prevalecia o sistema de vassalos e entre você existia um vínculo de poder e eles revezavam durante algumas encarnações. E todos nós que participávamos dessa existência estávamos ao seu lado dando testemunho ora como mãe, pai, a você, irmãos, esposos e netos, sempre ligados uns aos outros. Estivemos também nas cruzadas, representando situações totalmente diferentes para ver se abríamos os seus corações. O amor das Irmãs (Helena e Izilda) que agora se revelou na última vez tinha de ser desta forma, com vínculo materno, para que estivéssemos juntas para todo o sempre se assim Deus o quiser.

Havia também a necessidade nesse momento de perguntar à Silá como seríamos doravante. Ela olhou para nós sorrindo e nós mais uma vez encontramos com os nossos olhares e sentimentos que haveríamos de viver sempre em prol do amor um para o outro. Era como se meu coração enchesse de algo que antes jamais havia conseguido e me deixava maravilhado e a sensação desse instante era compartilhada com Helena, que o mesmo sentia.

Lúcia adentrou e Silá começou a explanar acerca dos nossos relacionamentos pretéritos com Lúcia, voltando ao século XVII.

ONDE TUDO COMEÇOU

Em verdade, em verdade, digo-te: Se um homem não renasce da água e do Espírito, não pode entrar no reino de Deus. (São João Capítulo 3:3)

Silá com seu encanto respondia-nos mesmo sem prepararmos as perguntas. Era de difícil interpretação porque amparados por Lúcia, que fizera parte de nossa jornada, teríamos que falar sobre as represálias das incúrias cometidas, mas era todo amor. De forma discreta socorria-nos com abundância de informações sem mágoas, não obstante ia nos esclarecendo esta construção demorada que criamos por desconsiderar as leis divinas.

Lúcia reportou-nos num momento em que ainda éramos ligados a fluídos do Mundo Velho, onde tínhamos em comum a mesma circunstância que agora temos e que jamais se concretizou por estarmos vinculados aos vassalos que manipulavam os laços entre famílias sob ordens pré-estabelecidas do Império. Toda paixão era incompleta sempre por um motivo ou outro em que nós abrigávamos desafios distanciando-nos. Mesmo em momentos de farturas e abastanças desmerecidas, pois havíamos herdado sob penas duríssimas de irmãos trabalhadores, não completávamos o ciclo com uma união feliz.

No século XIX de uma forma discreta aparece na caminhada a figura que hoje se denomina João, com os laços presentes até agora vinculados à Helena. É também nessa época que Afonso depois de estagiar inúmeras vezes como irmão de um e de outro, vincula-se direcionando nos caminhos elucidativos cristãos. Lúcia também na ocasião vem de forma a mostrar os primeiros passos a esse desconhecido que se fixou em novas etapas aprisionado por paixões que culminavam nesse amor.

– Tínhamos uma forma de alternarmos ao redor das possibilidades que nos oferecia os cuidados para descerrarem toda a fraqueza adquirida de vidas pretéritas e nossa missão contemplada pela bondade de Deus, fora possível porque entre você nasceu o amor. E mesmo assim foram precisos doze ciclos de aprendizado para estarem na minha frente com o amor legado dos esforços de inúmeros irmãos que forneceram suas vidas para esse encontro.

Passamos a tarde e o começo da noite toda com as revelações de todos que nos ocupamos em nossas atividades nesta estação. Silá permitiu-nos retomar novos encontros sempre após os nossos trabalhos para esclarecimento acerca de nossos irmãos companheiros. Lúcia que secretariava todas as atividades de Silá concordou e nos encaminhou de volta porque teríamos longo trajeto para conversarmos já que antes Afonso tinha nos inscrito para que trabalhássemos nas câmaras frias para conhecermos um pouco mais sobre nós.

Com as mãos entrelaçadas saímos felizes por encontrar Silá e mais ainda por sentir-nos unidos por um sentimento indescritível, mas tão bom a ponto de desejar permanecer assim, mas a medida que a noite avançava abriam-se para nós os compromissos assumidos junto aos irmãos que se restabeleciam junto as câmaras, como um dia nós lá também o estivemos. O destino nos levava primeiramente à minha casa, pois lá encontraríamos Norma e Afonso para rumarmos todos juntos às câmaras frias. Optamos por andar um pouco sob o céu que nos propunha uma luminosidade jamais vista na Terra. Parecia-nos não haver nenhuma obstrução como as nuvens que limitavam o brilho das estrelas. Era novo, porque o firmamento vindo de encontro a nós era um turbilhão de estrelas, imaginando que era possível visualizar inúmeras Vias Lácteas de um ponto a outro de firmamento com suas cores cintilantes que nos iluminavam nossos passos que enfim se reencontraram. Perguntei à Helena como ela se relacionava ali com Ingo.

Conhecendo ainda mês estado precário beliscou-me traduzindo o que realmente senti, mas respondendo amorosamente disse:

– Se não posso falar sobre Lúcia, Afonso, Norma e até a nossa Izilda, posso falar-te de Ingo. Certa vez inquirindo a meus superiores formulei esta pergunta a eles e a resposta viera que num longínquo tempo que ainda à baila de grandes transformações no mundo árabe ficamos devedores nos aspectos morais e nos fora oportunamente concedido que experimentássemos nova oportunidade com dupla ação: fazer o elo entre nós e resgatarmos nossas dívidas. Sobrou um companheiro afetuosos e querido que nos ensina muito transferindo do seu amor os laços que agora nos une, e que sempre irá conosco experimentar novas possibilidades de esclarecimento e evolução.
– E meus filhos onde andam?
– Meus netos foram a semente de amor que renovou não só a ti como Izilda, resgatando outros tempos o isolamento que criaste a todos aqueles que adotaram e foi pelo amor de Silá que pudemos numa grande ação desses companheiros renovarmos esse encontro.
– E como nós havemos de viver aqui sendo que estou ingressando agora e você há muito já experimentou os trabalhos os quais inicio?
– Da mesma forma que aqui estamos. Nossa colônia em divisões de sete faixas de vibração não exclui por tempo, mas inclui por amor e ainda estou recomeçando como você.

Com os passos lentos, com ruas iluminadas e as estrelas a brilhar oferecia-nos um remanso para lembranças de esclarecimentos, mas também para lembrarmos o quanto nos foi concedido em amor e bondade para estarmos juntos e deveríamos recompensar através dos nossos trabalhos como gratidão de tudo que recebemos.

– Nosso departamento, João, é de comunicação porque grande parte de nosso trabalho calca-se nas informações que recebemos das ondas vinculadas ainda à esfera dos encarnados e aqui temos muito ainda a aprender para nos direcionarmos ao departamento seguinte. Sua mãe e seu pai já não fazem mais parte daqui onde fixamos nossos trabalhos, ascenderam há algum tempo por merecimento à estação superior e isto não nos permite ainda irmos até eles, mas eles podem vir até nós. E esta condição nos dá a qualidade de compreendermos que somos ainda devedores, portanto conforme o merecimento vamos avançando e nos imunizando das faixas que nos ligam à condição inferior.

Adentramos no veículo que nos conduziria e fomos contemplando silenciosamente até minha residência onde lá esperavam quase impacientes nossos amigos, mas tudo era de forma amorosa. Afonso com voz firme dissera-me:
– Tudo que fizemos por você, você também está em condição de fazer por esses irmãos que pedem socorro nas geleiras. Quanto à Helena, velha conhecida das nossas atividades, como médica de nosso departamento ficará como responsável em nossa missão, por isso de agora em diante todas as informações colhidas de nossos pacientes serão reportadas à Helena, que delegará a mim as atribuições que distribuirei a você.

Como num ciclo hierárquico não sobrava nenhuma questão de dúvidas que eu era a base desta organização e que tinha essa consciência por não compartilhar ainda da luz que neles existia.

Preparados, fomos então a uma distância não tão longe e que pudesse rever todos aqueles que estavam a caminho da luz no seu início agora já em exercício de trabalho levando e informando aos superiores as condições de avanço de cada um. Instalamo-nos numa enorme sala onde Helena assumiu o posto máximo e pude conhecer o outro lado desta que tanto amo, de organização formal, hierárquica e de postura sistêmica a todos nós. Mas éramos cooperadores e em sendo assim também nos era dado a receber as suas ordens e aquela que via como a grande paixão pude admirar também agora como grande orientadora organizacional das nossas atividades.

Eu estava animado para saber qual tarefa estaria a exercer nessas câmaras já que fora nelas que me refiz de todo o ferimento que causei em mim mesmo enquanto encarnado. Quando tomei consciência que era preciso tirar de mim o ódio e substituir pelo amor comecei a vislumbrar cores que Laura sempre me falara e que não era possível compreendê-las porque meus instrutores Lúcia, Afonso, Norma e Laura não me ofereciam para não cair em rotinas que depreciassem meu estado de evolução. Também assim fora pedido por Helena para que mesmo ao reconhecer os irmãos não distribuísse nenhuma palavra que os lembrasse do seu tempo.

Já avançava o dia quando, com a prancheta em punho, e juntamente com um irmão novo que se oferecia nos esforços do conforto aos irmãos necessitados e que fazia parte agora da equipe de Helena, avançamos às câmaras gélidas. Não sei se sorte, pois nunca acreditei nessa premissa, mas encaminhei no mesmo local onde trouxeram para os ajustes morais e os cuidados físicos aquele com o qual eu teria meu primeiro contato ainda para minha surpresa. Mas caminhando um pouco mais apressado pude encontrar sobre um leito, com fisionomia cadavérica, com espasmos e uma gritaria, precisando de choques vibracionais um dos irmãos que não demorei a reconhecer.

REENCONTRO COM O CORONEL OTAVIANO

Ao entrar no mundo dos Espíritos, o homem ainda está como o operário que comparece no dia do pagamento. A uns dirá o Senhor: "Aqui tens a paga dos teus dias de trabalho"; a outros, aos venturosos da Terra, aos que hajam vivido na ociosidade, que tiverem feito consistir a sua felicidade nas satisfações do amor-próprio e nos gozos mundanos: "Nada vos toca, pois que recebestes na Terra o vosso salário. Ide e recomeçai a tarefa."
(O Evangelho Segundo o Espiritismo, Capítulo V, item 12)

Pude perceber que essa desfiguração se alicerçava ainda nas faixas menores a que se submetera meu grande rival enquanto encarnado e que o amor de Deus confiou a mim agora destinar as curas que se fazem necessárias ao aprimoramento moral, espiritual e evolutivo.

Era interessante que eu não sentia mais o medo pela postura ameaçadora que me fez refém às tumbas, tampouco desafiadora enquanto esposo de Helena. Via apenas circundado numa cama uma figura que jamais lembrara o Coronel. Com passos lentos ouvi chegando às minhas costas e sentindo o aroma e o frescor, mesmo sem vê-la falei:
– Veja amor, no que acabou o Coronel! Lembro-me das palavras de meu avô, hoje aqui conosco: "Aqui faz, aqui paga". Com o conhecimento ampliado a conotação perde um pouco a sua força, mas tudo que se fez as leis de Deus imutáveis restaura-se apenas com o amor. E nesse instante quero comprometer-me contigo que farei de mim um escravo para tirá-lo dessa tortura a qual um dia também vocês me tiraram.

Com a presença nossa e mais do Irmão Tiago, Coronel não sentia essas vibrações, mas trazia seus surtos de horrores, seus ais de arrependimento quase ensurdecedores. Helena pronunciou de forma assertiva:
– Se assim esse pobre irmão agora se encontra imagina, amor, todo

esse tempo nas páginas que tivera de preencher nas regiões menos iluminadas.

Relembramos momentos em que a presença com seus asseclas rondava minha lápide onde me aprisionaram e que se não fosse pelo seu amor jamais teria conseguido levantar-me daquele inferno e chegar até essa câmara onde o Coronel repousa. Helena desconversando disse:
– O amor de Deus tem várias formas, eu fui apenas o instrumento.
Nesse momento abracei-a, e ela já se retirando para compromissos maiores e aqui também começava a minha doação em prol daqueles que realmente precisassem de auxílio.

O primeiro passo foi compreender um pouco meu parceiro de trabalho, Tiago, a qual minha memória remetia num tempo passado, mas estava difícil de avivá-la, trazendo-me à Terra presente a condição de lembrar. Ele que se ajoelhava num ambiente de oração levantou e disse-me:
– Também perdi a vida Irmão, por tentar levar a comunicação às suas amadas.
Lembrei-me daquele tempo em que Izilda e Helena tentavam avançar em sua liberdade. Imediatamente me pus a seus pés e ele antecipando que eu me ajoelhava disse:
– Também devo a vida ao mesmo Deus que te salvou.

E tornamo-nos desse momento em diante os colaboradores das câmaras frias. Aplicamos um passe vibracional no próprio perispírito de Coronel Otaviano, onde Tiago com suas mãos que pareciam uma fonte de luz trespassava todo o corpo irradiando com os fluídos vitais. Eu ainda sem compreender o que fazer realmente ancorava com os braços possível queda porque o irmão relutava em absorver esses fluidos. Os gritos eram ensurdecedores e aos berros clamava quem era que estava tentando destruí-lo. Como nós tínhamos a certeza de que não nos ouvia, apenas repousávamos com postura ereta nosso corpo fluídico para transmutar sua energia densa derrogada a transformação vitoriosa. Aos gritos blasfemava vários nomes, os quais um deles pude ouvir com toda intensidade: chamava-me para um desafio, pois mal conseguira perceber que eu já não mais o odiava e que era preciso de alguma forma mostrar-lhe o mesmo caminho que Laura me descortinou. Aos berros pedia o calor do sol, seus gritos como um louco podia ser ouvido a distância. Tiago, por ter mais tempo que eu nas esferas gélidas descobrira uma forma de blindar o som para outros aposentos e corredores. Pude ver também num momento que ao sentar-se ele planava alguns centímetros acima do móvel. Enquanto refazia a vibração necessária para continuar o trabalho eu dava sustentação ao Coronel e como se num esforço físico segurando um peso enorme mesmo tendo feições cadavéricas, o desequilíbrio e cansaço venciam-nos, por isso revezávamos. Mesmo sem perder e vendo o que Tiago fizera fui meio devagar para sentar no móvel onde ele planara e lá pude perceber ainda que eu estava longe de alcançar os mesmos resultados que Tiago, pois de forma desconcentrada planei-me ao chão.

Tiago com um bom sorriso animou-me a fazer novamente até que a autoconfiança propunha o resultado almejado. Nesse instante percebi que ao iniciar qualquer atividade em qualquer campo onde se propõe o labor do trabalho, primeiramente deve se ter autoconfiança.

Nesse trabalho iniciado com os fluídos magnéticos demoramos praticamente todo o resto da noite e grande parte do dia já que toda a nossa equipe tinha esse dia de folga nas atividades na Comunicação. Ao final de nosso expediente direcionamo-nos, Tiago e eu, para a sala das anotações onde Afonso nos instruiu ao preenchimento dos relatórios que deveríamos apresentar à Helena.

Nesse meio conversei com Laura e expus toda a problemática existencial entre mim e o Coronel e pude ver que não sobrou mais rancor e ódio, mas ele aguçado pelas dores ainda pronunciava em voz alta o ódio que sentia por mim. Com um abraço fraterno e sorrindo Lúcia passando pelo corredor beliscando-me disse:
– O que viu hoje, João, foi muito pouco do que vimos quando você chegou aqui!

Quis saber se ele reconhecera-me. Com seu sempre conselho disse-me:
– Nesse estágio em que se encontra ainda traz dentro da alma as vibrações às quais fora submetido, então o seu mundo ainda não é o que aqui ela encontra, pois nas camadas inferiores passa em várias estações

reparando o mal feito e aprendendo com os próprios erros. E para ele, como foram vários os movimentos de partidas e chegadas vindo para cá é apenas mais uma, mas que aos seus cuidados amorosos juntamente com o Irmão Tiago, devolverá a ele a razão de que dentro de seu coração já fecunda a lei de amor.

FALANDO POR PARÁBOLAS

Se somente amardes os que vos amam, que mérito se vos reconhecerá, uma vez que as pessoas de má vida também amam os que as amam? (São Lucas, 6:32)

Retornando ao processo de trabalho nos demos conta que avançávamos grande parte de um outro dia. Sem perceber as câmaras frias colocavam em mim esta vontade infindável de trazer ao mundo real aqueles que jaziam como em catres, mas que sabíamos tinham toda assistência pois eu vivi aí.

Combinamos nos encontrar após os trabalhos na assistência divina para devolver o auxílio que recebi anteriormente. Afonso estabeleceu que deveríamos repousar esta noite, Helena optou em continuar sua jornada e arrastou consigo a vontade de Laura e Lúcia.
– Definitivamente, elas produzem mais que nós!
Disse Afonso sorrindo.

E decidi acatar o conselho do amigo. Esse dia sem darmos conta era um dia em que celebravam em nossa colônia a festa de grandes proporções religiosas principalmente sob o nosso controle. Eram pedidos e mais pedidos que fizeram com que Jairo designasse mais seis irmãos para auxiliar-me e Afonso que estava no pavilhão superior precisou de mais um pouco dos que me foram cedidos. Por isso, ele sabendo que teríamos um dia de muitas atividades e antecipando um cansaço óbvio sugeriu o repouso. Em quase todas as atividades em nosso setor aqui a cada vez aumentavam as rogativas e petições e Silá, que controlava todo esse departamento já havia nos alertado que nas festas pagãs um grande número de irmãos sofredores de outros polos fluídicos invade os invigilantes em busca de saciar seus costumes.

Antes do trabalho iniciávamos nossas orações do ponto em que Silá distribuía suas ordens. Desta vez optamos, por estarmos atrasados, fazermos em nosso posto e reunindo alguns dos irmãos que deixavam os postos para o seu descanso, demo-nos as mãos rogando ao Criador que nos fosse dada a harmonia necessária para compreender aqueles que temporariamente cediam seus campos vibratórios para esses irmãos devedores.

Assim foi quase todo um ciclo de três semanas em que nos intercalávamos trabalho nas câmaras e nos postos. Jairo tinha uma especialidade a mais, ele gostava de preencher com grande número de irmãos substitutos quando das nossas ausências, porque julgava descobrir em nós o verdadeiro desprendimento do amor. De maneira refinada com conhecimento sólido quase sempre socorria e substituía irmãos diretores do centro hospitalar. Helena avançava nos postos de pesquisas de endemias que abatiam milhares de irmãos encarnados, auxiliando cientistas, laboratórios e em Engenharia aqueles que debruçavam sobre o mesmo tema.

Certo dia perguntando a Afonso, porque antes jamais assim o fizera, qual a sua função no seu posto acima. Ele coordenava um dos polos em que desenvolvia o entusiasmo nos jovens através da música para toda a comunidade dos encarnados e Helena já passara por essa ação, sempre ativa em seus compromissos de estabelecer recursos de promoção humana a cientistas de sua área. Essa passagem assumindo as câmaras dava a ela também outra responsabilidade de tal quilate e envergadura que respondia por quase atualmente três mil internos e no Hospital um pouco menos.

O interessante é que não saía de minha cabeça que eu teria que resgatar Coronel Otaviano sob qualquer meio porque sentia que era um dever para com Deus e para com esse irmão e passava maior parte do tempo nas atividades gélidas fazendo com que ele pudesse dar seus primeiros passos, mas já fazia um mês de trabalho e nós apenas conseguíamos livrá-los das dores que faziam eco em todo departamento, Regozijávamos também quando nos endereçávamos as últimas fileiras e encontrávamos irmãos já nos auxiliando e dando o parecer àqueles que peregrinavam nas primeiras etapas dessas câmaras. Retornávamos pela manhã e diante das mudanças fluídicas estávamos a cada dia mais refeitos e ávidos para continuar nossos trabalhos, Lúcia com Silá, Afonso e eu com Jairo, Helena e Tiago no hospital, Laura coordenava todas as nossas ações que faziam o deslocamento de gélido para a comunicação.

Certo dia Silá nos convocou para nosso grupo ter com ela e isso durou uma semana; tanto Afonso quanto eu quanto Laura cutucávamos Lúcia para dizer o que iria acontecer e ela nada nos falava. Mas os dias foram vencidos e estávamos sentados à frente da sala de reunião juntamente com Silá.

Aspirávamos um ar mais leve e como se um frescor nos tocava de tal pureza com uma melodia ao fundo que nos proporcionava um bem-estar o qual depois todos concordaríamos que gostaríamos de ficar por muito tempo ali e Silá permitiu-nos a demora para que usufruíssemos desse ambiente, que nos hospedava com uma fragrância rara que nos envolvia.

De repente Silá entra e diz que teríamos uma palestra e apresenta Ir Cirilo. De forma eloquente Cirilo cumprimenta-nos, ensejando que a paz do Cordeiro de Deus fecunde nossa alma para que nasçam os frutos do amor e do entendimento. Discorreu sobre o caminho percorrido pelas ovelhas e seu pastor. Com palavras sábias e inebriadas do Espírito Santo dizia ele:

– Certo dia o pastor saiu a pastorear suas ovelhas e encontrando a fartura regozijou-se com Deus em júbilo de paz. Os tempos avançavam a seca tirou o alimento de seu rebanho, e se precavendo para o seu porvir descuidou de seu rebanho e as ovelhas por não sentirem a presença do pastor saíram cada uma para lugares que melhor lhes apraziam. Sem as energias reservadas da oferta do pão o pastor adormeceu e foi preciso Deus com seu amor enviar os seus anjos para socorrer o rebanho perdido, mas a vontade desse pastor era voltar a conduzir o rebanho disperso e desencarnando foi propiciado a estagiar nas estações sempre com vontade rever seu rebanho. Nesse tempo muitos desses rebanho declinaram e muitos surgiram. Deus operou o milagre do amor e o devolveu novamente: suas ovelhas organizadas pelos anjos estavam prontas para pastorear e assim sucedeu por doze encarnações até encontrar a resposta de que precisavam. "Orai e Vigiai", eis a centelha que provê o pastor em suas dificuldades e que o eleva em momentos de fartura compartilhando do aprendizado em toda sua vida.

Cirilo tinha verve abençoada e de forma delicada nos fez lembrar o quanto deixamos nossos irmãos sob responsabilidade nossa sem o devido cuidado de que precisam e só com esses ensinamentos é possível evoluir para Deus. Não basta saber é preciso prover o amor onde ele seja reclamado e levar consigo cuidados daqueles que lhe são confiados.

Cirilo permaneceu entre nós aproximadamente por quatro horas e contou outras parábolas que nos fizeram refletir. Já era noite, Afonso e Lúcia retornaram ao repouso, Laura permaneceu com Silá, Jairo e Tiago foram até o hospital, eu e Helena saímos para contemplar a beleza e o encantamento em nosso departamento de comunicação.

Havia um teatro em que era convidado um irmão mensageiro do departamento superior, por isso se concentravam grande quantidade de irmãos. Demo-nos as mãos e com passos lentos, pois não distanciava muito o teatro do templo de Silá, contemplamos a beleza do firmamento que refletia sua luz no rosto angelical de Helena, eu levando-a sobre minhas costas e refletindo sobre Cirilo.

A RECUPERAÇÃO DE OTAVIANO

Sede bons e caridosos: essa a chave dos céus, chave que tendes em vossas mãos. Toda a eterna felicidade se contém neste preceito: "Amai-vos uns aos outros." Não pode a alma elevar-se às altas regiões espirituais, senão pelo devotamento ao próximo; somente nos arroubos da caridade encontra ela ventura e consolação.
(O Evangelho Segundo o Espiritismo, Capítulo XIII, item 12)

Ainda sob o impacto das palavras sábias de Irmão Cirilo retornamos aproveitando a ocasião para ver tudo aquilo que no mundo de cegueira não pude perceber diante da grandeza do nosso departamento.

Helena parecia uma criança em pleno estado de felicidade. Ainda refletindo sobre a palestra resolvemos encostar nossos corpos numa bela palmeira em que as flores desabrochavam dando um aroma incomum e aproveitamos para visualizar o firmamento. Deitados com a cabeça sobre o ombro do outro olhávamos para o magnífico céu que cintilava cores tão vivazes que aumentavam a vibração deste novo sentimento que se arrastou pelas trevas e que culminou neste luminoso céu. Para que sentíssemos ainda mais esse momento insólito que inspirava às coisas que só aconteceram em sonhos, bem próximos de nós estava o teatro ainda com seu coro, com melodias de difícil descrição aos encarnados.

Helena lembrara o porquê não atingimos neste instante se a paixão existia ulterior ao nosso desencarne. Tentava explicar aquilo que ainda não compreendia, mas que de uma forma era possível imaginar que esses zelosos irmãos que nos acompanhavam nestes doze ciclos sabiam que a semente só desabrocha quando chegar o tempo e todo o sofrimento que criamos para aqueles que nos circundavam e para nós próprios era apenas resistência pelas nossas imperfeições ao amor verdadeiro.

Era notável para mim enquanto encarnado, ainda criança ficava horas a fio tentando contar estrelas e agora, multiplicadas por inúmeras vezes a Via Láctea, elas enchiam o firmamento a ponto de não sobrar nenhum espaço que não houvesse uma delas. Helena atrevera-se a contar as mais belas, eu discordava porque pelo ângulo que estava posicionado as minhas eram as mais belas. Levantamo-nos e ao sair irmãos que assistiram a palestra também contemplavam a noite iluminada pelo firmamento.

Fomos até a praça central acompanhados de inúmeros irmãos, mas era um momento mágico caminhar com o meu amor sob as estrelas. Helena avisara que estava acabando o tempo e que deveríamos retornar aos nossos postos nas câmaras frias. Sua autoridade sobre nós nesta ocasião era natural e respeitosa, mas ousei pedir um pouco mais de tempo para juntos aprendermos um pouco mais com nossas experiências. Já falando agora como responsável pelas câmaras disse carinhosamente:
– Poderemos restaurar todo o nosso fracasso cuidando daqueles a quem fizemos sofrer.

Mais adiante Afonso e Laura estavam conversando com Norma e esperando Lúcia para seguirem para as câmaras. Nós que aproveitamos uma excelente palestra que nos enriqueceu com as sábias palavras de Cirilo rumávamos direito para às estações frias onde Tiago já estava há algum tempo suprindo-nos com o seu amor os nossos assistidos.

Rapidamente todos estavam nos seus devidos postos e rumei com Irmão Tiago ao primeiro compartimento onde se encontrava Coronel Otaviano. Nesse momento ele já apresentava em todo o seu perispírito a cicatriz da escola inferior a que se submetera nesses longos dias. Ainda sem reconhecer-nos, como fizera eu anteriormente junto à Laura, mas com a sensação que o desconhecido que curava as chagas, que orava pelas manhãs e pelas tardes, que o confortava com o alimento espiritual não era tão desconhecido assim.

Surpreendentemente Lúcia chegou e fora possível sentir a presença porque sempre chegava com a quietude daqueles que não gostam de trazer desconforto. Ao olharmos para trás ela pedira silêncio para o

Coronel, que pode perceber pela vibração que havia mais companhia do que todos os dias em que Tiago e eu cuidávamos de nosso irmão. Já havia dias que ele não mais sentia dores e que os seus olhos começavam a perceber o branco das paredes que envolviam todo este aposento. Permanecendo em silêncio, o Coronel iniciou seus primeiros ensaios de agradecimento a todos nós, mas as forças precárias dominavam todo o seu ser e o som pouco inteligível dizia.

– Não sei quem são porque estão aqui, mas sempre soube que havia anjos.

Lúcia olhou para nós, sorriu e da mesma forma silenciosa nos deixou. Fiquei imaginando e olhei para Tiago.

– Quando chegarmos à sala de Helena seremos lembrados que nossa missão avançou!

Tiago tinha costumes estranhos para mim que ainda não conseguia fazer o mesmo. Como fizera Laura no início da minha estada aqui tinha o hábito de sentar onde não havia móvel, atravessar paredes onde não havia portas e de buscar materiais apenas com a voz do pensamento. Aproveitei a sua saída para tentei imitá-lo buscando um recipiente com algodão e não fui feliz. Ele também vira, mesmo com as paredes, e ao adentrar chegou sorrindo e pela gargalhada no corredor trouxe também meu amigo Afonso.

Aproveitei este momento para retirar-me pela porta principal onde adentrei, mas não foi desta vez que fui poupado de novas gargalhadas. Saímos, eu vencido para ambos agora e levamos nosso relatório para Helena para que ela pudesse prescrever novas etapas do auxílio do nosso Coronel. Como não havia ainda conversado com Tiago aproveitei este tempo para solicitar um esclarecimento acerca de sua estada neste departamento, já que não o vira antes do departamento de comunicação. Ele lembrou-me:

– Estive contigo mesmo sem estar, servi de intermediário para Helena e assisto todo o teu turno tanto aqui quanto no Hospital.

DOZE SÉCULOS DEPOIS

Desfrute a vida com a mulher a quem você ama, todos os dias desta vida sem sentido que Deus dá a você debaixo do sol; todos os seus dias sem sentido! Pois essa é a sua recompensa na vida pelo seu árduo trabalho debaixo do sol. (Eclesiastes 9:9)

Mais uma vez fomos convidados a usufruir uma noite onde as estrelas convidavam-nos ao encontro em que a semente demorada a nascer coroava-se com esse presente divino. Depois de um dia de trabalhos árduos nas câmaras e passados relatórios animadores dos irmãos pacientes em especial Coronel Otaviano, Helena sentia-se satisfeita e era nossa folga. Tiago como sempre servo amoroso comprometera-se em suprir minha ausência e na comunicação Jairo também o faria.

Desde que lá chegamos era a primeira oportunidade deste encontro onde estaríamos apenas nós. Helena desde cedo se preparava, pois sabia que eu lhe traria trabalho com tantas perguntas. A sensação era indescritível, pois vivíamos em tempos hierárquicos diferentes, porém era amistoso, não me sentia assim.

Sob as luminosas estrelas marcamos para celebrar este encontro num grande anfiteatro que em tempos remotos Jaime instruíra-me que eram levadas grandes produções teatrais e por vícios que ainda permaneciam nos irmãos foram transferidos para o departamento superior e ali se davam grandes palestras de mensageiros irmãos quase todos oriundos de nossa própria Colônia de departamento superior.

Como não havíamos catalogado dentro dos nossos dias de recesso fomos até eles sem saber quem palestraria. Houve uma surpresa geral quando ansiosos pelo início fora anunciado que o Irmão Lucas falaria acerca do amor divino. Talvez Helena conhecesse, mas preferiu omitir para que eu pudesse ver o meu pai na última encarnação mais uma vez diante de mim.

Era interessante que a ligação filial ampliava-se por um amor de irmãos, nem mais nem menos, apenas diferente. Vendo-me abraçado a Helena na grande plateia fez uma observação de modo todo especial de um jovem que conhecerá há muito tempo e que sua rebeldia deixou rastros por doze ciclos encarnatórios. Não foi preciso dizer que minha história fora aberta a todos, mesmo que todos não soubessem que era de mim que falava, porém ao término de sua bela explanação Helena e eu fomos cumprimentá-lo e não pude deixar o abraço demorado naquele que fora um partícipe motivado, responsável pela minha chegada nesta estação.

Com todos os presentes querendo um aparte despedimo-nos com intenção breve de retorno e fomos caminhando, pois na Colônia São Luiz era muito rica, e ainda o é, toda a parte lúdica, que fica quase centrada no polo administrativo onde Silá dirige. Helena preferiu que caminhássemos sob o brilho estelar incomparável que no firmamento nos convida a contemplar mais de mil Vias Lácteas povoando a cada centímetro o firmamento até os olhos não verem mais.

Prosseguimos instruindo-nos sobre o nosso destino e Helena mais uma vez com sua luminosa palavra relatou que já vivemos por três ocasiões próximos um ao outro e que fracassamos e que diante dos fatos que se repetiam pela indomável força pagã dos nossos corações, nossos irmãos companheiros de trabalho (Laura, Silá, Afonso, Lúcia) encontraram-se e decidiram trazer-nos para junto deles. Em todos estes 1272 anos (mais ou menos 600 anos do nosso tempo) foi possível estarmos agora sob a beleza desse firmamento.

Aproveitamos e falamos sobre nós, sobre o tema recorrente: Izilda e nossos filhos. Helena, sabedora, dizia que era a ponte para fazer nossa ligação. Aproveitamos uma noite intensa de troca de informações, de vibrações e pudemos retornar refeitos de que havíamos conquistado o verdadeiro amor. O amor que compartilhávamos estava puro, pois não havia as repreensões daqueles que conosco contribuíram em outras formas criando ciúme comumente aplicado em etapas inferiores nem tampouco saudades, pois a vibração é de uma expectativa de melhores dias.

Nesse enredo fomos até nosso ponto de partida, onde deixei Helena para retornar à minha casa para iniciar o dia seguinte diante de todo processo de esclarecimento juntamente com Jairo.

O AMOR DE DEUS EM NÓS

Amados, amemos uns aos outros, pois o amor procede de Deus.
Aquele que ama é nascido de Deus e conhece a Deus.
Quem não ama não conhece a Deus, porque Deus é amor.
(João 4:7-8)

Jairo estava espontâneo e diferentemente de outros dias me abraçava e como nunca havia visto Tiago, por estas bandas, embora soubesse que ele também já há muito frequentava os trabalhos desta câmara, ambos congratulavam e riam abundantemente, e como forma de interação também ri. Fomos andando e Tiago mais comedido disse em bom tom:
– Querido Irmão João, hoje depois de tanto tempo trabalhando juntos, reequilibrando energias nas câmaras frias, restabelecendo a conexão aqui mais propriamente com Jairo na comunicação fraterna e vendo a frequente melhora de seu irmão Coronel (talvez falasse isso para me incomodar, porém durante esse tempo aprendi a amá-lo e ver no seu esforço um homem renovando para as lutas tão necessárias naquele tempo quando aqui chegou).

Sorri e continuei a ouvi-lo. Tiago sempre reservado foi encaminhando-nos para o centro onde Silá dava expediente de orientações gerais. Era-me um pouco estranho porque havia passado, depois de tanto tempo de isolamento, o encontro com Helena que me fez renovar as energias do trabalho fraterno e me sentia útil, não somente por acolher irmãos desconhecidos que necessitavam de socorro, mas por contemplar a beleza do esplendor do firmamento.

A passos lentos e convocados à outras palestras que sugeriam conversas cotidianas seguimos sem incomodação as pegadas do templo de Silá. Havia passado um tempo, relativamente ao humano, de nove anos desde que Coronel adentrou nas câmaras. Havia também conquistado inúmeras atividades dentro da câmara fria bem como nas mensagens fraternas até um posto na administração hospitalar eu já havia ocupado. Jairo já havia refeito comigo todo aquele sentimento não dele para comigo, mas que em mim havia edificado por ser ele anteriormente o companheiro de Helena. Havíamos também experimentado diversas palestras, várias uniões foram celebradas e voltando ao Coronel depois de uma significativa melhora reconduzi às lembranças em que me oportunizou enfrentar minha realidade.

Também era frequente o namoro com Helena, cada vez que nos encontrávamos nossos corações suspiravam num batimento de uma primeira vez. Era um amor de construção, um desejando o outro de forma que cada um enriquecia com o crescimento alheio. Mas havia ainda dentro de mim, por conhecer as leis divinas, o recurso do encontro com Coronel, pois há tempos atrás no mundo de encarnados e depois quando ainda rastejava pelas sombras umbralinas estabelecemos divisas que nossos concursos espirituais não entenderam e fracassaram e que era possível fazê-lo nesse instante, pois há cerca de três meses Coronel adotara um novo nome porque queria esse contato, mas não queria mais lembrar os fatos antigos que o aprisionavam nos departamentos gélidos. Ele, porém, há tempos, estagiava em todos os setores como o início da minha peregrinação aqui e superou-os um por vez, tendo já responsabilidade de partilhar processos de aconselhamento aos que estavam sendo preparados para departamentos superiores e gostava de se chamar Efron e nós como costume, já habituados devido aos trabalhos cotidianos, afirmativamente dizíamos "O Efron vencedor".

Nossos passos seguiam Jairo sorrindo mais do que das outras vezes e meu irmão Tiago conduzindo nossas conversas. Ao adentrarmos no templo de Silá mais um encontro deu-se de forma inesperada: todos os meus companheiros aguardavam-nos e Silá amorosamente convidou-me a sentar ao seu lado.

Lúcia que a secretariava desde os tempos primórdios chamou Laura para palestrar para todos nós. Todos ouvidos ela iniciou uma prece simples agradecendo à Deus pela reunião e convidou dos planos superiores os

Anjos, Arcanjos, Serafins a prepararem os nossos corações de modo que pudéssemos sair para os nossos trabalhos após essa palestra enriquecidos com a sublime verdade do Cristo.

Helena entrelaçara suas mãos nas minhas e por experienciar estações superiores à minha talvez conhecesse o objetivo desta reunião. Apenas eu sentia um hálito de paz que invadia o meu coração. Não conseguiria com terminologia inconclusa explanar esses sentimentos, pois era tão bom que para mim o céu estava ali. Laura depois da prece inicial deixou Silá dar início ao momento que culminou com o motivo da reunião:

– Estamos agora, João e Helena, renovados pelo esforço comum e agradecidos pela vontade de Deus, impelidos a dizer a vocês dois que a família a qual propusemos trabalhar em prol do seu amor segue em suas dimensões vitoriosa para planos superiores. Imediatamente depois de anos a fio monitorando os seus passos e envolvendo-os na sólida proposta de transformá-los em irmãos felizes hoje seus irmãos de caminhada Laura, Lúcia, Afonso, Tiago, Jairo e inúmeros irmãos se fazem presentes nesta reunião e damos por encerrado esse círculo de amor porque foram vencedores e agora poderão através do seu amor tomar as suas famílias para o crescimento universal tão ensinado pelo Cristo. Esses que te ajudaram a superar desafios enormes, nós os devolveremos nas mãos divinas para que se estabeleça no departamento das Reformas, auxiliando outros irmãos que necessitam de amparo maior e colocamos sobre o que já conheceste as responsabilidades as quais eles detiveram com tanto esmero por você e que agora refeitos de doze ciclos de contínuo amor às suas causas e às nossas emergem em planos maiores com a bondade de Deus. E a você, especificamente a você, Helena, por todo carinho dispensado à nossa causa de trabalho e amor, por todo ensinamento de espera e de amor, nós nomeamos a ti para representar-nos junto às câmaras frias e promover os irmãos os quais estão sob os trabalhos de João para ingressarem quando se sentirem compelidos ao progresso neste departamento sendo seu braço direito esse seu companheiro de trabalho e de amor.

Nesse instante surgiu um choro, não daquele que me fez lembrar de que fiz algo errado, mas daqueles em que meus olhos puderam contemplar o firmamento e seu esplendor. Ainda calado ouvi Silá:

– E agora, com todos os irmãos em processos superiores também vos autorizo a união para que juntos possam cada vez mais pelos laços que os unem ensinar-nos sobre o amor verdadeiro.

Helena chorava compulsivamente e depois despedimo-nos. Olhei no fundo dos olhos de Afonso, mais que avô, amigo, mais que amigo irmão. Abracei-o e deixei o meu sentimento com as lágrimas no seu rosto, sem nenhuma palavra, apenas "te encontro mais tarde, Irmão."
Ele sorriu com o gargalho de sempre:
– Mais ainda estou na frente!
Sabedor que tudo era o amor explícito pelas brincadeiras sorri.

Laura, sempre Laura, com seus olhos profundos de amor, rejuvenescida pela caridade e carinho, refletia a mim mesmo como dizendo:
– Somos um e não há despedida!
O meu abraço de despedida não era para sempre, pois nós sabíamos que eles viriam nos visitar sempre que precisássemos deles.

Silá, nunca pensei em abraçar como despedida, pois não toleraria e ficaria talvez um sentimento de perda. Ela disse-me:
– Não vai livrar-se de mim!
Quando olhei para Lúcia meu coração disparara não sei o porquê, mas encontrei todas as formas de que vivi no seu sorriso sempre espontâneo, sua beleza sempre presente, e fui incapaz de dizer algo, apenas senti nossos corações baterem juntos como se fosse o mesmo.

– Jairo, não sei por que aprendi a te amar, se foi um instrumento para minha chegada que meu abraço seja o calor que acenderá o meu amor por ti nesta partida, porque sei que em breve estaremos trabalhando de novo juntos.

Tiago, antes que eu o cumprimentasse, disse-me:
– Calma que ainda ficarei por aqui, pois quem perturbará você agora sem Afonso?
E assim abracei todos que estavam envolvidos mais diretamente e ao terminarmos os abraços encontrei Izilda, encontrei Silá, encontrei Afonso, encontrei Lúcia, tudo dentro de um só: na minha Helena, que

sorrindo me abraçara:
– Tomemos as forças de Deus em nós para que sejamos dignos de devolver a planos maiores aqueles que nós direta ou indiretamente causamos as dores do sofrimento. E ainda hoje, João, estaremos nas Câmaras com Efron para convidá-lo a nos auxiliar nesse grande departamento ao qual somos convidados a dirigir.

Era uma despedida não apenas de postos de trabalho, mas uma despedida de emoção renovada pela bondade de Deus que permitiu diante de doze ciclos vencermos nossos limites para a liberdade e amando continuarmos nossa caminhada até os dias de hoje, agradecidos à Deus pela oportunidade que edificou em nós o que nunca conhecemos enquanto encarnados, pois ele era egoísta e arrebatador e hoje ele é leve, companheiro e é luz: O AMOR DE DEUS EM NÓS!

DESCOBRINDO O SENTIDO DA VIDA ESPIRITUAL
(DITADO POR HELENA)

Agora, pois, permanecem a fé, a esperança e a caridade, estas três virtudes; porém a maior delas é a caridade. (Paulo, I Coríntios, 13:13)

Acostumada a passear sem destino sob a Jaraguá querida os dias e as noites quase eram incompletos com a ausência daqueles a quem tanto amei. Seguidas viagens a São Francisco faziam-me preencher esses momentos, mas não falavam o que este coração pulsava porque ele estava incompleto, havia um vazio de saudades, de tristezas, de alegrias e de tudo aquilo que as lembranças castigavam na minha caminhada solitária.

Com a partida de Ingo decidi devolver um pouco a mim mesma as lembranças trocando de residência, mas percebi logo adiante que era um erro, haja vista que estava dentro de mim a companhia, o amor longínquo, a saudade, portanto foi erro ceder o espaço onde edificamos nossas vidas para resguardar momentos delicados no isolamento da grande Jaraguá. Encontrei-me novamente com a missão de trabalhar com os mais desprovidos e foi adiantando o tempo no relógio biológico nestas atividades enquanto executando-as não lembrava das minhas dores. Pensava sistematicamente em como fora reservada tal desdita à minha vida, não encontrava resposta, apenas solidariedade desse ou aquele amigo para esperar novas oportunidades, mas jamais faria outra pessoa infeliz como eu. O coração pulsava expelindo dor e saudade era um manto de lágrimas. Pensava em seguir destino ao ponto de partida da minha vida, mas me recolhia em dividir tal amor com minha filha, pensava nos netos, mas acabava por mim mesma desistindo. Todo encontro nascia um débito a mais.

Comecei a trabalhar em todos os períodos, mas não por muito tempo. O cansaço chegava impondo-me convalescença que me obrigara ao refúgio para São

Francisco do Sul. Lá aprendendo com as marés e encontrando com os irmãos conhecidos pude aproveitar um pouco da cortesia da natureza para minhas retinas infelizes. Andava quase todos os dias para o refazimento do corpo e era, sem saber, o refazimento do espírito. Pescadores francisquenses, amigos de veraneio, embora suas dores os incomodassem eu observava detidamente que o madeiro dos meus ombros ficava mais leve quando sentada no píer olhava o sacrifício dos pescadores e sua prole.

Novamente me coloquei para os trabalhos na Santa Casa e emergi com todas as forças em prol de meus irmãos necessitados. Todo o tempo tomado ardia em fadiga que sufocava na noite pensamentos menores. Finais de semana invadiam-me invariavelmente a solidão, mas aprendera por força desta mesma solidão a escutar a natureza e a caminhar junto com ela. Todas as manhãs pressentindo minha solidão havia uma comunicação via rádio com Izilda, sempre transferindo uma força vital que desdobrava em companheira e motivadora e foi assim por um longo tempo.

Homens se aproximaram no intento de construirmos um novo caminho. Até motivei-me certa vez a compartilhar em alguns dias, mas lembrava do sofrimento criado a Ingo e do amor que não cessava com o tempo a João e declinei para uma amizade sólida a qual até hoje cultivamos.

Certa feita iniciamos um trabalho de coletivos esforços inaugurando palestras de higiene e prevenção em toda a baía. Agnaldo (o companheiro) como médico nos mostrou muitos caminhos com simples gestos que enriqueceram muito todo o povoado ribeirinho fazendo os melhores avanços na conduta pessoal, nos oferecendo sistemática libertação pela leitura com incursões de higiene, alfabetização e palestras sobre o mundo espiritual. Vale dizer que antes de prosseguirmos, durante dois anos muito aprendi com o irmão médico e pude transferir o outro lado espiritual que ensejava viver após a morte. Havia reuniões em sua casa para orientação de espíritos obsessores e espíritos obsidiados. Essas reuniões que a princípio concentravam poucas pessoas foram cedendo junto à comunidade católica um espaço maior a ponto de inaugurarmos um templo para atendimento não só de encarnados, pois ali o Irmão dava expediente a quem não podia pagar tanto quanto àqueles irmãos e irmãs espirituais. Esse envolvimento à princípio foi pelos interesses comuns à ponto de crescer até termos um aprendizado emocional, mas sem um envolvimento porque ainda existia em mim um amor incompleto que não deixava jamais outra aproximação. Fora assim com essa compreensão que discutimos apenas o trabalho.

Nesse tempo fui acometida de uma infecção muito comum daquela época e paralelamente adquiri a Meningite Meningocócica a qual terminei meus dias sendo cuidada pelo afetuoso irmão, até o meu desencarne.

REENCONTRO PATERNO
(DITADO POR HELENA)

Honra teu pai e tua mãe, a fim de que tenhas vida longa na terra que o Senhor, o teu Deus, te dá. (Êxodo 20:12)

Depois do cansaço que sacudiu grande parte do voluntariado que assistia os irmãos da grande cidade, direcionávamos nossos espíritos e com muito menos irmãs e irmãos encouraçados pelo vigor destemido de Agnaldo, fecundavam-nos com orações sistematizadas todo trabalho auferido do dia. Pude aprender ali que a origem do que me fora ensinado era trazida da doutrina católica e que tudo era novo, pois para que fosse beneficiada com a salvação haveria de dedicar-me àqueles que precisavam da minha salvação.

São Francisco era quente e úmida. Nesta época resolvi ceder aos encantos das pessoas e lugares e com os amigos de Agnaldo nos reuníamos para discutir assuntos variados e era sempre a aproximação deste companheiro que fizera adquirir a confiança novamente nos homens e quase sempre sua companhia me levava à minha casa.

Certa noite abençoada com sua companhia dirigiu-me um convite para um trabalho que desenvolvia em seu lar, onde dizia possuir um encontro com um benfeitor e que esse não era mau, pois minha educação liberava intensa advertência a tudo que não aprendera na educação religiosa que tive. Demorei em aceitar o convite, mas os amigos de lutas difíceis no auxílio aos pescadores e ribeirinhos renovavam-me a confiança de que era apenas comunicação com aqueles que não estavam entre nós, mas que de alguma forma estavam prontos para receber um convite e uma aproximação.

Certo dia depois de um cansaço físico por horas a fio de trabalhos, Agnaldo convida-me novamente e tendo mais curiosidade e medo que fé neste instante me coloquei de mãos dadas e como sempre fazíamos saímos a passos lentos até a casa onde tomei pela primeira vez conhecimento da doutrina cristã espírita. Como nós havíamos flertado por carências afetivas iguais, mas ambos com medo de nos entregarmos instauramos uma barreira que não nos deixava conhecermos além do nosso exterior, mas nesta noite assentando-me juntamente com os irmãos de lavras sociais olhei não apenas para o amigo e médico abnegado companheiro social, mas vi um homem tentando transformar o seu espírito de dor e sofrimento em luz e paz.

Era modesto o local, porém foi um marco que perpetuou até os dias de hoje como sendo a primeira casa assistencial espírita de São Francisco do Sul.

Inicialmente fora trabalhado a pedido do irmão que nos recolhêssemos numa respiração tranquila e adequada para suprirmos as nossas deficiências com ansiedades e canseiras, para que a espiritualidade trabalhasse em nós. Para mim que chegara pela primeira vez a esses encontros denominados de reuniões, achava que seriam discussões acerca da vontade de Deus materializada em nós, e o palavreado era muito diferente, pois conhecera ladainhas e toda oração desde pequena cristã católica. Observei o silêncio dos irmãos presentes numa sintonização de entrega total, sem imaginar que a busca espiritual está além do que nossos olhos veem. Abri os olhos para contemplar o que passava e os irmãos permaneciam com os olhos fechados, receptivos a algo que eu não sentia, mas que estava acontecendo. Por alguns instantes temi e comecei a rezar. Nesse meio tempo, Agnaldo que também com os olhos fechados permanecia em posição impávida receptivo à algo, iniciou agradecendo aos presentes. Sua voz não mudara e senti mais confortável. Numa deferência especial a mim agradeceu a Deus por estar participando deste momento de oração e aprendizado.

Depois de uma prece rápida a qual isso também eu conhecia, pois antes das cirurgias ele assim o fazia, pôs juntamente com a plateia a oração que Jesus nos ensinou dando-me mais esta oportunidade de entender que estava em lugar onde o Cristo também estava. Aos poucos os irmãos mais em silêncio ainda permaneciam numa expectativa como eu, embora nesse momento a curiosidade fosse gigante e o silêncio tomava o tempo e as coisas nada mudavam.

Decorridos alguns minutos duas irmãs de trabalho nas periferias se aproximaram

de Agnaldo e como de forma bastante ativa permaneciam com as mãos impostas sobre o seu corpo, que permanecia sentado no púlpito. Ali, com as mãos sobre o frontal e uma voz distorcida Agnaldo inicia uma palestra que transformaria minha vida e que até então não compreendera. Trouxe-nos uma mensagem dos meus pais, de quem jamais falara com qualquer que seja, pois, um misto de ódio e de saudade sempre coexistiu em mim.
– Filhos queridos, pedimos licença para imprimir um pouco da nossa vida nestas páginas conforme a bondade de Deus e dar testemunho de que o amor é uma substância sólida porque ultrapassa a vida material. E nesta noite duplamente fomos agraciados por Deus para que trouxessem nossa pequena Potira.

Nesse mesmo instante lembrei-me que quando pequena eles me chamavam de Potira. Iniciou uma tremedeira sem parar em mim enquanto aquela voz de Agnaldo sustentava em choro o que em choro eu reproduzia em toda a plateia. Uma Irmã acudiu amparando meus ombros e pedindo-me para ouvir a mensagem que Irmão Augusto estava transmitindo. Compreendi então que não era meu amigo Agnaldo, mas que ele dera passagem ao meu pai para que eu testemunhasse que há vida após esta vida, enriquecida de saudade, de amor, de bênçãos e compensações e de um breve e ligeiro distanciamento e de incompreensão. Mais refeita ele continuou:
– E é por Deus que esta noite benfeitores de luz trouxeram-nos a esta casa para convidar minha filha a receber deste pai saudoso que por não poder explicar a ausência de minha partida quando com idade tão tenra fora obrigada a ir aos campos do Coronel juntamente com sua mãe que não tardou desencarnar. Se hoje pela vontade do Pai posso traduzir meus sentimentos e dores em piedade a você, filha, sairei desta noite para contar às estrelas que o amor venceu. Mas compreenda querida Potira, que nós nunca a abandonamos, nem a você, nem à sua filha, nem aos seus netos, apenas nosso tempo fora incapaz de propiciar uma vida em família e que conhecemos as tuas dores e teu sofrimento, mas haverá um dia que restaurará todo o amor que desejamos a ti e não pudemos vivê-lo. O tempo difícil das matas fechadas, das intenções ocultas do Coronel fez-nos separar e vitimado pela picada de uma víbora nunca pude te abraçar como sonhei, conversar, te beijar como sempre quis, mas haverá tempo para isso porque estou aqui pela vontade de Deus e é por ele que tenho certeza que um dia estaremos juntos como uma família que se perdera na névoa e que se reencontrou. Que Deus te abençoe! Teu pai, Augusto.

Minhas pernas tomadas por uma tremedeira desconhecida não sustentavam meu corpo, o choro inevitável traduzia todos os sentimentos de uma vez só e fui amparada pelas irmãs amigas. Aos poucos nem pude ver meu pai ir embora, quando dei por mim Agnaldo abraçou-me ternamente e disse:

– Já passou, mas tudo ficará em ti daquilo que é essência e a partir de agora, querida Irmã Helena, tua vida mudará!

O RESGATE DE HELENA
(DITADO POR HELENA)

Peçam, e será dado; busquem, e encontrarão; batam, e a porta será aberta. (Mateus 7:7)

De sobressalto fui acolhida no mundo espiritual de forma repentina e não tinha ciência do que ocorrera. Era preciso então olhar para trás e ver que em meu assento repousava um corpo inerte, já não havia mais as árvores que ficavam ao longo da estrada, não havia mais o choro inquietante de uma criança sobre o colo de sua mãe à minha frente, eu me via e não me achava. Meus movimentos pareciam-me lentos e não sentia dores.

Não via nada além da própria realidade do acidente em si. Lembrei-me de Agnaldo e de suas palestras que nos ensinavam a preparar-nos para a vida eterna e olhando para mim de forma fixa e contrita analisei o que aprendi com o que estava sentindo. Era uma angústia porque não podia auxiliar a mim mesma e nada de alguém, assim como eu, ajudar àqueles feridos. Dei-me conta que o tempo passara e alguns companheiros de viagem desprendiam-se como flutuando do próprio corpo e com um sorriso mesmo com estilhaços sobre o corpo esfacelado, sorriam. E imediatamente após alguns segundos já não os via mais. Pensei: "Será que também não me veem?"

Esperava por alguém até que chegara uma equipe socorrista que eu conseguia ver, mas não via quem estava fazendo os atendimentos. Outros, porém debruçavam sobre os corpos daqueles que antes deixaram eclodir a própria alma e não conseguira vê-los mais. Outros, no entanto, corriam apressadamente para aquinhoar medicamentos para estancar regiões feridas pelo acidente, logo avistando transeuntes como nós, porque neste momento havia uma equipe imensa de irmãos que ultrapassavam os campos pesados da estrutura do ambiente onde estavam os corpos e comecei a perceber que esses não eram como eu, encarnada.

E aqueles chegando entravam em desespero tentando tirar dos montes de ferros e poltronas torcidas irmãs e irmãos feridos e outros que nitidamente não mais respondiam com o ar nos pulmões. Comecei a temer porque me senti pela primeira vez do outro lado, como dissera Agnaldo, e desesperada queria voltar ao meu corpo porque queria ver, mesmo que pela última vez, meus netos, Izilda e João. Lembrei-me de sentar porque embora a movimentos lentos comecei a tocar meus pontos de energia e eles estavam em plena atividade. Mas por que meu corpo não respondia? Como avisá-los do cruel acidente?

Comecei a entrar em desespero. Um desses servidores desencarnados com as mãos de uma coloração azulada aproximou-se de mim sentada ao lado do corpo a ser resgatado e disse-me em tom suave e brando:
– É hora de viver melhor, é hora de socorrer aqueles que podem sentir a sua presença, é hora de descansar para o grande trajeto das observações inquietantes do que se pôde ganhar nesta doação que Deus propiciou a você enquanto encarnada.

Vendo meu corpo estéril e ouvindo nitidamente as vozes gritarem pela dor aqueles irmãos que permaneciam vivos como eu até então e reconhecendo agora já com um pouco de tempo entre os desencarnados e encarnados as fisionomias que denunciavam muitas perdas e revelavam corpos sendo preparados por irmãos para o descarte. E esses irmãos acolhendo aqueles vultos como eu. Assim eu pensava: será que eles me viam apenas como vulto também?

Eu ouvia meu irmão socorrista, mas não podia falar. O meu peito embora são e salvo do corpo físico não conseguia sustentação nas palavras e nem podia ouvir aqueles que, como eu, acabavam de deixar os corpos.

Logo quando chegou um grande grupo de irmãos encarnados foi possível resgatar todos os feridos. Como num estado de sonolência me vi diante de uma grande luz que de forma brilhante em tons amarelos dava-me um sinal que eu devia ir. Tentei procurar o irmão que me acolhera com palavras gentis, mas já havia partido.

Encontrei-me só e tive medo; como um sopro que me aquecia a passos lentos, porém não mais como antes vagarosos, decidi-me partir já que todos estavam sendo socorridos nos hospitais e nem sequer mais ali estava o veículo que nos conduziu até esta triste tragédia. Sentindo-me só lembrei daqueles tempos em que Silá fazia orações num cruzeiro das almas para aqueles que não mais estavam com ela e sempre lhes pedia paciência pelos erros, coragem para as lutas e luz para os seus pés. Lembrava da oração que muito ela gostava de fazer para aqueles que não mais estavam junto dela – ORAÇÃO DE SÃO FRANCISCO.

Havia esquecido a oração, mas sabia algumas partes. Ao dar os primeiros passos vi-me com o coração cheio de coragem e aquela voz conhecida como num compasso para meus pés em direção à luz que ficara um tanto distante como se fora num túnel, mas não havia um túnel. Era uma morada diferente e juntamente com esta voz conhecida outras vozes serenas, conforme meus passos:

"Senhor!
Fazei de mim um instrumento da tua paz.
Onde houver ódio – faze que eu leve amor.
Onde houver ofensa – que eu leve o perdão.
Onde houver discórdia – que eu leve a união.
Onde houver dúvidas – que eu leve a fé.
Onde houver erros – que eu leve a verdade.
Onde houver desespero – que eu leve a esperança.
Onde houver tristeza – que eu leve a alegria.
Onde houver trevas – que eu leve a luz.
Ó Mestre!
Fazei que eu procure mais consolar, que ser consolado;
Compreender que ser compreendido;
Amar que ser amado
Pois é dando que se recebe,
É perdoando que se é perdoado
E é morrendo que se vive para a Vida Eterna!"
Que assim seja."

Parecia que à medida que eu andava a distância não se mexia, mas a voz se tornava mais nítida e eu pude sentir em minhas mãos aquelas mãos trêmulas que sempre me confortavam nos momentos de dificuldades no grande casarão. Sem querer saber ou perguntar quem era pus-me a acompanhar agora um coro liderado por Silá, rogando a Francisco de Assis que levasse aos céus aqueles que venceram na Terra. Meu peito enchendo de coragem e sem vacilar nos pés pus-me a andar apressadamente. Já havia interação entre meu falar e o deles. Fechei os olhos para que eu pudesse sentir este calor que me animava cada vez mais a andar rapidamente.

Ao abrir os olhos deparei-me muito próxima da distante luz onde meus pés ganhavam formas mais leves, porém como de relance um frio sem nunca antes ter conhecido me tomara e por alguns instantes que demoraram seis anos embriaguei-me num profundo sono, para acordar nas gélidas camadas da Colônia Irmão Luiz.

O DESPERTAR DE HELENA
(DITADO POR HELENA)

Tornou pois a entrar Pilatos no pretório, e chamou a Jesus, e disse-lhe: Tu és o Reino dos Judeus? Respondeu-lhe Jesus: O meu Reino não é deste mundo; se o meu Reino fosse deste mundo, certo que os meus ministros haviam de pelejar para que eu não fosse entregue aos judeus; mas por agora o meu Reino não é daqui. Disse-lhe então Pilatos: Logo, tu és rei? Respondeu Jesus: Tu o dizes, que eu sou rei. Eu não nasci nem vim a este mundo senão para dar testemunho da verdade; todo aquele que é da verdade ouve a minha voz.
(João, cap. XVIII, 33-37)

Aos poucos, de longe ouvia umas conversas como estivesse acordando de um dia sonolento. Eram vozes de um tom agradável e de certa forma confortava-me. Inebriada com esses sons senti um frio imenso percorrer todo meu ser. Não havia nada de errado, mas parecia-me que estava eu atada a um aposento que lembrava uma maca hospitalar. De relance pensei: "Mas não conheço nenhuma sala com essas formas nem com este frio intenso".

Com passos firmes alguém se aproximava e eu despertava quase totalmente porque ainda tentava imaginar onde eu estaria. Puxava na memória em que local poderia eu estar e o que me acontecera. Nada me era lembrado. Neste momento com paciência, esperei que os passos aumentassem até brindar-me com a presença de algum conhecido primeiramente para liberar-me os punhos e os pés, pois me haviam atado, talvez para que eu não viesse a cair; pensamentos vários me ocorreram nesta hora, mas nenhum que elucidasse ou me explicasse onde eu estava.

De repente a porta abre-se e uma voz firme e um semblante de autoridade se aproxima. Com um sorriso especial de chegada entra cumprimentando-me. Fixei meu olhar, mas não reconheci e mesmo antes que ela me cumprimentasse disse:
– Pode me soltar que já me encontro bem. – Com um sorriso.

De igual forma a senhora com um corpo esguio, estatura mediana, sorriso longo, meia-idade, com vestes super brancas e um batom rosa que indicava bom gosto, mesmo em locais em que se é preciso domar nossas vaidades, sorriu dizendo:
– Que bom que recobrara do sono profundo onde passara seis anos!
De súbito engoli a seco e pensei: onde estou?
A senhora aproximando-se mais trazia consigo sob o braço esquerdo uma espécie de toalhas que pareciam soltar uma pequena quantidade de fumaça. Percebendo isso inquiri:
– Por que saem fumaças dessas toalhas?
A senhora riu e colocou-as sob meus pés e de imediato libertou-me das amarras. Continuamos ambas a rir, pois parecia uma pergunta tão óbvia, mas me fez pensar depois no que consistiam esses pequenos instrumentos que nos confortavam e nos davam um sono mais profundo. Ela, após liberar-me os pés dirigiu-se sorrindo aos membros superiores e fez o mesmo.
– Helena, sou Norma. Que bom que veio!
Redargui:
– De onde nos conhecemos? Pois me parece uma fisionomia estranha, mas cheia de carinho e de simpatia.
Disse-me sorrindo:
– Somos velhas amigas.
Eu disse:
– Então é por isso que me sinto tão bem!
Ela rindo disse:
– Mas deu trabalho!
Por instantes pensei: O que me acontecera?
Ela, como lendo meus pensamentos, respondeu:
– Tenho que fazer umas aplicações e tão logo termine voltarei para conversarmos demoradamente.

Ocorre que o tal pano-toalha me provocavam um sono quase que indominável e fui apagando mais uma vez. Passado algum tempo recobrei-me novamente daquele sono e agora me encontrava livre para andar por todo o ambiente. A princípio procurei sentar-me, parecia que meu corpo permanecia inerte, mas eu estava sentada. Esta confusão imediatamente me fez voltar ao corpo. Então fiquei pensando: Que lugar é esse?

O frio era intenso, mas o ambiente bonito. Havia uma cor verde degrade com um belo vaso de uma espécie de orquídea, mas que era estranho, pois eram enormes. Do outro lado havia um balcão onde permaneciam vários potes que ornavam e ao mesmo tempo continham algo que não me era possível ver, mas poderia ser, pela distância que eu estava deles, alguma instrumentação cirúrgica ou coisa que o valha. À porta de entrada, como duas recepções para quem sai dos corredores, flores combinadas com um típico mosquitinho, tão comum e que ornavam de forma maravilhosa mesmo com tanto frio e eu me perguntava: Como não morrem? As flores tão lindas, com um frio tão intenso!

Permaneci deitada por algumas horas e resolvi de novo levantar o meu corpo que parecia de novo não obedecer ao meu espírito e devagar fui apoiando os meus braços para sentar e como um vulto via meu corpo permanecer imóvel. Rapidamente voltei. E nada de Norma retornar. Mas como era agradável!

Aos poucos ouvi uma gargalhada enorme em alguma parte deste hospital e os pés pisavam diferentes daqueles quando Norma chegou até mim. Então, comecei a prestar atenção se reconhecia alguma dessas vozes. Interessante é que não havia medo e atentamente permanecia na expectativa que Norma aparecesse.

Não demorou muito para que ela chegasse com um homem com um semblante muito amistoso de traços basicamente romanos, cabelos de grisalhos para preto, de estatura mediana alta, com um jaleco que insinuava ter conhecimento de todo este ambiente, pois ao entrar rapidamente foi aos vasos reclamando que alguém havia mexido nos seus equipamentos. Norma sorrindo brincou e neste instante pude ver que ambos me conheciam bem.
– Acho que foi Helena que levantou e mexeu em seus equipamentos.
Com uma voz estridente disse:
– Eu a amarro por mais mil anos!
E riu.
Norma confortou-me dizendo:
– Quero te apresentar o meu colega e irmão de trabalho e que muito fez para que você pudesse estar recuperada e junto de nós.
– Pensei que não fosse me apresentar, pois aqui quem trabalha não é reconhecido.
E começou a rir e todos rimos.
– Helena este é Afonso, nosso irmão obreiro deste hospital que recolhe

inúmeros irmãos oriundos da camada espiritual neste grande jardim colônia chamado Irmão Luiz. Sentaram ao meu redor, Afonso à esquerda me tocou a fronte e com um daqueles aparelhos examinou-me por inteira enquanto Norma com suas toalhas com fumacinhas amparava onde ele tocara. Não pude deixar de perguntar:

– Onde estou, quem são vocês, o que estou fazendo aqui e porque esta toalha solta fumaça?

Com uma resposta estridente Afonso disse:

– Só isso ou quer saber mais quanto tempo está aqui?

Lembrando de Norma que disse seis anos imaginei depois do segundo sono: doze anos!

Ele riu:

– É porque Norma não sabe matemática!

Aí ela explicou de uma forma muito carinhosa:

– Na verdade foram apenas os seis anos, este segundo sono foi apenas uma noite.

Pensei comigo: Mas o que se passou em todo tempo em que aqui estive?

Como lesse meus pensamentos Afonso disse:

– Aos poucos conhecerás a ti mesma, mas agora responderemos algumas destas perguntas que gritam ansiosas pelas respostas.

Norma segurando minhas mãos sobre meu peito disse:

– Você está desencarnada.

Em algum momento uma vaga ideia de sugestão havia passado em minha cabeça antes das toalhas fumegantes, mas não me ative nestes pensamentos e divaguei.

Há algum tempo – respondera Norma. – Retornando ao estado onde se encontrava sua família houve um grande acidente em que você fora resgatada pela protetora espiritual e trazida até nesta estação colônia para que fosse atendida segundo a vontade de Deus e a permissão de Jesus, para que continue evoluindo na escala infinita do amor fraterno.

Sem questionar ouvi, alimentada por algumas informações que de relance conseguia penetrar nas lembranças profundas, mais eram muito vagas.

– Você está aqui para receber o tratamento de que é necessário para seguir adiante. Nós somos obreiros da Colônia Irmão Luiz. Em breve apresentaremos nossos superiores para que também conheças e possa sentir-se mais à vontade. Essas toalhas fumegantes, como diz você, soltando fumacinhas, são magnetizadas e preparadas especialmente para condensar a matéria perispiritual com o espírito.

Em silêncio tudo ouvia, mas me sentia agora tocada por lembranças da minha família. Primeiramente lembrei-me de Izilda e fui buscando na memória todo o meu passado de dor e de aventuras não muito felizes. Como de súbito ampliaram-se as lembranças e busquei com o coração aquele que sempre amei e nunca pude ter.

Afonso, percebendo que meu coração tocara num ponto muito crucial em toda a minha vida, abaixou-se e beijou-me a fronte e com voz quase sussurrando disse:
– Não martirize ainda mais o seu coração. É tempo novo de ir buscar aquilo que tem de melhor e esperar com paciência os desígnios de Deus, pois ele ouve nosso coração como ninguém e sabe que todo sofrimento não apenas purga as faltas, mas abre as portas para a paz e esta paz nós desejamos a você, querida Irmã, que em breve tornará realidade. Pensara em quando e como havia desencarnado.
Norma replicou meu pensamento dizendo:
– Ainda não este preparada para essas lembranças, mas logo poderá crescer em entendimento e relembrar não apenas desta passagem, mas de todas no intercâmbio de crescimento.

Mais uma vez as toalhas fumegantes trouxeram-me um imenso sono e nem pude despedir-me dos novos amigos irmãos que deram guarida e cuidados para que eu estivesse nesta Colônia.

REENCONTRANDO UM AMIGO QUERIDO
(DITADO POR HELENA)

O amigo ama em todos os momentos; é um irmão na adversidade. (Provérbios 17:17)

Pela manhã sentia-me refeita com a visita bondosa dos irmãos companheiros que me cuidaram durante todo esse tempo em que permanecia sob os cuidados e proteção desses bondosos companheiros. Eram companheiros que me pareciam estar vinculados a um grande tempo, mas não ousei inquiri-los por isso. Aos poucos fui adaptando-me ao processo de caminhar novamente e já podia dentro do espaço a que me submeti transitar livremente.

Nesta manhã, pelo silêncio que havia por algumas horas – pois isso era muito raro porque Afonso atordoava e não parava com suas gargalhadas e a voz alta até a noite – me fez abrir a porta para ver o que havia do lado de fora. Dirigindo-me silenciosamente foi possível tocar a alavanca que protegia a fechadura e dava passagem e abertura para os grandes corredores. Via um número grande de irmãs e irmãos e determinantemente pensei: estou num hospital.

Era interessante, pois não havia nenhuma lembrança dos hospitais em que me fiz trabalhadora enquanto encarnada. O cheiro de rosas, os enfermeiros e enfermeiras sorrindo, rápidos como se estivessem com compromissos atrasados. De repente avistei uma figura conhecida com sua roupa branca, com um sorriso enigmático, juntamente com uma linda senhora não muito mais velha que ele, porém representava, não sei por que pensei, uma ascendência sobre ele. Permaneci parada observando e tentando lembrar seu nome e onde a conheci. Então eles fitando-me sorriram e em direção a mim chegaram e pude perceber que se tratava do querido Tiago, aquele amigo companheiro de tempos remotos que nunca pude ver depois que Otaviano o defenestrou, mas sempre com o coração angustiado remetia até este companheiro e pedia a Deus para cuidar onde ele estivesse. Tiago aproximou-se com o mesmo sorriso e simpatia dos tempos de menina até a mocidade sendo amigo de Izilda nos supria abastecendo o nosso casarão por ordem de coronel. Imediatamente como que convidando a retornar aos aposentos ambos se apresentaram. Tiago como sempre me falara:

– Até você Potira resolveu aparecer? Quero apresentar-te minha instrutora e minha Irmã de trabalho nestas galerias. Lúcia, esta é Potira.

Eu refazendo-me disse:

– Esse nome é apenas bondade de Tiago que copiava as coisas de meu pai. Porém meu nome é Helena e gostaria muito de poder fazer alguma coisa, pois já me sinto em condição de ajudá-los, seja em que trabalho vocês tiverem para mim.

Lúcia sempre cortês disse:

– Querida Irmã, seria-nos muito grata sua ajuda, mas precisamos que Norma libere para podermos dar os primeiros passos nestas galerias de tanta dor e de tanto sofrimento. E como nada pode ficar sem resposta o Ir. Tiago vai explicar um pouco sobre o que ainda não sabe, como chegara e onde está.

Para estender a palestra visto que eu percebera que Lúcia iria retirar-se perguntei:

– Algumas dúvidas que Afonso e Norma não me esclareceram eu posso perguntar a você?

Lúcia abraçou-me e riu:

– Tudo que eu puder responderei, mas como estou em fim de turno e Tiago iniciando, ele fartará de respostas e de companhia, pois nem Afonso nem Norma hoje estão aqui e eu deverei estar na sala para representar e responder por todos os trabalhadores desta ala. Mas como você estais bem pertinho o que julgar necessário é só me chamar.

Abraçou-me e saiu enquanto Tiago com seu jeito de fazer tudo estava dando alguns ajustes nos móveis que preenchiam a minha sala de restauração espiritual. Sentou-se e começamos uma demorada conversa esclarecedora.

– Como chegaste até aqui, Tiago?

Nesse instante ele meneou a cabeça, olhou nos meus olhos e disse:

– Por que tinhas que fazer uma pergunta tão difícil inicialmente?

Mas insisti:

– É que João falara que o Coronel havia colocado como castigo uma serpente...

Antes que eu terminasse de dizer ele tomou a palavra e prosseguiu:

– Mas tudo já passou e hoje, veja bem, estamos juntos e é possível que sempre

estivemos juntos porque sempre pensei em ti, em como estaria, indo para a capital.
Neste tempo Tiago não sabia que eu estava no sul. Ele prosseguiu dizendo que nos momentos de orações ele vinculava toda a sua energia para que eu estivesse bem, pensando que eu estivesse em Campo Grande.

Redargui, pois a mim também em todas as orações vinha à lembrança daquele jovem serelepe que tudo fazia para me ver feliz e à minha filha também e que conhecia todas as minhas dores, curara as feridas quando o coronel se utilizava da força sobre meu corpo frágil de mãe. Ele sempre se posicionava num canto onde era possível trazer as suas mentruzes com açafrão fazendo um unguento que às vezes eu brincava: não sei se prefiro a dor ou o cheiro deste teu remédio! E ambos rimos, pois desde menina sofri nas mãos do coronel. Dando prosseguimento perguntei:
– Nesses tempos que estive aqui por que não me visitaste?
Ele sorriu e como estava encostada junto à cama, com o corpo à deriva, abraçou-me e disse baixinho como sempre fazia:
– Eu muitas vezes continuei curando suas feridas aqui, te reanimei quando estiveste caída, pedi licença aos superiores para poder estar contigo no passamento e por Deus vi minha amiga se desligar antes da tragédia. Fiz os cuidados iniciais e pedi intercessão aos superiores para trazê-la para os cuidados.
Nesse instante chorei não sei se de alegria ou de tristeza, mas havia esta coisa dele sempre me proteger, pois também foi para ele, mesmo sem nenhuma palavra enquanto encarnada, que disse pela primeira vez na minha vida que eu amava João. Era um tempo difícil porque os jovens Izilda e João se enamoravam, mas meu coração teimoso e rebelde se apaixonou de forma que nunca mais pude conhecer algo melhor do que o amor.
Foi Tiago que me inquiriu dizendo:
– Não sei se te culpo, não sei se é certo, mas é uma possibilidade de fuga e liberdade além do mais notável sentimento que vejo em teus olhos: o amor.
Para mim naquele tempo a morte como conhecia me era uma coisa boa, não apenas pelo fato de pensar que desapareceria, mas para que eu pudesse ter paz. O me que impedia: Izilda.

Conversamos longamente sobre aquele tempo, quando Tiago buscou na lembrança se eu lembrava daquela velha que atendia juntamente à fazenda

vizinha e que havia desencarnado numa das viagens para a cidade de Campo Grande. Puxei na memória e lembrei-me que se tratava de uma antiga benzedeira e que chamava Celeste e que havia há muito tempo desencarnado. Ele fitando-me nos olhos disse:
– Só sei, Irmã, que um dia acordei como agora você está e meus olhos se encheram de água por que me tornei novamente defronte da minha mãe e que fui saber somente que era minha mãe quando fui liberado dessas câmaras e sob os cuidados dela abriu seu coração dizendo que eu era seu filho. Tudo isso porque sempre que eu perguntava por sua mãe ele negava dizendo não tê-la, só teria o pai, pois lhe fora ensinado desta forma.

Tiago desencarnou com quinze anos sem conhecer sua mãe, mas sobreviveu para ver coronel sacrificar seu pai e ambos derramamos lágrimas pela cruel lembrança que nos unia.

De súbito o ambiente tornou-se mais alegre, uma risada se aproximava e como se estivesse voltando de uma grande temporada distante Afonso aos berros gritava:
– Seja bem-vindo ao trabalho!

E começou a rir, adentrando.

SOBRE OS AUTORES

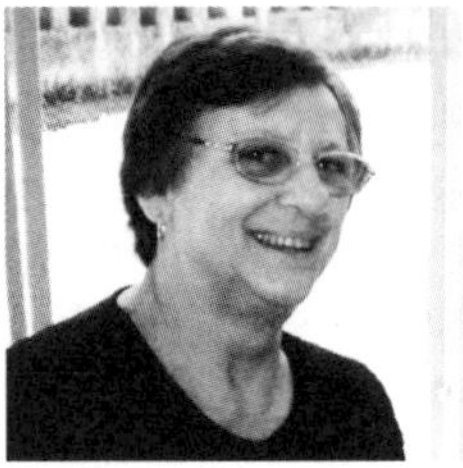

Cleide Aparecida Filla nasceu em São Paulo capital em 05/02/1942. Espírita desde 1988, viúva, aposentada, do lar. Chegou ao NAE em 2007.

Ilton Lazzarini nasceu em Tamboara-PR em 14/10/1962. É contabilista e historiador. Espírita há 20 anos.

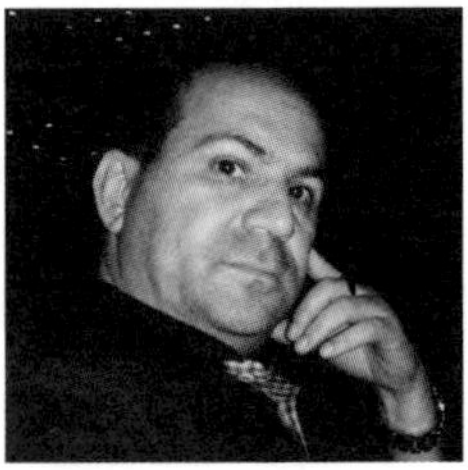

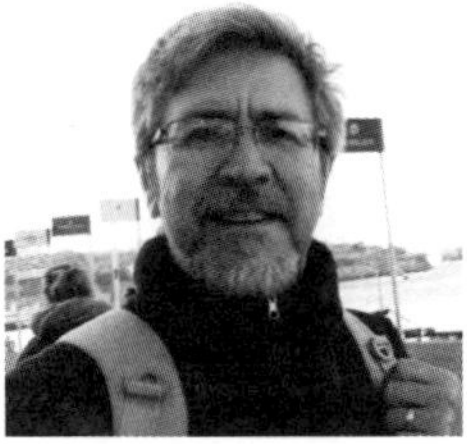

Otávio José Brison nasceu em Balbinos-SP em 11/03/1963. Mora em Curitiba desde 1982, casado, uma filha. Empresário da construção civil. Espírita desde a infância. Apaixonado por moto-turismo/aventura.

Maicon Rafael Goettert nasceu em 01/03/1982 em Cascavel-PR. É profissional da área de Automação Industrial e voluntário no Centro Espírita NAE desde 2007, ano da fundação. Espírita há 12 anos.

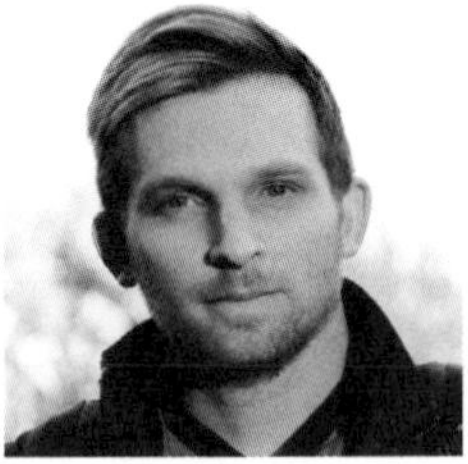

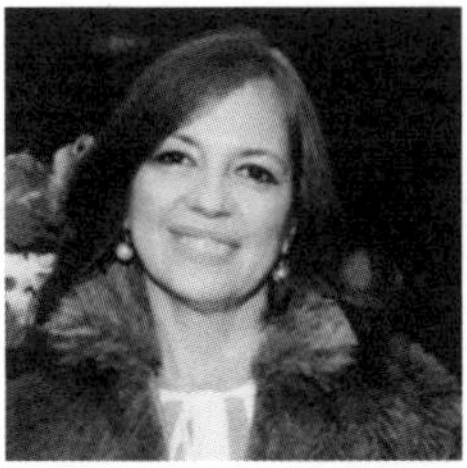

Mônica Ferreira Picasky Deip, nascida em 03/05/1964 em São Francisco do Sul-SC. É farmacêutica bioquímica, casada e mãe de uma filha. Mora em Curitiba desde 1982, de família espírita, está no NAE desde 2007.

www.editorainverso.com.br
facebook.com/editorainverso
@editorainverso
(+55 41) 3254-1616 e 3538-8001